Ulrich Hegerl
Michael Zaudig
Hans-Jürgen Möller (Hrsg.)

Depression und Demenz im Alter

Abgrenzung, Wechselwirkung, Diagnose, Therapie

SpringerWienNewYork

Prof. Dr. Ulrich Hegerl
Ludwig-Maximilians Universität, München, Deutschland

PD Dr. Michael Zaudig
Psychosomatische Klinik, Windach, Deutschland

Prof. Dr. Hans-Jürgen Möller
Ludwig-Maximilians Universität, München, Deutschland

Das Werk ist urheberrechtlich geschützt.
Die dadurch begründeten Rechte, insbesondere die der Übersetzung, des Nachdruckes, der Entnahme von Abbildungen, der Funksendung, der Wiedergabe auf photomechanischem oder ähnlichem Wege und der Speicherung in Datenverarbeitungsanlagen, bleiben, auch bei nur auszugsweiser Verwertung, vorbehalten.

Die Wiedergabe von Gebrauchsnamen, Handelsnamen, Warenbezeichnungen usw. in diesem Buch berechtigt auch ohne besondere Kennzeichnung nicht zu der Annahme, daß solche Namen im Sinne der Warenzeichen- und Markenschutz-Gesetzgebung als frei zu betrachten wären und daher von jedermann benutzt werden dürften. Produkthaftung: Sämtliche Angaben in diesem Fachbuch/wissenschaftlichen Werk erfolgen trotz sorgfältiger Bearbeitung und Kontrolle ohne Gewähr. Insbesondere Angaben über Dosierungsanweisungen und Applikationsformen müssen vom jeweiligen Anwender im Einzelfall anhand anderer Literaturstellen auf ihre Richtigkeit überprüft werden. Eine Haftung des Autors oder des Verlages aus dem Inhalt dieses Werkes ist ausgeschlossen.

© 2001 Springer-Verlag/Wien
Printed in Austria

Satz: Composition & Design Services, Minsk, Belarus
Druck und Bindearbeiten: Manz, A-1050 Wien

Umschlagbild: Peter Pongratz, „Mädchenportrait 1964"
Reproduktion mit freundlicher Unterstützung

Gedruckt auf säurefreiem, chlorfrei gebleichtem Papier – TCF

SPIN 10635865

Die Deutsche Bibliothek – CIP-Einheitsaufnahme
Ein Titelsatz für diese Publikation ist bei Der Deutschen Bibliothek erhältlich

ISBN 3-211-83569-5 Springer-Verlag Wien New York

Vorwort

Dieses Buch soll jedem an der Versorgung alter Menschen Beteiligten einen systematisch aufgebauten Überblick über die beiden mit Abstand wichtigsten psychischen Erkrankungen dieses Bevölkerungsgruppe liefern. In jeweils gemeinsamen Kapiteln wird die Epidemiologie, die Diagnose und Differentialdiagnose sowie die Behandlung und Betreuung alter depressiver und dementer Patienten dargestellt. Durch die Abhandlung in gemeinsamen Kapiteln ergibt sich eine besondere Fokussierung auf Probleme der differentialdiagnostischen Abgrenzung einerseits und der zahlreichen Interdependenzen andererseits. Lediglich der Pharmakotherapie der beiden Erkrankungen werden jeweils getrennte Kapitel gewidmet.

Dieses Buch gewinnt besondere Bedeutung vor dem Hintergrund einerseits der rapide alternden Gesellschaft in Deutschland, andererseits der immer heftiger werdenden Verteilungskämpfe um die Resourcen in unserem Gesundheitssystem. Gerade alte und psychiatrisch erkrankte Menschen laufen aus vielfältigen Gründen Gefahr, hier zu kurz zu kommen. Dies drückt sich beispielsweise in einer resignativen Haltung auf ärztlicher Seite aus, die unglücklich mit der oft resignativen Haltung alter depressiver oder dementer Patienten korrespondiert, oder in einer besonderen Zurückhaltung des Gesundheitssystems bei der Übernahme der Kosten für eine Behandlung mit Antidementiva.

Ein präzises Wissen über die Bedeutung, Diagnose und Therapie von Depressionen und Demenzen bei alten Menschen ist nicht nur Voraussetzung für eine optimale Behandlung, sodern auch für eine sachgerechte Interessensvertretung dieser Patientengruppen im rauher werdenden Klima unseres Gesundheitssystems.

München, im Oktober 2000   *U. Hegerl, M. Zaudig und H.-J. Möller*

Danksagung

Vielfache Hilfe hat es uns ermöglicht, die Arbeit des Manuskripts zügig zum Abschluß zu bringen. Ich bedanke mich recht herzlich bei Herrn Dr. Dipl.-Psych. Reiner Kaschel für seine unermüdliche inhaltliche und organisatorische Unterstützung und seine hilfreichen Hinweise und Anregungen zur Verbesserung der Manuskripte. Mein besonderer Dank gilt Frau Dr. Dipl.-Psych. Anita Plattner für die Überarbeitung einzelner Beiträge und ihre redaktionelle Tätigkeit. Außerdem bedanke ich mich bei Frau cand.-Psych. Susanne Gratzmüller für die Erstellung der Roh- und Reinschriften des Manuskripts, die Überarbeitung des Literaturverzeichnisses und die Endredaktion. Dem Verlag danke ich für die gute Zusammenarbeit und für schnelle Erscheinen des Buches.

Inhaltsverzeichnis

Autorenverzeichnis XI
Einleitung 1
Epidemiologie von Depression und Demenz im Alter (T. F. Wernicke,
F. M. Reischies, M. Linden) 5
Diagnostik 19
    Diagnose und Differentialdiagnose der Depression und Demenz im Alter
    (M. Zaudig) 19
    Neuropsychologische Diagnostik bei Altern, Depression und Demenz
    (R. Kaschel) 39
    Biologische Untersuchungen in der Differentialdiagnostik
    kognitiver und depressiver Störungen im Alter (H. U. Kötter, S. Stübner,
    U. Hegerl, H. Hampel) 59
Therapie 79
    Antidepressiva (U. Hegerl) 79
    Nootropika/Antidementiva (H.-J. Möller, H. Hampel, F. Padberg) ... 101
    Kognitiv-verhaltenstherapeutische Interventionen bei kognitiven
    Defiziten und Depressionen im höheren Lebensalter (A. Schaub,
    A. Plattner, T. Ehrhardt, R. Kaschel) 125
    Sozialpsychiatrische Aspekte in der klinischen Versorgung von
    Patienten mit depressiven und kognitiven Störungen im Alter
    (B. Nolde-Steffen, P. Osten) 151

Autorenverzeichnis

Dipl.-Psych. Thorsten Ehrhardt,
Approbierter Psychologischer Psychotherapeut,
Psychiatrische Klinik und Poliklinik der
Ludwig-Maximilians Universität München,
Nußbaumstr. 7,
D-80336 München

Dr. med. Harald Hampel,
Psychiatrische Klinik und Poliklinik der
Ludwig-Maximilians Universität München,
Psychogeriatrische Forschungsstation D2
und Gedächtnissprechstunde,
Nußbaumstr. 7,
D-80336 München

Prof. Dr. med. Ulrich Hegerl,
Psychiatrische Klinik und Poliklinik der
Ludwig-Maximilians Universität München,
Abteilung für Klinische Neurophysiologie,
Sprecher und Koordinator des Kompetenznetz Depression,
Nußbaumstr. 7,
D-80336 München

Dr. phil. Dipl.-Psych. Reiner Kaschel,
Fachbereich Psychologie,
Differentielle Psychologie und Persönlichkeitsforschung,
Seminarstr. 20,
D-49069 Osnabrück

Dr. med. Hans Ulrich Kötter,
Psychiatrische Klinik und Poliklinik der
Ludwig-Maximilians Universität München,
Psychogeriatrische Forschungsstation D2
und Gedächtnissprechstunde,
Nußbaumstr. 7,
D-80336 München

Prof. Dr. med. Hans-Jürgen Möller,
Psychiatrische Klinik und Poliklinik der
Ludwig-Maximilians Universität München,
Ärztlicher Direktor,
Koordinator der Kompetenznetze Depression und Schizophrenie,
Nußbaumstr. 7,
D-80336 München

Dipl.-Sozialpäd. (FH) Peter Osten,
Psychiatrische Klinik und Poliklinik der
Ludwig-Maximilians Universität München,
Sozialpsychiatrische Beratung,
Nußbaumstr. 7,
D-80336 München

Dr. med. Frank Padberg,
Psychiatrische Klinik und Poliklinik der
Ludwig-Maximilians Universität München,
Psychogeriatrische Forschungsstation D2
und Gedächtnissprechstunde,
Nußbaumstr. 7,
D-80336 München

Dr. hum. biol. Dipl.-Psych. Anita Plattner,
Psychiatrische Klinik und Poliklinik der
Ludwig-Maximilians Universität München,
Zentrale des Kompetenznetz Depression,
Nußbaumstr. 7,
D-80336 München

Dipl.-Sozialpäd. Brunhilde Nolde-Steffen,
Psychiatrische Klinik und Poliklinik der
Ludwig-Maximilians Universität München,
Sozialpsychiatrische Beratung,
Nußbaumstr. 7,
D-80336 München

Dr. phil. Dipl.-Psych. Annette Schaub,
Psychiatrische Klinik und Poliklinik der
Ludwig-Maximilians Universität München,
Nußbaumstr. 7,
D-80336 München

Dr. med. Susanne Stübner,
Psychiatrische Klinik und Poliklinik der
Ludwig-Maximilians Universität München,
Psychogeriatrische Forschungsstation D2
und Gedächtnissprechstunde,
Nußbaumstr. 7,
D-80336 München

Dr. med. Thomas F. Wernicke,
Psychiatrische Abteilung,
Krankenhaus Henningsdorf,
Marwitzer Str. 91,
D-16761 Henningsdorf

PD Dr. med. Michael Zaudig,
Psychosomatische Klinik Windach,
Ärztlicher Direktor,
Schützenstr. 16,
D-86949 Windach

Einleitung

Depressionen und Demenzen sind mit Abstand die häufigsten psychiatrischen Störungen bei alten Menschen. Demenzen sind Erkrankungen des höheren Lebensalters, während Depressionen bereits im jüngeren Erwachsenenalter eine hohe Prävalenz aufweisen. Ob Depressionen mit höherem Lebensalter zunehmen, ist zumindest für mittelschwere und schwere Depressionen nicht belegt.

Beide Erkrankungen beeinträchtigen in fundamentaler Weise und stärker als fast alle nichtpsychiatrischen Erkrankungen die Lebensqualität der Betroffenen.

Wie Abb. 1 veranschaulicht, wurde die herausragende medizinische und gesundheitspolitische Bedeutung beider Erkrankungen durch eine neuere WHO-Studie (Global Burden of Disease, Murray und Lopez 1997) in klarer Weise bestätigt. Gemessen an einem der beiden zentralen Indikatoren YLD (Years Lived with Disability), in den die Häufigkeit der jeweiligen Erkrankung, gewichtet mit der Schwere der Beeinträchtigung, einging, kommt den unipolaren Depressionen die größte Bedeutung zu, mit weitem Abstand vor allen anderen Volkskrankheiten. Bipolare affektive Störungen rangieren zusätzlich an sechster Stelle und Demenzen an vierter. Grundlage für diese Berechnungen war die Gesamtbevölkerung in verschiedenen entwickelten Ländern. Wird nur die Gruppe der älteren Menschen betrachtet, so rücken Demenzen relativ zur Depression in ihrer Bedeutung weiter in den Vordergrund. Für beide Erkrankungen wird in den nächsten Jahrzehnten mit einer noch weiter wachsenden Bedeutung gerechnet.

Der Häufigkeit und der Schwere dieser Erkrankungen wird jedoch nicht immer ausreichend Rechnung getragen. Beide Erkrankungen werden insbesondere auf der Ebene der Primärversorgung oft nicht erkannt. Abbildung 2 macht für depressive Störungen deutlich, daß hier den Hausärzten eine besondere Verantwortung zukommt. Die meisten depressiven Patienten befinden sich in hausärztlicher Betreuung, die Depression wird aber nur bei einer Minderheit erkannt und konsequent behandelt. Das diagnostische und therapeutische Defizit dürfte bei älteren Menschen noch dramatischer sein, da hier Diagnose und Therapie durch eine Reihe von Faktoren zusätzlich kompliziert werden. Auch für Demenzen ist das diagnostische und therapeutische Defizit vielfach belegt.

Das beklagte diagnostische und therapeutische Defizit für Depressionen und Demenzen bei alten Menschen ist ein brisanter und nicht tolerierbarer Mißstand. Für Depressionen bestehen gute bis sehr gute Therapiemöglichkeiten, die den Patienten nicht vorenthalten werden dürfen. Depressionen sind nicht nur wegen dem im

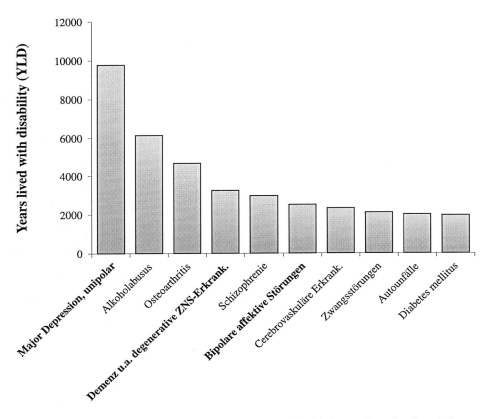

Abb. 1. Die Bedeutung der Depression und Demenz im Vergleich zu anderen häufigen Erkrankungen in den Industrieländern, gemessen an dem Faktor *Years lived with disability* (YLD) (WHO-Studie). Quelle: Murray, Christopher J.L./Lopez, Alan D. (1997): Global and regional descriptive epidemiology of disability: incidence, prevalence, health expectancies and years lived with disability. In: Murray/Lopez (eds): The global burden of disease. Global burden of disease and injury series (volume I), Harvard University Press, Harvard, pp 201–246

Alter zunehmenden Suizidrisiko lebensgefährliche Erkrankungen, sondern sie gehen auch aus einer Reihe weiterer Gründe mit einer beträchtlichen Exzessmortalität einher und verschlechtern die Prognose bestehender nichtpsychiatrischer körperlicher Begleiterkrankungen. Demenzen erfordern eine konsequente Diagnostik, um gut behandelbare Demenzformen oder Differentialdiagnosen wie z.B. das Delir nicht zu übersehen, und um eine für die weitere Lebensplanung wichtige Prognose stellen zu können. Zudem stehen für die Behandlung der häufigsten Demenzform, der Alzheimer-Demenz (AD), seit einigen Jahren mit den Cholinesterase-Hemmern Medikamente mit einer zwar beschränkten, jedoch belegten Wirksamkeit zur Verfügung.

Bei alten Menschen stellen Depression und Demenzen wechselseitig differentialdiagnostische Probleme dar und oft treten beide Erkrankungen durch Zufall oder ein wechselseitiges Bedingungsgefüge gemeinsam auf. Beiden gemeinsam ist das

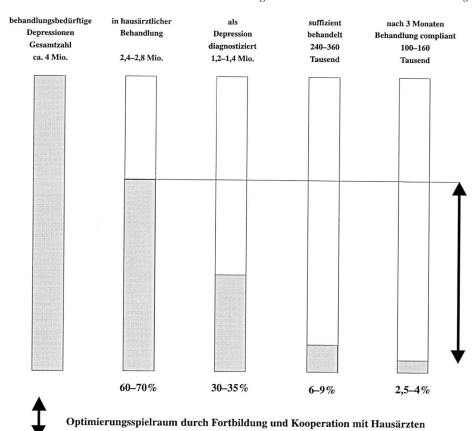

Abb. 2. Optimierungsspielraum in Deutschland hinsichtlich depressiver Erkrankungen

beträchtliche diagnostische und therapeutische Defizit. In diesem Buch sollen deshalb die Diagnose und Therapie der beiden zentralen psychiatrischen Erkrankungen alter Menschen gemeinsam und in ihrer Interdependenz dargestellt werden.

Epidemiologie von Depression und Demenz im Alter

T. F. Wernicke, F. M. Reischies und M. Linden

Einleitung

Depression und Demenz sind mit Abstand die häufigsten psychiatrischen Erkrankungen im höheren Alter. Während sich die Depression subjektiv oft in einer Art resignativer Hingabe in das Schicksal körperlicher Morbidität und der Tatsache des zur Neige gehenden Lebens zeigt, ist die Demenz meist mit einer schleichenden Entfremdung, Orientierungsverlust und Pflegebedürftigkeit assoziiert. Im Folgenden sollen epidemiologische Aspekte mit Schwerpunkt auf den Prävalenzzahlen zur Depression und Demenz erörtert werden. Anschließend soll auf die Überlappung beider Krankheitsbilder eingegangen werden. Epidemiologische Ergebnisse können nur unter Berücksichtigung ihres methodischen Zustandekommens interpretiert werden, da hier die Basis für die Validität, die Güte der Daten liegt (Dohrenwend, 1995). Aus diesem Grund widmet sich der erste Abschnitt den methodischen Aspekten der epidemiologischen Daten.

Methodische Aspekte epidemiologischer Studien

Studiendesign

Basis einer epidemiologischen Untersuchung ist die Wahl des Studiendesigns, die wesentlich von der Forschungsfragestellung bestimmt wird. Je nach Fragestellung und Möglichkeiten wird man ein retrospektives oder ein prospektives Studiendesign wählen. Für Punktprävalenzen, die die Anzahl von Erkrankungen zu einem bestimmten Zeitpunkt angeben, müßten idealer Weise sämtliche zu untersuchende Personen zum gleichen Zeitpunkt untersucht werden, was bei größeren Gruppen praktisch nicht möglich ist. Aus diesem Grund ist bei der Bestimmung von Punktprävalenzen immer ein systematischer Fehler (Bias) zu berücksichtigen, der darin besteht, das die zu untersuchenden Personen nicht gleichzeitig, sondern über einen bestimmten Untersuchungszeitraum verteilt untersucht werden müssen, es sich damit um eine Periodenprävalenz handelt. In diesem Zeitraum kann eine Erkrankung neu auftreten oder eine vorhandene ausheilen, so daß ein Fehler in die Zahl der insgesamt Erkrankten, der Prävalenz, eingeht. Der Fehler ist um so größer, je kürzer die Heilungszeit und je höher die Inzidenz, die Zahl der Neuerkrankungen in einem bestimmten Zeitraum, ist. Für die Demenz, die in der Regel irreversibel ist, spielt dieser Fehler eine geringere Rolle, als für die Depression, wobei letztere auf Grund der noch seltenen Behandlung (Wernicke und Linden, 1997) in der Regel eine lange Krankheitsdauer aufzeigt, auf diese Weise der Fehler überschaubarer bleibt.

Stichprobe

Die Auswahl der Stichprobe hängt unmittelbar mit dem Studiendesign zusammen und kann dementsprechend sehr different ausfallen. Für Prävalenzstudien ist eine repräsentative Stichprobe der zu untersuchenden Bevölkerung notwendig. In der Regel erfolgt die Auswahl der Untersuchungspersonen durch eine Zufallsstichprobe aus der Menge aller zu Untersuchenden. Eine gute Möglichkeit ist beispielsweise die Ziehung einer Zufallsstichprobe von einem Einwohnermeldeamt, wo sämtliche Bürger einer zu untersuchenden Region registriert sind. Bei älteren Bevölkerungsgruppen wird ein Teil der Stichprobe vor der Untersuchung verstorben sein. Der Anteil wird um so größer sein, je länger Stichprobenziehung und Untersuchung zeitlich auseinander liegen. Die Vergleichbarkeit von Studienergebnissen wird durch den unterschiedlichen Grad von Repräsentativität der Stichproben eingeschränkt, da es in vielen Ländern beispielsweise keine zentralen Einwohnerregistraturen gibt.

Von der Zufallsstichprobe, die aus der Gesamtheit der Gruppe gezogen wird, können in der Regel nicht alle Personen untersucht werden. Die Gründe hierfür sind vielfältig. Neben dem oben schon erwähnten Versterben kann der Betroffene beispielsweise verzogen sein, die Untersuchung verweigern oder dazu nicht in der Lage sein. Auch krankheitsbedingte Gründe können eine Rolle spielen mit der Konsequenz, daß ein Mitglied der Zufallsstichprobe nicht teilnimmt, was z.B. durch den sozialen Rückzug und die Insuffizienzgefühle bei einem Depressiven oder durch den „Schutz" von Angehörigen, die ihrem dementen Verwandten die Untersuchung ersparen wollen, geschehen kann. Diese Beispiele sollen zeigen, welchen Einflüssen Prävalenzzahlen psychischer Erkrankungen unter anderem unterliegen. Ein wichtiger Punkt sind die Ausschlußkriterien einer Studie, ob beispielsweise Heimbewohner oder körperlich schwer Erkrankte ausgeschlossen wurden. Hinzu kommt, daß schwer demente Personen keine gültigen Einverständniserklärungen geben können. Je nach dem Ausmaß der Ausfälle werden die Ergebnisse beeinflußt, da man unter Umständen gerade die, die man untersuchen möchte, nicht erreicht. Mit verschiedenen Hilfsmitteln, wie Screeninginstrumenten, Fremdanamnesen oder statistischen Drop-out Analysen, versucht man, die unterschiedlichen Fehlergrößen zu berechnen.

Instrumentarien

Von dem Instrumentarium, mit dem die Stichprobe untersucht werden soll, hängen zahlreiche wichtige Einflußgrößen, welche die späteren Ergebnisse beeinflussen, ab. Der wichtigste Aspekt des Instrumentariums ist seine Validität, das heißt, in wie weit mißt das Instrument das, was es vorgibt zu messen. Die Validität ist ein Maß für die Genauigkeit mit der ein Merkmal erfaßt wird oder auch die diagnostische Treffsicherheit einer Meßmethode. Oft werden mehrere Instrumente zur Beurteilung einer Ergebnisaussage, z.B. mittelschwere Demenz, herangezogen, die aber unterschiedlich valide sind bezüglich dieser Ergebnisaussage. Mit jedem guten Instrumentarium sollte es möglich sein, Ergebnisse bei gleichbleibenden Bedingungen zu reproduzieren, und so ein hohes Maß an Reliabilität zu gewährleisten. Eine weiteres wichtiges Kriterium des Instrumentariums ist sein Umfang. Um möglichst gute Ergebnisse zu erreichen, kann es sinnvoll sein, diverse Zusatzinformationen zu bekommen. Mit zunehmender Länge einer Untersuchung nimmt in der Regel die Compliance, die Aufmerksamkeit und die Grundmotivation, an einer Untersuchung teil zu nehmen, ab, insbesondere wenn es sich um Fragebögen und Tests handelt.

Die Vergleichbarkeit zwischen verschieden Studien wird eingeschränkt, wenn nicht jeweils das selbe Set an Untersuchungsinstrumentarien und der selbe Algorithmus zur Ergebnisfindung verwendet wird. Mit der Zunahme an Wissen um standardisierte Befund- und Diagnoseerstellung werden ältere Befund- und Diagnosesysteme überarbeitet oder durch neue ersetzt. Dies vermindert die Vergleichbarkeit von Ergebnissen z.B. der eher nosologisch orientierten ICD-9 mit der weitgehend deskriptiv arbeitenden ICD-10 (Dilling et al., 1991). Auf diese Weise erschwert die ständige Weiterentwicklung der Befund- und Diagnosesysteme die Vergleichbarkeit mit älteren Daten, auch wenn die neueren Daten vielleicht die besseren sind. Die zunehmende Komplexität der Daten, die Kombination von Instrumentarien und die Größe der untersuchten Stichproben machen eine elektronische Datenverarbeitung unumgänglich. Jedoch sind die Computeralgorithmen, in die die Daten verschiedener Instrumentarien eingehen und an deren Ende eine Diagnose als Ergebnis steht, oft nur noch von wenigen Fachleuten nachvollziehbar.

Falldefinition

Epidemiologische Studien wollen Aussagen zu Häufigkeiten von bestimmten Fällen machen. Voraussetzung dafür ist, daß sie definieren, was ein Fall ist, welche Kriterien er erfüllen muß und welche nicht. Die Falldefinition ist wesentlich für die späteren Ergebnisse und eine Ursache für die Schwierigkeit, Studien mit verschiedenen Falldefinitionen zu vergleichen. Die neueren Klassifikationssysteme DSM-III-R (Wittchen et al., 1989) und ICD-10 (Dilling et al., 1991) versuchen, möglichst eindeutige Diagnosekriterien zu liefern. Jedoch ist auch hier noch keine vollständige Kompatibilität erreicht, denn die Kriterien für die Schweregrade sind oft nicht eindeutig, fehlen häufig sogar. In wie weit darf das Fachurteil eines Psychiaters bei der Fallfindung eine Rolle spielen, oder stellen angelernte Laien mit Hilfe strukturierter Interviews die besseren Diagnosen? Die Vergleichbarkeit ist im letzteren Fall sicher besser gegeben, aber wie valide, wie treffsicher für die Krankheit, sind die Fälle, wofür sind es Fälle? (Copeland, 1981).

Für die Depression und auch die Demenz existiert ein kontinuierliches oder dimensionales Schweregradspektrum (Kay et al., 1985). Zur Falldefinition sind daher Schwellenwerte, Cut-offs, zu definieren, wo beispielsweise eine leichte Depression oder eine leichte Demenz beginnt. Dies muß verschiedenen Anforderungen gerecht werden. An erster Stelle muß die leichte Krankheit auch eine Krankheit sein, nicht nur ein vorübergehendes Symptom oder eine Persönlichkeitsakzentuierung, ein Umstand, der von einem erfahrenen Psychiater vermutlich anders beurteilt wird, als von einem trainierten Laien. Hilfreich für die Beurteilung des Schweregrades und des Krankheitswertes ist das Kriterium der Beeinträchtigung bei beruflichen und sozialen Aktivitäten. Dies nachvollziehbar zu messen ist gerade bei Hochbetagten nicht einfach. Der ebenfalls oft genannte Leidensdruck wird gerade bei älteren Menschen mit leichter Depression oft geleugnet, bei Demenzen findet man ihn oftmals gar nicht. Nimmt man nun noch die vielfach bestehende somatische Multimorbidität des höheren Alters hinzu, so ist die Entscheidung, was ist ein adäquates Maß an Klagsamkeit für somatische Leiden und was ist Klagsamkeit im Rahmen einer Depression, nicht einfach. Bei Skalen lassen sich Schwellenwerte definieren. Ob sie der Realität mehr gerecht werden, als die Einschätzung durch einen Psychiater, muß im Einzelfall offen bleiben.

Die Darstellung der methodischen Aspekte soll verdeutlichen, wie vielfältig die Einflußgrößen bei epidemiologischen Untersuchungen sind, die beim Vergleich derartiger Studien berücksichtigt werden müssen.

Epidemiologie der Depression im Alter

Die Depression hat ein lineares Schweregradspektrum, daß durch Schwellenwerte in verschiedene Kategorien oder Schweregrade eingeteilt werden kann. Des weiteren gibt es verschiedene Formen von Depression, die sich hinsichtlich ihrer Kriterien zum Teil deutlich unterscheiden, wie beispielsweise endogene Depression, Major Depression, Dysthymie oder Depression im Rahmen einer bipolaren Psychose. Wenn man über Depression im Alter spricht, so ist die Altersgruppe, die verschiedene Studien untersuchen, oft sehr unterschiedlich. Neben den schon erwähnten methodologischen Unterschieden tragen diese Faktoren dazu bei, daß die Prävalenzzahlen der epidemiologischen Studien nur begrenzt vergleichbar sind, sich den „wahren" Werten nur nähern können.

Die typischen epidemiologischen Fragen sind die nach der Prävalenz, nach Geschlechtsdifferenzen, nach Alterseffekten und nach Risikofaktoren. Im folgenden werden verschiedene Depressionstypen und Schweregrade dargestellt, wobei subdiagnostische (subthreshold) Fälle, daß heißt Fälle, die nicht die diagnostischen Kriterien einer Krankheit erreichen aber bereits depressive Symptome zeigen, hier nicht berücksichtigt werden.

Depressive Erkrankungen

Die Prävalenzzahlen depressiver Erkrankungen im Alter zeigen eine breitere Spanne auf Grund methodischen Unterschiede der einzelnen Studien. Sie reichen von 11,5% (Copeland et al., 1987) bis zu 26,2% bzw. 26,8% (Kay et al., 1964; Helmchen et al., 1996). Beispielhaft für den dimensionalen Charakter der Depression sollen hier die Daten der Berliner Altersstudie (BASE) dargestellt werden, die eine Gesamtprävalenz depressiver Störungen von 26,8% und keine signifikanten Alterskorrelationen beschreiben (Abb. 1, Helmchen et al., 1999b). Kategorial unterteilt in leichte, mittelschwere und schwere Depression unter Zuhilfenahme der GAF-Skala (Global Assessment of Functioning, Jones et al., 1995) wurde bei 12,4% der über 70jährigen eine leichte, bei 13,8% eine mittelschwere und bei 0,6% eine schwere Depression gefunden (Tabelle 1). Beim Vergleich der diagnostischen Systeme DSM-III-R und ICD-10 fällt auf, daß der Anteil an nicht näher bezeichneten Depressionen beim DSM-III-R deutlich höher liegt als bei der ICD-10. Im DSM-III-R entsprachen 48 der 133 diagnostizierten Depressionen spezifischen Diagnosen, 85 fielen in die Restkategorie „nicht näher bezeichnet" (NOS). Im Gegensatz dazu entsprachen im ICD-10 80 Depressionen spezifischen Diagnosen und nur 53 unspezifischen „nicht näher bezeichnete" Diagnosen. Dies kann als ein Hinweis darauf verstanden werden, daß für Depressionen im Alter nach der ICD-10 mehr spezifische Diagnosen gestellt werden können als im DSM-III-R. Dies kann daran liegen, daß in der ICD-10 mehr diagnostische Kategorien zur Verfügung stehen und die Kriterien einer Diagnose nicht so eng gefaßt sind wie in dem DSM-III-R. Der dimensionale Charakter der Depressionsschwere wird anhand der Fremdbeurteilung durch die HAMD-Skala (Hamilton, 1967) und anhand der Selbstbeurteilungsskala CESD (Radloff,

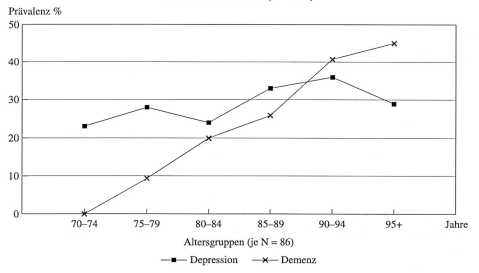

Abb. 1. Prävalenz von Depression und Demenz

Tabelle 1. Diagnosen und Schweregrade von Depressionen (DSM-III-R), HAMD und CESD in der Berliner Altersstudie (BASE)

Depression	Diagnosen Konsensus[1] N	%	HAMD[2]	SD[4]	CESD[3]	SD[4]
Keine	383	73.2	3.0	3.0	10.7	6.1
Leichte	60	12.4	10.0	4.5	21.5	6.9
Mittelschwere	69	13.8	15.9	5.8	25.0	10.2
Schwere	4	0.6	21.3	4.2	30.8	5.7
Depressionen gesamt	133	26.8	13.4	6,1	23.6	10,7

[1] DSM-III-R Diagnosen inklusive nicht näher bezeichneter Depressionen (Konsensusergebnis von Psychiatern und Internisten für jeden einzelnen Studienteilnehmer).
[2] Hamilton Depression Scale.
[3] Center of Epidemiologic Scale of Depression.
[4] Standardabweichung.

1997) anschaulich, die stark miteinander korrespondieren. Der Cutt-off für Depression ist häufig bei einem Punktwert von über 17 auf der CESD-Skala definiert (Hautzinger, 1988), spielte aber für die Diagnosefindung in BASE keine Rolle. Beim Vergleich der Skalen wird deutlich, daß das Klageverhalten, abgebildet auf der CESD-Skala, einen relativ höheren Depressionswert erreicht als der Fremdbeurteilungwert auf der HAMD-Skala, ein Hinweis darauf, daß bei älteren Menschen die Bewertung der HAMD-Item anders ist, als bei Jüngeren. So ist der HAMD-Wert von 10,0 für leichte Depressionen eher niedrig, während des CESD-Wert mit 21,5 Punkten bereits klar über dem Cutt-off Wert von 17 liegt.

Die Geschlechtsverteilung ist in den Studien nicht einheitlich. In der überwiegenden Zahl der Studien wurde, wie auch bei jüngeren Personen, für Depressionen bei Frauen eine höhere Prävalenzrate als bei Männern gefunden. Das Verhältnis liegt bei 2:1 bis 1:1 (Regier et al., 1988; Weismann et al., 1988; Wernicke et al., 1997; Meller et al., 1997).

Major Depression

Diese Kategorie orientiert sich am DSM-III und seinen Nachfolgern DSM-III-R und DSM-IV (American Psychiatric Association, 1980, 1987, 1994) und ist, insbesondere in der englischsprachigen Literatur, von größerer epidemiologischer Relevanz. Sie ist durch einen hohen Schweregrad der Erkrankung gekennzeichnet und Kriterien sind relativ klar und gut prüfbar. Eine direkte Entsprechung in der ICD-10 gibt es nicht, am ehesten träfe die mittelschwere und schwere depressive Episode darauf zu. Die Punktprävalenzraten für die Major Depression älterer Menschen (> 65 Jahre) reichen von 0.7% (Regier et al., 1988) über 4,8% (Berliner Altersstudie, Helmchen et al., 1999a) bis 5.4% (Weissman und Meyers, 1978), liegen im Schnitt bei etwa 3% (NIH Consensus Conference, 1992), vergleichbar der

Prävalenzzahl bei Jüngeren (Wittchen et al., 1994). Die sehr niedrigen Prävalenzraten der ECA-Studie (Regier et al., 1988) wurden sehr kontrovers diskutiert, da es beispielsweise altersspezifisch unterschiedliche Verhaltensmuster bei der Anwendung diagnostischer Interviews gibt (Heithoff, 1995; Knäuper & Wittchen, 1994).

Dysthymie

Die Diagnose einer Dysthymie ist oft schwieriger abzugrenzen, da sie sich mit den Symptomen einer länger dauernden Major Depression überlappt. Sie ist in den Einzelsymptomen oft schwächer ausgeprägt und häufig durch somatische Komorbidität beeinträchtigt (Weissman et al., 1988). Die Prävalenzraten für Personen über 65 Jahren reichen von 1,3 % (Weismann et al., 1988) bis 5,1 % für über 85jährige (Meller et al., 1997), liegen im Mittel bei 2 bis 3 %, was in etwa den Zahlen bei Jüngeren entspricht (Wittchen et al., 1994). In der Berliner Altersstudie (Helmchen et al., 1999a) wurde ein Prävalenz von 2,0 % gefunden, die Schweregrade waren ausschließlich leicht (0,3 %) und mittelschwer (1,7 %).

Epidemiologie der Demenz

Kognitive Beeinträchtigungen zeigen, wie die Depressionen, ein kontinuierliches, dimensionales Schweregradspektrum, das mittels Skalen erfaßt und diagnostisch kategorial unterteilt wird. Es gibt zahlreiche diagnostische Instrumente, von denen der Mini-Mental State (Folstein et al., 1975) das einfachste und am meisten angewandte ist, für den es auch eine Form für Sehbehinderte gibt (Reischies und Wernicke, 1995). Mit ihm lassen sich nur gröbere klinische Beurteilungen vornehmen und keine Diagnosen erstellen - unter anderem, weil auch Patienten mit einem Delir Beeinträchtigungen kognitiver Leistungen aufweisen, wie sie in diesem Untersuchungsverfahren erfaßt werden. Insbesondere im Bereich leichter kognitiver Störungen wird die Abgrenzung von Demenzerkrankung und altersbedingter kognitiver Beeinträchtigung oft schwierig. Erschwerend kommen häufig die kognitiven Beeinträchtigungen durch eine Depression hinzu.

Demenzprävalenz

Die Gesamtprävalenzrate für mittelschwere bis schwere Demenzen bei über 65jährigen schwankt in 15 epidemiologischen Studien zwischen 3 % und 7 % mit einem Durchschnitt von etwa 5,3 % (Häfner, 1991). Im Alter von 65 Jahren liegt die Demenzprävalenz noch unter 2 %, sie verdoppelt sich dann im Schnitt alle 5,1 Jahre auf über 40 % bei den 90 bis 95jährigen, wie Jorm et al. (1987) in einer Metaanalyse von 22 epidemiologischen Studien zeigen konnte. Ob es jenseits von 95 Jahren zu einem weiteren Anstieg der Prävalenz kommt, wie es das exponentielle Modell von Jorm et al. (1987) beschreibt, oder ob es zu einer Art Plateau kommt

Tabelle 2. Diagnosen und Schweregrade von Demenzen[1] (nach DSM-III-R und ICD-10) mit Altersverteilung[2] in der Berliner Altersstudie (Reischies et al., 1997)

Demenz		Altersgruppen					
		70–74	75–79	80–84	85–89	90–94	95+
Frauen	- gesamt	0	9,3	23,3	27,9	41,9	46,5
	- leicht	0	4,7	11,6	14,0	9,3	11,6
	- mittelschwer und schwer	0	4,7	11,7	14,0	32,6	34,9
Männer	- gesamt	0	9,3	9,3	18,6	34,9	32,6
	- leicht	0	4,7	2,3	2,3	7,0	18,6
	- mittelschwer und schwer	0	4,7	7,0	16,3	27,9	14,0

[1] Konsensusergebnis von Psychiatern und Internisten für jeden einzelnen Studienteilnehmer.
[2] Nach Alter und Geschlecht gewichtet Prävalenzzahlen.

(Abb. 1, Wernicke und Reischies, 1994; Richie und Kildea, 1995), ist derzeit noch unklar. Beispielhaft sollen hier Ergebnisse der Berliner Altersstudie (BASE) dargestellt werden (Tabelle 2), die einen niedrigeren Prävalenzanstieg der Demenz bei Männern zeigen, insbesondere in dem Bereich der über 95jährigen, der für die Frage, ob nicht schließlich jeder, wenn er nur alt genug würde, eine Demenz bekäme, entscheidend ist (Reischies et al., 1997).

Die beiden Haupttypen der Demenz werden unterschiedlich hinsichtlich der Prävalenzverläufe beschrieben. Für die Demenz vom Alzheimer Typ wird eine Prävalenzverdopplung alle 4,5 Jahre, für die vaskuläre Demenz eine Verdopplung alle 5,3 Jahre beschrieben. Jorm et al. (1987) fanden, daß die Demenz vom Alzheimer Typ häufiger bei Frauen vorkommt, die vaskuläre Demenz häufiger bei Männern. Angesichts der demographischen Entwicklung in den Industrieländern mit einer verlängerten Lebenserwartung und einem zunehmenden Anteil der Bevölkerung über 65 Jahren, ist mit einem Anstieg der Absolutzahlen von Demenzkranken zu rechnen (Jorm et al., 1988).

Leichte Demenz und leichte kognitive Beeinträchtigungen

Da leichte kognitive Beeinträchtigungen zum einen im Alter vermutlich physiologisch sind, andererseits auch bei depressiven Erkrankungen vorkommen, ist eine Abgrenzung zur leichten Demenz oft nicht einfach. Deshalb sind zusätzliche anamnestische Verlaufsinformationen und somatischer Ausschlußkriterien notwendig, um eine Diagnose stellen zu können. Meßskalen, wie der Mini-Mental State (Folstein et al., 1975) sind nur als Hinweis und im Zusammenhang mit der klinischen Diagnose sinnvoll. Aufgrund dieser Schwierigkeiten sind die Angaben zur Prävalenz leichter Demenzen beziehungsweise leichter kognitiver Störungen recht unterschiedlich. Eine Auswertung von 15 epidemiologischen Studien zeigte, daß im Durchschnitt 13,5% der über 65jährigen eine leichte Demenz haben, wobei hier leichte kognitive Beeinträchtigungen im Rahmen verschiedener Syndrome eingeschlossen wurden (Häfner, 1991). Bei der Berliner Altersstudie lagen die Werte für leichte kognitive Störungen mit Krankheitswert mit 7,5% etwa halb so hoch. Durch den relativ intensiven diagnostischen Prozeß (Wernicke et al., 1997) konnten zum einen depressive Erkrankungen als Ursache weitgehend ausgegrenzt werden, zum anderen wurde bei deutlicheren Einschränkungen im Alltagsleben und in der Urteilsfähigleit, trotz nur leichter kognitiver Störungen, möglicherweise eine mittelschwere Demenz diagnostiziert.

Epidemiologie der Komorbidität von Depression und Demenz

Wenn bei einem Patienten gleichzeitig ein Demenz- und ein Depressionssyndrom vorliegt, müssen verschiedene mögliche Sachverhalte erwogen werden. Zum einen kann eine Demenz als Primärerkrankung vorliegen und das depressive Syndrom ist als reaktiv anzusehen oder aufgrund der hirnorganischen Schädigung aufgetreten. Umgekehrt kann eine Depression Primärerkrankung sein und die Störung kognitiver Leistungen, welche Anlaß geben, ein Demenzsyndrom anzunehmen, ist Folge der Depression selbst - dafür ist der Begriff depressive Pseudodemenz verwendet worden. Allerdings ist die bei einer derartigen Situation zu erwartende volle Reversibilität der Störung kognitiver Leistungen nach Abklingen der Depression eher die Ausnahme (Reischies et al., 1993), was darauf hindeuten könnte, daß diese Form der Depression eine Art Frühsymptom der Demenz ist. Als weitere Möglichkeit muß eine zufällige Komorbidität der häufigen Alterserkrankungen Demenz und Depression erwogen werden (Abb. 2).

Epidemiologische Studien haben die Annahme nahegelegt, daß Demenz und Depression wechselseitig Risikofaktoren sind: Bei depressiven Patienten tritt in höherem Prozentsatz eine Demenz auf (Devanand et al., 1996) und umgekehrt ist bei dementen Patienten eine Erhöhung der Wahrscheinlichkeit festzustellen, die Komorbidität einer Depression zu entwickeln (Fichter et al., 1995).

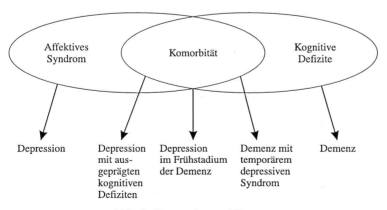

Abb. 2. Depression und Demenz

Methodische Aspekte

Bei der Erfassung der Komorbidität von Demenz und Depression gibt es methodische Probleme, die mit den oben angeführten Gründen zusammenhängen. Eine Demenz ist bei einer gleichzeitig vorliegenden schweren Depression nur mit Schwierigkeiten zu diagnostizieren. Dies hängt damit zusammen, daß depressive Patienten leicht überfordert werden, „ich weiß nicht" sagen oder sich nicht konzentriert bei der Untersuchung kognitiver Leistungen beteiligen, etc. Allerdings weisen neuere Daten darauf hin, daß doch differentialdiagnostische Befunde auch in einer Depression zu erheben sind. Gründe dafür liegen in der Art neuropsychologischer Beeinträchtigungen, welche bei der Depression beobachtet werden: Depressive Patienten leiden zwar unter leichter Beeinträchtigung kognitiver Leistungen. Diese Beeinträchtigung betrifft jedoch besonders mühsame Aufgaben, wie die Wiedergabe von Merkwörtern oder Aufgaben, die schnelle mentale Operationen erfordern, beispielsweise rasche Folgen von Kopfrechenaufgaben. Dagegen können depressive Patienten sich recht gut an Episoden der letzten Tage und Wochen erinnern und haben keine Sprachverständnis- oder Wortfindungsstörungen. Demente Patienten versagen im Gegensatz dazu auch bei Aufgaben, welche weniger Mühe verlangen, wie dem Wiedererkennen von Merkwörtern.

Zusammenfassend kann man sagen, daß bei der Depression üblicherweise keine der klassischen neuropsychologischen Syndrome wie Aphasie, Apraxie oder Agnosie gefunden werden. Die Merkfähigkeitsstörungen depressiver Patienten hängen offenbar eher mit Schwierigkeiten in dem mühevollen Prozeß des Abrufs aus dem Gedächtnis zusammen. Eine Differenzierung eines typischen Demenzsyndroms von den typischen Störungen kognitiver Leistungen bei einer Depression ist in den meisten Fällen möglich. Damit kann auch die Komorbidität von Demenz- und Depressionssyndrom erfaßt werden.

Epidemiologie

Epidemiologische Daten zur Komorbidität von Demenz und Depression liegen nur in geringem Umfang vor. Es ergaben sich Prävalenzen von 1,7 bis 2,8% (Levingston et al., 1990; Copeland et al., 1992). Fichter et al. (1995) fanden in einer Bevölkerungsstichprobe von über 85-jährigen in 56,7% der Demenzfälle ein depressives Syndrom; bei dieser Studie wurde eine Prävalenz der Demenz von 25,4% beobachtet. Insgesamt scheint eine Komorbidität depressiver und dementer Syndrome im hohen Alter kein seltenes Ereignis zu sein.

In der Berliner Altersstudie fanden sich 30 von 516 Studienteilnehmer mit sowohl einer depressiven als auch einer dementiellen Erkrankung. Die Diagnose erfolgte auf der Ebene der Falldefinitionen (DSM-III-R spezifiziert und Nicht Näher Bezeichnet). Dies entspricht 5,8% der Gesamtstichprobe. Wegen der Überrepräsentation von sehr alten Personen und damit mehr Demenzfällen in der Stichprobe ist diese hohe Prävalenz zu erwarten. Nur bei 6 Personen wurde die spezifizierte DSM-III-R-Diagnose Demenz mit Depression gestellt (1,1%). Wie in Tabelle 3 zu erkennen, ergibt

Tabelle 3. Depression und Demenz in der Berliner Altersstudie (N = 516)

Depression	Keine Demenz		Demenz (N = 109)	
Keine Depression	270	66.3%	65	59.6%
Symptomträger (keine DSM-III-R-Krankheitsfälle)	34	8.4%	14	12.8%
Depressions-Fall nicht näher bezeichnet (N = 85)	66	16.2%	19	17.4%
DSM-III-R spezifizierte Diagnosen (N = 48)	37	9.1%	11	10.1%

sich ein hoher Prozentsatz von depressiven Personen mit Komorbidität eines Demenzsyndroms – dies ist in ca. ¼ der Fälle zu beobachten (30 von 133 Fällen) sowie ein hoher Prozentsatz der Dementen mit einer Komorbidität eines Depressionssyndroms – in ca. einem Drittel der Fälle (30 von 109 Fällen). Statistisch läßt sich eine überzufällige Komorbidität jedoch nicht nachweisen (Chi^2 = 1.58, n.s.).

Bei Personen mit Demenz fanden sich 19 nicht näher bezeichnete depressive Syndrome und 11 Personen mit einer spezifizierten Depressionsdiagnose. Für die Depressionsfälle mit Demenz-Komorbidität war ein signifikanter Geschlechtseffekt zu beobachten. Unter den depressiven Studienteilnehmern waren bei denjenigen, welche eine Komorbidität mit Demenz aufweisen, 24 Frauen von 30 Fällen (80.0%), im Vergleich zu denjenigen ohne Komorbidität mit Demenz, wo sich 57 Frauen von 103 Fällen fanden (55.3%, Chi^2 = 5.93, p < 0.025).

Abschließend läßt sich sagen, daß die Komorbidität von Depression und Demenz im hohen Alter ein wichtiges klinisches Problem darstellt. Die Prävalenz der Komorbidität ist allein schon wegen der hohen Prävalenz der einzelnen Erkrankungen hoch. Neben den diagnostischen Problemen stellen diese Patienten eine therapeutische Herausforderung dar. Studien haben in den letzten Jahren gezeigt, daß eine antidepressive Therapie auch bei Alzheimer Demenz durchführbar und erfolgreich ist (Reifler et al., 1989; Katz, 1998).

Literatur

American Psychiatric Association (1980) Diagnostic and statistical manual of mental disorders, 3rd edn. (DSM-III). Washington DC, APA

American Psychiatric Association (1987) Diagnostic and statistical manual of mental disorders, 3rd edn, revised (DSM-III-R). Washington DC, APA

American Psychiatric Association (1994) Diagnostic and statistical manual of mental disorders, 4rd edn (DSM-IV). Washington DC, APA

Copeland JRM (1981) What is a „case"? A case for what? In: Wing JK, Bebbington P, Robins LN (eds) What is a case? Grant McIntryre, London, p 9–11

Copeland JRM, Dewey ME, Wood N, Searle R, Davidson JA, McWilliam C (1987) Range of mental illness among the elderly in the community. Br J Psychiatry 150: 815–823

Copeland JRM, Davidson IA, Dewey ME, Gilmore C, Larkin BA, McWilliam C, Saunders PA, Scott A, Sharma V, Sullivan C (1992) Alzheimer's disease, other dementias, depression and pseudodementia: prevalence, incidence and three-year outcome in Liverpool. Br J Psychiatry 161: 230–239

Devanand DP, Sano M, Tang MX, Taylor S, Gurland BJ, Wilder D, Stern Y, Mayeux R (1996) Depressed mood and the incidence of Alzheimer's disease in the elderly living in the community. Arch Gen Psychiatry 53: 175–182

Dilling H, Mombour W, Schmidt MH (1991) Internationale Klassifikation psychischer Störungen, ICD-10. Huber, Berlin

Dorenwend BP (1995) „The problem of validitity in field studies of psychological disorders" revisited. In: Tsuang MT, Tohen M, Zahner GEP (Hrsg) Textbook in psychiatric epidemiology. Wiley-Liss, New York, S 3–20

Fichter MM, Meller I, Schröppel H, Steinkirchner R (1995) Dementia and cognitive impairment in the oldest old in the community: prevalence and comorbidity. Br J Psychiatry 166: 621–629

Folstein MF, Folstein SE, McHugh PR (1975) Minimental state: a practical method for grading the cognitive state of patients for the clinician. J Psychiatr Res 12: 189–198

Häfner H (1991) Seelische Erkrankungen des höheren Lebensalters: Häufigkeit, Ursachen, Vorbeugung und Behandlung. In: Häfner H (Hrsg) Psychiatrie: Ein Lesebuch für Fortgeschrittene. Gustav Fischer, Stuttgart Jena, S 63–96

Hamilton M (1967) Developement of a rating-scale for primary depressive illness. Br J Clin Psychol 6: 278–296

Hautzinger M (1988) Die CES-D Skala. Ein Depressionsmeßinstrument für Untersuchungen in der Allgemeinbevölkerung. Diagnostika 34: 167–173

Heithoff K (1995) Does the ECA underestimate the prevalence of late-life depression? J Am Geriatr Soc 43: 2–6

Helmchen H, Linden M, Wernicke T (1996) Psychiatrische Morbidität bei Hochbetagten. Nervenarzt 67: 739–750

Helmchen H, Linden M, Reischies FM, Wernicke T (1999b) Epidemiology of mental disorders in old age. In: Maneros (ed) Late-onset mental disorders. Gaskell, London, p 24–39

Helmchen H, Baltes MM, Geiselmann B, Kanowski S, Linden M, Reischies FM, Wagner M, Wernicke T, Wilms HU (1999a) Psychiatric illness in old age. In: Baltes PB, Mayer KU (eds) The Berlin aging study: aging from 70 to 100. Cambridge University Press, New York, p 167–196

Internationale Klassifikation der Krankheiten (ICD) 9. Revision (1980), Springer, Berlin Heidelberg New York

Jones SH, Thornicroft G, Coffey M, Dunn G (1995) A brief mental outcome scale. Reliability and valididty of the Global Assessment of Functioning (GAF). Br J Psychiatry 166: 654–659

Jorm AF, Korten AE, Henderson AS (1987) The prevalence of dementia: a quantitative integration of the literature. Acta Psychiatr Scand 76: 465–479

Jorm AF, Korten AE, Jacomb PA (1988) Projected increase in the number of dementia cases for 29 developed countries: application of a new method for making projections. Acta Psychiatr Scand 78: 493–500

Katz IR (1998) Diagnosis and treatment of depression in patients with Alzheimer's disease and other dementias. J Clin Psychiatry 59 [Suppl] 9: 38–44

Kay WK, Beamish P, Roth M (1964) Old age mental disorders in Newcastle upon Tyne. Br J Psychiatry 110: 146–158

Kay DWK, Henderson AS, Scott R, Wilson J, Rickwood D, Grayson DA (1985) Dementia and depression among the elderly living in Hobart community: the effect of the diagnostic criteria on the prevalence rates. Psychol Med 15: 771–788

Knäuper B, Wittchen HU (1994) Diagnosing major depression in the elderly: evidence for response bias in standardized interviews? J Psychiatr Res 28: 147–164

Livingston G, Hawkins A, Graham N, Blizard B, Mann A (1990) The Gospel Oak Study: prevalence rates of dementia, depression and activity limitation among elderly residents in Inner London. Psychol Med 20: 137–146

Meller I, Fichter M, Schröppel H (1997) Riskfactors ansd psychosocial consequences in depression in octo-and nonagenerians: results of an epidemiological study. Eur Arch Psychiatry Clin Neurosci 247: 278–287

NIH Consensus Conference 1992 Diagnosis and treatment of depression in late life. JAMA 268: 1018–1024

Radloff L (1977) The CES-S scale. A self-report depression scale for research in the general population. J Appl Psychol Measurement 1: 385–401

Regier DA, Boyd JH, Burke Jr JD, Rae DS, Myers JK, Kramer M, Robins LN, George LK, Karno M, Locke BZ (1988) One-month prevalence of mental disorders in the United States. Arch Gen Psychiatry 45: 977–986

Reifler BV, Teri L, Raskind M, Veith R, Barnes R, White E, McLean P (1989) Double-blind trial of imipramine in Alzheimer's disease patients with and without depression. Am J Psychiatry 146: 45–49

Reischies FM (1993) Heterogeneity of the time course of cognitive performance of depressed patients. In: Bergener M, Belmaker RH, Tropper MS (eds) Psychopharmacotherapy for the elderly – research and clinical implications. Springer, Berlin Heidelberg New York Tokyo

Reischies FM, Wernicke T (1995) MMSE-Version für sehbehinderte Personen im Alter. In: Zaudig M, Helgenberger F, Kaschel R, Reischies FM, Wernicke T (Hrsg) Demenz und „leichte kognitive Beeinträchtigung" im Alter. Verlag Hans Huber, Bern Göttingen Toronto Seattle, S 79–82

Reischies FM, Geiselmann B, Geßner R, Kanowski S, Wagner M, Wernicke TF, Helmchen H (1997) Demenz bei Hochbetagten. Ergebnisse der Berliner Altersstudie. Nervenarzt 68: 719–729

Richie K, Kildea D (1995) Is senil dementia „age-related" or „ageing-related"? – Evidence from meta-analysis of dementia prevalence in the oldest old. Lancet 346: 931–934

Weissman MM, Myers JK (1978) Rates and risks of depressive symtoms in a US urban community. Acta Psychiatr Scand 57: 219–231

Weissman MM, Leaf PJ, Livingston BM, Florio L (1988) The epidemiology of dysthymia in five countries: rates, risks, comoridity, and treatment. Am J Psychiatry 145: 815–819

Wernicke TF, Linden M (1997) Psychopharmakotherapie bei Depressionen im Alter. Die Berliner Altersstudie (BASE). In: Radebold H, Hirsch RD, Kipp J, Kortus R, Stoppe G, Struwe B, Wächtler C (Hrsg) Depression im Alter. Steinkopff, Darmstadt, S 152–153

Wernicke TF, Reischies FM (1994) Prevalence of dementia in old age: clinical diagnoses in subjects aged 95 years an older. Neurology 44: 250–253

Wernicke TF, Geiselmann B, Linden M, Helmchen H (1997) Prävalenz von Depressionen im Alter. Die Berliner Altersstudie (BASE). In: Radebold H, Hirsch RD, Kipp J, Kortus R, Stoppe G, Struwe B, Wächtler C (Hrsg) Depression im Alter. Steinkopff, Darmstadt, S 81–83

Wittchen HU, Saß H, Zaudig M, Koehler K (1989) Diagnostisches und statistisches Manual psychischer Störungen DSM-III-R (deutsche Bearbeitung und Einführung des Diagnostic and Statistical Manual of Mental Disorders der American Psychiatric Association, 3. überarbeitete Version. Washington DC 1987). Beltz, Weinheim

Wittchen HU, Knäuper B, Kessler RC (1994) Lifetime risk of depression. Br J Psychiatry 165 [Suppl] 26: 16–22

Diagnostik

Diagnose und Differentialdiagnose der Depression und Demenz im Alter

M. Zaudig

Einleitung

Das Erkennen einer Depression im höheren Lebensalter, aber auch einer frühen Demenz, fällt nicht immer leicht. Man vermutet, dass ein gewichtiger Anteil depressiver Patienten nicht korrekt oder frühzeitig diagnostiziert werden, da depressive Symptome nicht selten als altersbedingt oder organisch bedingt angesehen werden. Für frühe Demenzen und „leichte kognitive Beeinträchtigungen" gilt umgekehrt Ähnliches. Gerade bei Alterspatienten ist es aus o.g. Gründen besonders wichtig, präzise Informationen aufgrund der Anamnese, aber auch der Beobachtung und Berichte der Angehörigen zu erheben. Die Diagnose einer mittelschweren Demenz wird sicherlich wenig Schwierigkeiten bereiten, jedoch bereits die Abgrenzung einer leichten Demenz von einer Depression könnte extreme Schwierigkeiten bereiten und ist häufig nur durch psychometrische und neuropsychologische Zusatzuntersuchungen klärbar.

Im Weiteren wird daher neben der Darstellung der klinischen Symptomatik und Diagnose der Depression und Demenz (sowie der „leichten kognitiven Beeinträchtigung") besonderen Wert auf die Differentialdiagnose zwischen beiden Störungen gelegt.

Klinik – Symptomatik und Diagnose der Depression im Alter

Aus ätiologischer Sicht sind depressive Syndrome außerordentlich heterogen. Ihre Ursachen reichen von einer normalen, etwa durch Verlustereignisse ausgelösten Traurigkeit, die nahezu jeder im Laufe seines Lebens erfährt, über depressive Begleitsymptome bei schweren körperlichen Krankheiten, bis zur vermutlich genetischen Ätiologie der bipolaren affektiven Störungen. Weitere typische Ursachen für die Entwicklung der Depression sind die Angst vor Abnahme der geistigen und körperlichen Leistungsfähigkeit, Krankheits- und Zukunftsangst, weiterhin Vereinsamung, Verluste mitmenschlicher Beziehungen, Isolierung, Angst vor Inaktivität durch Pensionierung, Rückzug aus dem Erwerbsleben, Pflichtleere und Sinnentleerung; häufig bildet auch der Umzug in kleinere Wohnungen, Eintritt in das Alters- oder Pflegeheim, den Beginn einer depressiven Entwicklung (Alexopoulous, 1992; Hautzinger, 1992; Helmchen, 1992; Zaudig, 1995a). Die Heterogenität der Ursachen für die Entstehung depressiver Symptomatik oder depressiver Störungen erschwert es sehr häufig eine entsprechende Diagnose zu stellen. Gerade bei Alterspatienten ist es häufig unerlässlich auch gezielt eine Fremdanamnese zu erheben.

Das klinische Bild der Depression bei Älteren

Das Erkennen, insbesondere leichter depressiver Syndrome ist häufig schwierig wegen der somatischen und psychiatrischen Multimorbidität im Alter, aber auch wegen einer alterstypischen Akzentverschiebung der Symptomatik in Richtung verstärkter Agitiertheit, Hypochondrie, Misstrauen und Neigung, somatische Symptomatik in den Vordergrund zu stellen. Die Akzentverschiebung der depressiven Symptomatik kann durch eine Reihe altersassoziierter pathoplastischer Faktoren, die das klinische Erscheinungsbild beeinflussen, interpretiert werden (Baldwin, 1997). Typischerweise neigen alte Menschen zur Bagatellisierung depressiver Symptome. Insgesamt werden psychische Störungen oder Krankheiten nicht oder weniger akzeptiert, es besteht verstärkt eine Somatisierungsneigung, eine Überschneidung von physischen Krankheiten und somatischen Symptomen einer Depression; z.B. kann ein unklares Schmerzsyndrom bei alten Patienten Ausdruck einer zugrunde liegenden Depression sein.

Häufige **somatische Symptome** einer Depression sind:
– Gewichtsverlust
– Anorexie
– Schlafstörungen
– Psychomotorische Veränderungen
– Müdigkeit
– Energieverlust
– Libidoverlust
– Konzentrationsstörungen
– Hypochondrische Veränderungen
– Druck auf der Brust
– Globusgefühl
– Kardiovaskuläre Symptome
– Gastrointestinale Symptome

Koenig et al. (1993) heben insbesondere Symptome wie Interesseverlust, Schlafstörungen, Suizidgedanken und hypochondrische Befürchtungen als beste Diskriminatoren zwischen depressiven und nichtdepressiven Alterspatienten hervor. Die Berücksichtigung somatischer Beschwerden (z.B. Kopfschmerz, Schwindel, Herzstolpern, Bauchschmerzen, Brustdruck usw.) ohne organisches Korrelat kann sehr hilfreich in der Identifizierung depressiver alter Menschen sein. Zu beachten ist jedoch, dass sich auch bei Nichtdepressiven organisch Erkrankten in 2/3 aller Fälle Schlafstörungen, Müdigkeit oder Verlangsamung finden (Koenig et al., 1993). Differentialdiagnostisch ist jedoch wichtig, dass sich das depressive Syndrom besonders in Form **multipler** somatisch wirkender Beschwerden äußert. Besonders wichtig ist die Identifizierung und Abgrenzung organisch bedingter Symptomatik von depressiver Symptomatik, die somatisch aussehen kann. Insbesondere gibt es eine Reihe von Kombinationsmöglichkeiten von organischer und depressiver Symptomatik:

– Gemeinsames Vorliegen einer physischen Erkrankung und einer depressiven Störung.
– Eine depressive Störung könnte zu einer physischen Erkrankung führen.
– Eine physische Erkrankung kann zu einer Depression führen.
– Oder es besteht eine Wechselwirkung zwischen Depression und physischer Erkrankung.

Aufgrund der organischen Multimorbidität alter Patienten ist es relativ häufig, dass depressive Symptome eine Reaktion auf diese somatische Erkrankung darstellen oder auf den Verlust der physischen Gesundheit oder gar den drohenden Tod, den eine schwere Krankheit im höheren Lebensalter implizieren kann. Im Sinne einer adäquaten, zielorientierten Therapie ist es besonders wichtig zu unterscheiden, ob es sich bei dem vorliegenden Krankheitsbild um somatische Symptome einer Depression (Gewichtsverlust, Müdigkeit, Konzentrationsstörungen, Kopfschmerz, Palpitationen, Obstipation usw.) handelt oder um Symptome einer körperlichen Erkrankung oder um beides (Katona et al., 1997). In einer repräsentativen Stichprobe von 116 20- bis 39-jährigen Männern und 332 70- bis 102-jährigen konsekutiv aufgenommenen ambulanten Patienten zeigte sich, dass Symptome wie Interesseverlust, Suizidgedanken, Gefühl der Wertlosigkeit, depressive Verstimmung sowohl bei jungen als auch alten Patienten sehr gut zwischen somatisch Erkrankten und Depressiven unterscheiden (Koenig et al., 1993). Somatische Symptome wie Schlafstörungen, hypochondrische Befürchtungen, Konzentrationsstörungen und psychomotorische Veränderungen, zusammen mit kognitiven Symptomen, sind typisch für depressive Störungen bei alten Menschen. Trotz der großen Schwierigkeiten in der Identifizierung depressiver Syndrome lohnt die Mühe, insbesonders wenn man sich daran erinnert, dass alte Menschen wesentlich schneller als junge zu Suiziden oder Suizidhandlungen neigen.

Diagnose der Depression im Alter nach DSM-IV und ICD-10

Der Schweregrad z.B. der Major Depression nach DSM-IV (Diagnostisches und Statistische Manual psychischer Störungen; APA, 1994; Saß et al., 1996) ist u.a. durch eine Dauer von mindestens 2 Wochen definiert, ferner durch mindestens **fünf** der folgenden Symptome (Tabelle 1):

Tabelle 1. Vergleich von Major Depression (DSM-IV) mit der Depressiven Episode nach ICD-10

DSM-IV Major Depression	ICD-10 Depressive Episode
1. Stimmung depressiv	1. Stimmung depressiv
2. Verlust von Interesse/Freude	2. Verlust von Interesse/Freude
3. Appetit vermindert/vermehrt oder deutl. Gewichtsverlust/-zunahme	3. Verminderter Antrieb/erhöhte Ermüdbarkeit
4. Schlaflos/vermehrter Schlaf	4. Verlust von Selbstvertrauen und Selbstwertgefühl
5. Beobachtbare psychomotorische Hemmung/Unruhe	5. Unbegründete Selbstvorwürfe/Schuldgefühle
6. Erschöpfbarkeit/Energieverlsut	6. Todes-/Suizidgedanken/suizidales Verhalten
7. Wertlosigkeit/Schuldgefühle	7. Konzentrationsstörungen/Entschlußlosigkeit
8. Konzentrationsstörungen/ Denken beeinträchtigt/ Entscheidungsunfähigkeit	8. Psychomotorische Hemmung/Agitiertheit
9. Todes-/Suizidgedanken, Suizidversuch	9. Schlafstörungen jeglicher Art
	10. Appetitverlust/gesteigerter Appetit mit entsprechender Gewichtsveränderung
Mind. 5 Merkmale aus (1) bis (9) darunter (1) oder (2)	Mind. 4 Symptome aus (1) bis (10) darunter 2 Symptome aus (1) bis (3)

Depressive Verstimmung, Interesseverlust und Freudlosigkeit, Gewichtsverlust/Gewichtszunahme, Schlaflosigkeit oder vermehrter Schlaf, psychomotorische Unruhe oder Hemmung, Müdigkeit oder Energieverlust, Gefühl der Wertlosigkeit oder unangemessene Schuldgefühle, Konzentrationsstörungen oder verminderte Fähigkeit zu denken, wiederkehrende Gedanken an den Tod und Suizidgedanken/-versuch. Es handelt sich meist um einmalige oder wiederholte depressive Phasen/Episoden, diese Art der Depression kommt bei bis zu 3% aller über 65-Jährigen vor. Die Kriterien einer Major Depression enthalten nur wenig somatische Symptome, auch keine hypochondrische Klagen, stattdessen aber depressive Stimmungen und andere kognitive Symptome; Patienten mit überwiegend somatischen Symptomen bilden daher die Kriterien einer DSM-IV Major Depression nicht ab. Es ist naheliegend, dass die Kriterien von DSM-IV dem Erscheinungsbild von schweren Depressionen im Alter nicht genügend gerecht werden. Daher kann angenommen werden, dass die Häufigkeit der Major Depression im Alter eher unterschätzt wird. Das Pendant zur Major Depression in der ICD-10 (Internationale Klassifikation psychischer Störungen, WHO, 1993; Dilling et al., 1991, 1994) stellt die depressive Episode dar. Anders als DSM-IV werden auch die Schweregrade leicht, mittel und schwer operational definiert. Für eine leichte depressive Episode werden mindestens **vier** von 10 Symptomen gefordert (Tabelle 1) und ist damit auch weiter gefasst als die Major Depression. Ferner besteht die Möglichkeit, zusätzlich ein **somatisches Syndrom** zu diagnostizieren: Es handelt sich um 8 Symptome, d.h. deutlicher Verlust von Interesse oder Freude, mangelnde Fähigkeit, emotional auf Ereignisse oder Aktivitäten zu reagieren, frühmorgendliches Erwachen, Morgentief in der Depression, objektive Hinweise für ausgeprägte psychomotorische Hemmung oder Agitiertheit, deutlicher Appetitverlust, Gewichtsverlust von

Tabelle 2. Vergleich der Melancholischen Merkmale (DSM-IV) mit dem somatischen Syndrom der depressiven Episode nach ICD-10

DSM-IV Melancholische Merkmale	ICD-10 Somatisches Syndrom
A 1 Verlust von Freude/Aktivitäten	1. Deutlicher Verlust an Freude/Interessen
A 2 Mangel an Reagibilität	2. Mangelnde Fähigkeit emotional auf Ereignisse zu reagieren
B 1 Qualitativer Unterschied der depressiven Störung	3. Frühmorgendliches Erwachen (2 Stunden vor der gewünschten Zeit)
B 2 Regelmäßiges Morgentief	4. Morgentief
B 3 Frühmorgendliches Erwachen (2 Stunden vor üblicher Zeit)	5. Objektive Hinweise auf ausgeprägte psychomotorische Hemmung/Agitiertheit
B 4 Deutl. psychomotorische Hemmung/Unruhe	6. Deutlicher Appetitverlust
B 5 Erhebliche Appetitlosigkeit oder Gewichtsverlust	7. Gewichtsverlust (5% im vergangenen Monat)
B 6 Übermäßige/unangemessene Schuldgefühle	8. Deutlicher Libidoverlust
Mind. 1 Symptom aus (A 1) und (A 2) plus mind. 3 Symptome aus (B 1) - (B 6)	Mind. 4 Merkmale aus (1) bis (8)

5% oder mehr im vergangenen Monat und deutlicher Libidoverlust (Tabelle 2). Das somatische Syndrom nach ICD-10 wird der Symptomatik einer Altersdepression nicht völlig gerecht, am ehesten entspricht es dem früheren Konzept der endogenen Depression („Vitalstörung"). Eine ähnliche Definition wie für das somatische Syndrom nach ICD-10 findet sich in den Kriterien für den melancholischen Typus einer Major Depression nach DSM-IV (Tabelle 2).

Rezidivierende depressive Episoden oder bipolare affektive Störungen

Ein Teil dieser phasischen Erkrankungen ist genetisch bedingt. Grundsätzlich scheinen bipolare und rezidivierende depressive Episoden im Alter deutlich abzunehmen im Vergleich zu jüngeren Patienten, ein umgekehrter Trend besteht bei der Häufigkeit der Einzelepisoden. Diese kommen fünffach häufiger vor als bei unter 40-Jährigen (Musetti et al., 1989).

Dysthymie

Nach ICD-10 (F34.1) handelt es sich bei der dysthymen Störung um eine chronische depressive Verstimmung, die nach Schweregrad und Dauer der einzelnen Episoden gegenwärtig nicht die Kriterien für eine leichte oder mittelgradige rezidivierende depressive Störung erfüllt. Diese Form der chronischen Depression findet sich ebenfalls gehäuft im Alter, meist auch mit reaktivem Hintergrund. Natürlich gibt es eine Reihe zusätzlicher Symptome, die vorwiegend somatisch sind wie z.B. Druck auf der Brust, innere Unruhe, Agitiertheit, Libidoverlust, diffuse Schmerzen, Hypochondrie, Kloßgefühl im Hals, Verkrampfungen. Etwa 1,8% aller über 65-Jährigen leiden an dieser Störung (Helmchen, 1992; Zaudig, 1993).

Trauer/Verluste

Verluste und damit einhergehend Trauer sind im Alter besonders häufig. Trauerreaktionen sind in der Regel stark ausgeprägt und weisen alle Symptome einer ausgeprägten depressiven Störung auf. Nach einer anfänglichen Phase des Schocks, des Unglaubens, der Leere, nicht selten begleitet von intensiver Angst, Schlafstörungen und auch körperlicher Symptomatik, folgt eine Periode der Anpassung und Adaptierung, die bis zu einem Jahr dauert. Danach folgt die Phase der Neudefinition der eigenen Person und deren Bezüge zur Umwelt (Glick et al., 1974). Dies stellt im Alter oft ein besonderes Problem dar. Im allgemeinen kann man davon ausgehen, dass auch kompliziertere Trauerreaktionen nach etwa 1 Jahr bewältigt werden. Nach dem Abklingen der Depression bleibt häufiger auch noch eine Art „Resttrauer" übrig, die sich erst in den nächsten Jahren zurückbildet.

Organisch bedingte depressive Störungen

Es gibt eine Reihe organischer Faktoren, die ein depressives Syndrom auslösen. Es muss jedoch betont werden, dass es sich hier um altersunabhängige Effekte handelt. Dennoch erscheint die Erwähnung dieser Faktoren, bezogen auf Depression und Alter besonders wichtig, da gerade alte Menschen das **Problem der Multimorbidität** aufweisen.

Die Zahl von Erkrankungen, an denen eine Person gleichzeitig leidet, üblicherweise als Multimorbidität bezeichnet, nimmt mit dem Alter deutlich zu. In einer Bevölkerungsstudie bei über 65-Jährigen (Welz et al., 1989) litten nur 22,2% der 189 untersuchten über 65-Jährigen an einer oder zwei körperlichen Krankheiten, 32,2% an drei oder vier, 19,4% an fünf oder sechs und 20,6% an mehr als sechs Erkrankungen zugleich. Mit zunehmend hohem Alter wächst auch der Anteil degenerativer Erkrankungen wie Herzgefäßkrankheiten, Bewegungsbehinderung durch Gelenkleiden, Demenz, Augenkrankheiten, bösartige Tumoren. Risikoerhöhend für die Entwicklung einer Depression im höheren Alter sind körperliche Erkrankungen und Behinderungen, wobei Hör- und Sehstörungen gegenüber Beeinträchtigungen der Beweglichkeit offensichtlich eine geringere Rolle spielen (Häfner, 1991). Auf dem Boden der Multimorbidität ist es von besonderer Wichtigkeit, die körperlichen Erkrankungen zu kennen, die überzufällig häufig zu depressiver Symptomatik führen. Dies sind Erkrankungen wie Hirntumor (insbesondere Frontalhirntumore), endokrine Störungen wie Hypothyreose und Diabetes mellitus, Chorea Huntington, Multiple Sklerose, Schlaganfälle (insbesonders der linken Hemisphäre), vaskuläre Demenzen, Demenz vom Alzheimer Typ, senile Demenz vom Lewy-Körperchen-Typ (Zaudig, 1997), aber auch Vitaminmangelsyndrome (Vitamin B 12, Folsäure) und Viruserkrankungen (Lauter und Dahme, 1991; Lauter, 1992; Zaudig, 1993). Besonders zu beachten sind auch Medikamente als Verursacher depressiver Syndrome, beispielsweise können Tranquilizer (z.B. Benzodiazepine), Betablocker, H 2-Blocker, Antibiotika (Penicillin und Gyrasehemmer) schwere und schwerste Depressionen hervorrufen (Zaudig et al., 1989). Nach

Behandlung der Grunderkrankung oder Absetzen der entsprechenden Medikation remittiert das depressive Syndrom in der Regel innerhalb von 1–4 Wochen.

Häufen sich die o.g. Krankheiten im Sinne der Multimorbidität, ist das Risiko für das Entstehen einer Depression natürlich sehr hoch. Hier ist auch auf eine Studie von Bickel et al. (1993) hinzuweisen: 626 Patienten aus 6 Kliniken für Innere Medizin im Alter von 65 bis 80 Jahren, die vor Krankenhauseinweisung in einem Privathaushalt gelebt hatten, wurden einem eingehenden psychiatrischen Interview unterzogen. Demzufolge litten 30,2% der Patienten an psychiatrischen Störungen, wobei 10,8% kognitive Defizite und weitere 17,2% affektive Störungen aufwiesen. Affektive begleitende Störungen waren bei Frauen nahezu doppelt so häufig wie bei Männern. Alle genannten Patienten hatten im Durchschnitt 2 internistische Diagnosen, wobei am häufigsten Herz-Kreislauf-Erkrankungen (46,1%) bestanden, gefolgt von Krankheiten der inneren Organe (17%), Stoffwechselerkrankungen (16,8%), bösartigen Neubildungen (3,6%) und anderen gemischten seltenen internistischen Diagnosen (2%). Nach einem Jahr waren 19,1% der psychiatrisch unauffälligen Patienten gestorben, 18% der Patienten mit affektiven Störungen und 43,5% mit kognitiven Störungen. In einem weiteren Follow-up nach 6,6 Jahren zeigte sich, dass die psychischen Störungen eine hohe Persistenz aufwiesen, d.h. auch die affektiven Störungen waren durchaus nicht passager. Die psychisch beeinträchtigten Patienten hatten insofern eine ungünstige Prognose als das Risiko einer Heimeinweisung deutlich erhöht war.

Diagnostisch-psychometrische Erfassung der Depression im Alter

Es gibt eine Reihe von Erhebungsinstrumenten zur Erfassung und Quantifizierung des psychopathologischen Befundes, insbesondere depressiver Syndrome. Jedoch nur wenige Skalen wurden unter Berücksichtigung gerontopsychiatrischer Probleme konstruiert. Üblicherweise werden auch bei den Alterspatienten Skalen aus der Allgemeinpsychiatrie benutzt, wie z.B. die Hamilton-Depression-Rating-Scale (HAM-D) (Hamilton, 1960), die Montgomery-Asberg-Depression-Rating-Scale (MADRS) (Asberg et al., 1978). Unter den **Fremdbeurteilungsskalen** ist gerade die Hamilton-Depressions-Skala besonders umstritten, da 9 der 17 aufgelisteten Depressionssymptome somatischer Natur sind. Dies ist natürlich unter der Annahme einer Multimorbidität vieler Alterspatienten besonders problematisch. Unter den **Selbstbeurteilungsskalen** haben das Beck'sche Depressionsinventar (Beck, 1978) und die **Geriatric Depression Scale** – GDS (Yesavage et al., 1983) eine besondere Bedeutung, da beide Instrumente gerade bei älteren depressiven Patienten gut untersucht sind, letztere sogar eigens für Altersdepression konstruiert wurde. Typische Fragen aus der GDS sind:

Sind Sie grundsätzlich mit Ihrem Leben zufrieden? Haben Sie viele Aktivitäten und Interessen aufgegeben? Haben Sie das Gefühl, Ihr Leben sei unausgefüllt? ... Fühlen Sie sich oft hilflos? ... Kommen Sie sich in Ihrem jetzigen Zustand ziemlich wertlos vor? Fühlen Sie sich voller Energie? Finden Sie, dass Ihre Situation hoffnungslos ist? Glauben Sie, dass es den meisten Leuten besser geht als Ihnen?

Selbstbeurteilungsskalen Depressiver sind sinnvoll bei leichteren und mittelschweren Ausprägungsgraden, bei schwerer Depression sollten in jedem Fall Fremdbeurteilungsskalen angewandt werden. Trotz der Problematik bei der Anwendung bei alten Patienten scheint die HAM-D-Skala immer noch die am häufigsten eingesetzte Fremdbeurteilungsskala. Evtl. empfiehlt es sich jedoch, zusätzlich die MADRS-Skala (Sunderland et al., 1988) einzusetzen oder die Internationalen Diagnosechecklisten (IDCL) für Depression (Hiller et al., 1993) und das SIDAM zur Objektivierung kognitiver Defizite (Zaudig et al., 1991; Zaudig, 1992; Zaudig und Hiller, 1996). Die IDCL bildet alle depressiven Syndrome bzw. Diagnosen nach ICD-10 ab und ermöglicht eine sehr leichte Erfassung der Symptomatik, jedoch keine Quantifizierung. Für DSM-IV gibt es entsprechenden Checklisten (Hiller et al. 1997).

Klinik – Symptomatik und Diagnose der Demenz

Das klinische Bild der Demenz bei Älteren

Das Demenzsyndrom im heutigen Sprachgebrauch beinhaltet Reversibilität oder Irreversibilität, betrifft die Gedächtnisfunktion, je nach Stadium, im Bereich des Kurzzeit- oder Langzeitgedächtnisses, weist Symptome (nicht-kognitive) wie Depressivität, Apathie, Angst, Ratlosigkeit, Wahn usw. auf und muss von der Ausprägung her mindestens von einem Grad sein, der sich in einer deutlich verminderten Alltagsbewältigung niederschlägt (Kurz, 1999; Zaudig 1995). Es gibt unterschiedliche Demenztypen, am häufigsten ist die Demenz vom Alzheimer Typ (40–60 % aller Demenzen). In der weiteren Beschreibung wird daher auf die Demenz vom Alzheimer Typ eingegangen.

Gängig ist die Unterscheidung in drei Stadien (frühes Stadium, mittleres und fortgeschrittenes Stadium).

- **Frühes Stadium – selbständige Lebensführung leicht beeinträchtigt:** Der Beginn der Erkrankung ist selten vor dem 65. Lebensjahr (präsenil), meist jedoch später (seniler Beginn). Der Beginn der Erkrankung ist häufig schleichend, langsam progredient. Anfänglich machen sich insbesondere Vergesslichkeit, „Schussligkeit", Störungen, Störungen des Kurzzeitgedächtnisses bemerkbar sowie schon sehr frühzeitig räumliche Orientierungsstörungen, die sich auch als optisch-räumliche Konstruktionsschwäche äußern können. Die Beeinträchtigung der intellektuellen Fähigkeiten (Abstraktionsfähigkeit, Urteilsfähigkeit) tritt meist später im Verlauf der Erkrankung auf. Depressive Verstimmungen und sozialer Rückzug werden häufig bereits vor dem Erreichen der Demenzschwelle beobachtet. Emotional treten nicht-kognitive Symptome wie Reizbarkeit, Depressivität, Traurigkeit auf, die Patienten reagieren sensibel auf ihre Defizite und verleugnen diese meist oder versuchen sie zu verbergen. Das frühe Stadium dauert im Durchschnitt 1–3 Jahre.
- **Mittleres Stadium – selbständige Lebensführung deutlich eingeschränkt:** Diese Phase zieht sich am längsten hin, zwischen 2 und 8 Jahren. Neben dem Kurz-

zeitgedächtnis ist auch das Langzeitgedächtnis deutlich beeinträchtigt, dreidimensionale Zeichnungen und Konstruktionen sind nicht mehr durchführbar. Es besteht eine deutliche räumliche und auch schon zeitliche Desorientierung. Verstärkt treten Werkzeugstörungen in den Vordergrund wie Aphasie, Akalkulie, Apraxie, Agnosie. Emotional wirken die Patienten häufig antriebslos, apathisch, verlangsamt, oder aber im Gegenteil, agitiert, unruhig (Wandertrieb), aggressiv, reizbar. Die nicht-kognitiven Beeinträchtigungen nehmen mehr und mehr zu.
- **Fortgeschrittenes Stadium – keine selbständige Lebensführung mehr möglich:** Die intellektuellen Fähigkeiten sind meist schwer beeinträchtigt, auch das unmittelbare Behalten von Gedächtnisleistungen (Primärgedächtnis) ist beeinträchtigt, motorisch bestehen meist Versteifung, Beugehaltung, Spasmen, Urin- und Stuhlinkontinenz, völlige Desorientierung, sprachlich stehen Logoklonien und Perseverationen im Vordergrund. Der Tag-/Nacht-Rhythmus ist häufig invers, es bestehen schwerste Schlafstörungen. Affektinkontinenz, Aggressivität, Feindseligkeit, Angst, sind die häufigsten Symptome, in den Endstadien sind Mutismus und Stupor häufig. Die Patienten sind intensiv pflegebedürftig. Selten sind epileptische oder myoklonische Anfälle.

Typische kognitive Symptome der Demenz sind

- Lern- und Gedächtnisprobleme (Speicherung und Abruf neuer Informationen ist erschwert, auch der Abruf alter Gedächtnisinhalte), Störungen des Denkvermögens (komplexe Aufgaben können nicht mehr gelöst werden), die Urteilsfähigkeit hat nachgelassen (logische und abstrakte Schlussfolgerungen sind nicht möglich).
- Sprachstörungen (Wortfindung, Perseverationen, Paraphasien, Vagheit) sowie
- Verschlechterung der räumlich konstruktiven Fähigkeiten (Nachzeichnen geometrischer Figuren ist erschwert, Störungen der räumlichen, optischen dreidimensionalen Orientierung liegen vor) und
- Störungen der Praxie (ideomotorische und ideatorische Apraxie) (Kurz, 1999).

Nicht-kognitive Symptome
(Behavioral and Psychological Symptoms of Dementia – BPSD)

Das klinische Bild einer Demenz ist nicht nur durch kognitive Störungen geprägt, sondern auch durch eine ganze Reihe von sogenannten nicht-kognitiven Störungen, die je nach Stadium der Erkrankung auch unterschiedlich imponieren können. Als Terminus für nicht-kognitive Störungen wurde in mehreren internationalen Konsensuskonferenzen der Begriff **„Behavioral and Psychological Symptoms of Dementia – BPSD"** geprägt (Finkel et al., 1998). Es wird unterschieden in

- Häufige Symptome (**Gruppe 1**), wie Wahn, Halluzinationen, depressive Stimmung, Schlaflosigkeit, Angst, körperliche Aggressivität, Umherwandern, Ruhelosigkeit.
- Die **Gruppe 2** beinhaltet weniger häufige Symptome, wie illusionäre Verkennung, Agitation, psychosozial inadäquates Verhalten und Enthemmung, Schreien und Hin- und Hergehen (pacing).

– **Gruppe 3** enthält seltenere Symptome, wie Antriebshemmung, stereotypes Fragen, Weinen (Luxenberg et al., 1998).

Diagnose der Demenz im Alter nach ICD-10

Diagnostische Leitlinien für die Diagnose eines Demenzsyndroms (ICD-10)
– „Die wesentliche Voraussetzung zur Diagnose einer Demenz ist der Nachweis einer Abnahme des Gedächtnisses und des Denkvermögens mit deutlicher Beeinträchtigung der Aktivitäten des täglichen Lebens."
– „Die Störung des Gedächtnisses betrifft typischerweise Aufnahme und Speichern sowie Abrufen neuer Informationen. ...Demenz ist mehr als eine Gedächtnisstörung."
– „Es besteht auch eine Beeinträchtigung des Denkvermögens, der Fähigkeit zu vernünftigen Urteilen und eine Verminderung des Ideenflusses. Die Informationsverarbeitung ist beeinträchtigt. ...Der Wechsel der Aufmerksamkeit von einem Thema zum anderen ist erschwert."
– „Für die zuverlässige Diagnose einer Demenz müssen die erwähnten Symptome und Störungen mindestens 6 Monate bestanden haben."

ICD-10 Forschungskriterien (1993) (verkürzte Darstellung)

Ein **Demenzsyndrom nach ICD-10** liegt dann vor, wenn die nachfolgenden Kriterien erfüllt sind:

– **Kriterium $G_{1.1}$** erfordert den Nachweis einer Gedächtnisbeeinträchtigung, **Kriterium $G_{1.2}$** das Nachlassen der intellektuellen Fähigkeiten. Beide Kriterien verursachen eine objektiv nachweisbare Beeinträchtigung der alltäglichen Aktivitäten mit den Schweregraden leicht, mittel und schwer.
– Für die Diagnosestellung darf keine Bewusstseinstrübung vorliegen (**Kriterium G_2**).
– Es sollten ferner (**Kriterium G_3**) eine Verschlechterung der emotionalen Kontrolle, des Sozialverhaltens oder des Antriebes oder der Motivation vorliegen, d.h. mindestens eines der folgenden Symptome: emotionale Labilität, Reizbarkeit, Apathie, Vergröberung des Sozialverhaltens.
– Die kognitiven Symptome (Gedächtnisbeeinträchtigung und Nachlassen der intellektuellen Fähigkeiten) sollten wenigstens 6 Monate bestanden haben (**Kriterium G_4**). Falls kürzer, kann die Diagnose nur vorläufig gestellt werden.

Die Validität der klinischen Diagnosekriterien ist sehr hoch und beträgt zwischen 80–90% bei der Gegenüberstellung von klinischer Diagnose und Ergebnis der Autopsie.

Das Demenzsyndrom nach ICD-10 ist der Kern aller anderen spezifischen Demenzen. Differentialdiagnostisch müssen im Vergleich zur Demenz vom Alzheimer Typ insbesondere die vaskuläre Demenz abgegrenzt werden, die Demenz bei Morbus Parkinson, die Demenz vom Lewy-Körperchen-Typ (Zaudig, 1997), De-

Tabelle 3. Klinische Hinweise zur Unterscheidung von Demenz und Depression im Alter

Hinweise zur Depression	Hinweise zur Demenz
Eher:	Eher:
– Akuter Beginn	– Langsam progredient, unklarer Beginn
– Klagt über seinen Zustand „kann und weiß nichts mehr"	– Klagt eher nicht, bagatellisiert „hätte keine Probleme"
– Depressive Symptomatik (wird berichtet)	– „Habe keine Symptome", eher gleichgültig
– Gut orientiert	– Orientierungsprobleme
– Depressive Symptomatik stabil	– Affektlabil, affektinkontinent, leicht umstimmbar, leicht ablenkbar

menz bei Normaldruckhydrocephalus und Creutzfeldt-Jakob-Krankheit. Die wichtigste Differentialdiagnose stellt die Unterscheidung zur Depression dar (siehe Tabelle 3).

Klinisch-psychometrische Erfassung der Demenz

Psychometrische Untersuchungsverfahren sind heute unverzichtbarer Bestandteil der klinischen Demenzdiagnostik. Da die meisten Messinstrumente und auch Interviewverfahren in der Gerontopsychiatrie verschiedene Bereiche und Dimensionen zum Teil durch Tests oder Fragen erfassen, ist eine konsequente Gliederung und Einteilung nicht möglich (Zaudig, 1995). Es wird daher nach pragmatischen Gesichtspunkten vorgegangen.

Klinische Kurztests oder Screeningtests bei Demenz

Zur orientierenden Testung von Gedächtnisstörungen sowie der Orientierung, der Sprache, ist der bekannteste Kurztest der **Mini Mental Status Exam** (MMSE) (Folstein et al., 1975). Die darin enthaltene Gedächtnisprüfung ist explizit nur bei Vorliegen ausgeprägter Gedächtnisstörungen valide, d.h. gut brauchbar bei bestehender Demenz, aber nicht bei leichter kognitiver Beeinträchtigung.

Häufig wird im deutschen Sprachraum auch der **Syndrom-Kurztest** (SKT; Erzigkeit, 1989) eingesetzt. Er stellt bezüglich der Gedächtnisprüfung ein wesentlich differenzierteres Instrument als der MMSE dar und ist auch sehr gut geeignet für Verlaufsuntersuchungen.

International wird sehr häufig die **Alzheimer's Disease Assessment Scale**, kognitiver Teil (ADAS-kog) eingesetzt (Mohs und Cohen, 1988).

Strukturierte Diagnoseverfahren in Kombination mit Tests

Die o.g. klinischen Screening-Tests sind keine ausreichende Grundlage für die Diagnose des Demenzsyndroms, denn sie erfassen wesentliche Teile wie z.B. Urteilsfähigkeit oder Denkvermögen oder Verlaufsaspekte nicht.

National und international haben sich das **CAMDEX** (Cambridge Mental Disorders of the Elderly Examination; Roth et al., 1986) und das **SIDAM** (Strukturiertes Interview für die Diagnose für die Diagnose einer Demenz vom Alzheimer Typ, vaskulären Demenz und Demenzen anderer Ätiologie (Zaudig et al., 1991; Zaudig und Hiller, 1996) durchgesetzt. Beide Verfahren ermöglichen die quantitative und kategoriale Erstellung eines kognitiven Leistungsprofils, das für die Diagnose und Differentialdiagnose von Demenzen wichtig sein kann. Auch nicht-kognitive Symptome (Veränderung des Affekts, des Sozialverhaltens, der Persönlichkeit usw.) werden mit einbezogen. Nur das SIDAM ist in der Lage explizit nach ICD-10 Diagnosekriterien die Erstellung einer ICD-10 Demenzdiagnose zu erstellen. Verfahren wie das CAMDEX und das SIDAM ermöglichen sowohl eine kategoriale Diagnosestellung einer Demenz (das SIDAM auch nach ICD-10), andererseits aber auch eine Quantifizierung des Befundes durch die entsprechend integrierten Tests, wie z.B. der SIDAM-Score – SISCO. Im SIDAM ist zusätzlich der MMSE und der Hachinski-Score (Hachinski et al., 1975) mit integriert. Das SIDAM ist insofern auch sehr praktikabel, als es partiell an medizinische Hilfskräfte delegiert werden kann.

Über neuropsychologische Untersuchungsverfahren wird im Kapitel von Kaschel ausführlich berichtet.

Testverfahren zur Erfassung der nicht-kognitiven Symptome

Nicht-kognitive Symptome, wie Wahn, illusionäre Verkennungen, Aggressivität, Unruhe lassen sich mit Fremdbeurteilungsverfahren wie der Behavioral Pathology in Alzheimer's Disease Rating-Scale (**BEHAVE-AD**; Reisberg et al., 1987) oder der Dementia Mood Assessment Scale (**DMAS**; Sunderland et al., 1988) erfassen. Eine besonders ausführliche und präzise Fremdrating-Skala stellt die Behavior Rating Scale for Dementia of the Consortium to Establish a Registry for Alzheimer's Disease – **BRSD** dar (Tariot et al., 1995).

Schweregradeinschätzung der Demenz

Für die Beurteilung des Schweregrades einer Demenz wurde die **Global Deterioration Scale – GDS** (Reisberg et al., 1982) und das **Clinical Dementia Rating** (**CDR**; Hughes et al., 1982) entwickelt. Insbesondere die GDS hat sich sowohl in Forschung wie Praxis gut etabliert und stellt eine sehr gute reliable und valide Einschätzung des Schweregrades verschiedener Demenzstadien dar. GDS-Stadium 1 bedeutet: unauffällig, GDS 2 und GDS 3 entsprechen am ehesten der „leichten kognitiven Beeinträchtigung und ab GDS 4 wird die leichte Demenz definiert, GDS 7 bedeutet: schwerste Demenz.

Erfassung der Alltagskompetenz (Activity of Daily Living – ADL)

Zur Einschätzung der psychosozialen Leistungsfähigkeit eignen sich z.B. Angehörigenfragebögen, wie die Nürnberger Altersbeobachtungs-Skala (NAB; Oswald und Fleischmann, 1990). Üblicherweise wird in ADL- und I-ADL-Skalen eingeschätzt, ob der Patient komplexe Aufgaben noch bewältigen kann (Organisation des Hauses, Erledigen von Geldangelegenheiten, alleine Reisen), inwieweit er sich noch selbst versorgen kann und instrumentelle Alltagsaktivitäten – I-ADL (z.B. Benützen von Verkehrsmitteln, Mahlzeiten zubereiten, kleine Reparaturen ausführen) noch leisten kann.

Differentialdiagnose

Die Unterscheidung von Depression und Demenz

Die Beziehung zwischen depressiver Symptomatik, der Diagnose einer depressiven Episode oder eine Major Depression als einer Hauptdiagnose der affektiven Störungen und der Demenz, sind vielgestaltig (Kurz, 1999). Im Wesentlichen kommt es zu drei unterschiedlichen Kombinationen:

- Es bestehen depressive Symptome als Prodromalsymptomatik einer Demenzerkrankung.
- Es besteht eine depressive Verstimmung (als Symptom) im Rahmen einer Demenzerkrankung, vorwiegend in frühen Stadien.
- Es besteht sowohl die Diagnose einer depressiven Episode nach ICD-10 als auch einer Demenzerkrankung i.S. einer Komorbidität.

Besonders häufig ist die Depression bei beginnenden Demenzen (Folstein und McHugh, 1978; Welz et al., 1989), z.B. bei der Demenz vom Alzheimer Typ, wobei in etwa 10–20% eine zusätzliche Depressionsdiagnose besteht, in weiteren 15–20% deutliche depressive Symptomatik (Förstl et al., 1992; Wragg und Jeste, 1989; Zaudig, 1995a). Ferner gibt es eine auffällige Häufung von klinisch relevanten Depressionsdiagnosen bei seniler Demenz vom Lewy-Körperchen-Typ mit 38% der Fälle (Lauter, 1992; McKeith et al., 1992). Gleiches gilt auch für das Parkinson Syndrom im Alter (Cummings, 1992). Bei Verwendung operationalisierter Diagnostik finden sich Depressionsdiagnosen bei Morbus Parkinson etwa in 40% (Cummings, 1992), d.h. die Prävalenz von Depressionsdiagnosen liegt etwa viermal so hoch wie in der Allgemeinbevölkerung (Haltenhof und Schröter, 1994).

Ein diagnostisch und therapeutisch besonders relevantes Problem der psychiatrischen Diagnostik im Alter ist die Differenzierung zwischen depressiven Syndromen und der Demenz. Gerade bei älteren Menschen können Depressionen mit verstärkten (häufig nur subjektiv erlebten) Einbußen der kognitiven Leistungen und Gedächtnisleistungen einhergehen. Wenn ältere Menschen darüber klagen, dass ihre geistige Leistungsfähigkeit nachgelassen hat, ihr Gedächtnis schwindet, dass sie sich nicht mehr konzentrieren können, die Aufmerksamkeit ebenfalls nachgelassen hat, sie auch schwerfällig geworden sind, antriebsgestört usw., dann könnte der Hausarzt zu schnell und zu häufig an eine beginnende Demenz denken. In diesem Fall sollten die kognitiven Defizite objektiviert werden z.B. mit dem Strukturierten Interview zur Diagnose der Demenz vom Alzheimer Typ, der vaskulären

Demenz und Demenzen anderer Ätiologien nach ICD-10 und DSM-IV mit Hilfe des SIDAM (Zaudig et al., 1991; Zaudig und Hiller, 1996). In diesen ist auch der Mini Mental State – MMSE von Folstein et al. (1975) integriert. Diagnostisch hinweisend bei depressiven Patienten ist häufig ein **auffälliges Klagen** über Gedächtnisschwund und Leistungsschwäche, die Aussagen diesbezüglich wirken übertrieben. Die Patienten beharren auf ihren vermeintlichen kognitiven Defiziten. Bei dementen Patienten würde dies eher bagatellisiert oder heruntergespielt werden. Typisch für depressive Syndrome ist häufig auch ein akuter Beginn, depressive Patienten geben wesentlich häufiger „ich weiß nicht"-Antworten als demente, sie weisen auch kein durchgehendes Muster oder eine Art Nivellierung kognitiver Fähigkeiten auf, wohingegen Demente gewöhnlich gesamthaft beeinträchtigt sind (Tabelle 3).

Je stärker die kognitive Beeinträchtigung bei einer Demenz ist, desto weniger ausgeprägt ist die depressive Symptomatik. Depressive Symptome (einschl. Diagnosen) kommen bei der Demenz in 40 bis 50% der Fälle vor (Wragg und Jeste, 1989), die Diagnose einer Depression, z.B. eine depressive Episode nach ICD-10 in 10 bis 20%.

Ein entscheidender Punkt ist das Erkennen depressiver Syndrome. Ob sie nun im Rahmen einer Demenz oder unabhängig davon auftreten; erfasst werden müssen sie, da gerade hier auch eine gute Therapierbarkeit durch Antidepressiva oder auch Psychotherapie besteht.

Die Unterscheidung von Depression und der „Leichten Kognitiven Beeinträchtigung" im Alter

Die Unterscheidung depressiver Symptomatik sowie leichter depressiver Episoden als Diagnose im Rahmen der affektiven Störung zur „**Leichten Kognitiven Beeinträchtigung**" ist besonders schwierig. Auch hier gibt es mehrere Kombinationsmöglichkeiten:

– Die kognitiven Störungen sind im Rahmen einer depressiven Episode angesiedelt und werden vom Patienten subjektiv als solche empfunden und sind selten objektivierbar.
– Begleitende depressive Symptomatik im Rahmen der Entwicklung einer „**Leichten Kognitiven Beeinträchtigung**".
– Komorbidität von depressiver Episode und „**Leichter Kognitiver Beeinträchtigung**".

Zum besseren Verständnis der Differentialdiagnose Depression und „**Leichte Kognitive Beeinträchtigung**" im Alter ist es wichtig, den derzeitigen Stand der Diagnostik über die „**Leichte Kognitive Beeinträchtigung**" im Alter kurz zusammenzufassen.

Die Abgrenzung einer bereits als pathologisch zu bezeichnenden „**Leichten Kognitiven Beeinträchtigung**" (LKB) im Alter, von einer normalen oder physiologischen Alterung, zur Demenz, (z.B. Alzheimer'sche Demenz) und zur Depression stellt sicher noch eines der größten diagnostischen Probleme in der Gerontopsychiatrie dar. Anders als für die Demenz und Depression gibt es für diese diagnostische Gruppe (LKB) erst seit Mitte der 90er Jahre eine präzisere Beschreibung und Quantifizierung (Zaudig, 1995b; 1999). Typischerweise werden unter „Leichter Kognitiver Beeinträchtigung" (LKB) ein Nachlassen kognitiver Leistungen, insbesondere des Gedächtnisses verstanden, ohne dass die Kriterien für eine Demenz erfüllt werden (Zaudig, 1995b). Die Prävalenz der „Leichten Kognitiven Beeinträchtigung" (LKB) (zu denen sowohl leichteste, oft nur subjektiv bemerkbare Gedächtnis- oder Merkstörungen als auch beginnende Demenzprozesse mit geringfügigen kognitiven Ausfällen zählen), schwankt von Studie zu Studie (je nach Definition) erheblich (Kratz, 1998). Die Prävalenz dieser Kategorie liegt zwischen 10–15% aller über 65-Jährigen (Übersicht: Zaudig, 1999). Patienten mit „Leichter Kognitiver Beeinträchtigung" (LKB) sind insofern als Risikopopulation anzusehen, als 30–50% dieser Patienten nach 3–4 Jahren eine Demenz entwickeln werden (Bickel und Cooper, 1994). Im folgenden verstehen wir unter **„Leichter Kognitiver Beeinträchtigung"** (LKB) kognitive Störungen, insbesondere Gedächtnisstörungen, über die Patienten klagen, ohne dass sich dies in besonderer Weise in einer Beeinträchtigung der psychosozialen Kompetenz zeigt. Psychiatrische Störungen, insbesondere Depressionen und andere spezifische organische Ursachen sollten ausgeschlossen sein, ferner erfüllt der Patient nicht die Kriterien für eine Demenz (Zaudig, 1992, 1995b, 1999). Aus heutiger Sicht ist dieses Störungsbild (LKB) nach Ausschluss organischer und anderer psychiatrischer Ursachen entweder als ein Vorläuferstadium einer sich später entwickelnden Demenz anzusehen oder als eine gutartige, sich nicht weiter entwickelnde Altersvergesslichkeit (s.a. Tabelle 4).

Bereits 1949 beschrieben **Behringer und Mallison** leichte kognitive Störungen und bezeichneten diese als **„vorzeitige Versagenszustände"**. Sie waren der Auffassung, dass es sich hierbei um ein Durchlaufstadium zum ausgeprägten Alternsprozess (Demenz) handelt, also um ein „Syndrom des vorzeitig beginnenden Alterns". Insbesondere Depressionen müssen ausgeschlossen werden. **Reisberg und seine Mitarbeiter (1982)** beschrieben 7 Stadien einer globalen kognitiven Verschlechterung,

Tabelle 4. Diagnostische Kriterien der „Leichten Kognitiven Beeinträchtigung" (LKB) im Alter

---

A. Für die **Leichte Kognitive Beeinträchtigung** wird gefordert, dass die Gedächtnisbeeinträchtigung und/oder das Nachlassen der intellektuellen Fähigkeiten objektivierbar sind.
B. Das Ausmaß der kognitiven Beeinträchtigung beeinflusst die Fähigkeit, den psychosozialen Alltag zu bewältigen nur in sehr leichter Weise, ist gut kompensierbar und erfüllt **nicht** die Kriterien einer I-ADL-Skala die für Demenzen entwickelt wurde.
C. Eine Verschlechterung der emotionalen Kontrolle, des Sozialverhaltens oder des Antriebes besteht **nicht** oder nur in sehr leichter Ausprägung.
D. Der SIDAM-Score (SISCO) sollte im Bereich von 34–51 liegen oder der SIDAM MMSE zwischen 23 und 28 **und/oder** ein GDS-Wert von 3 oder CDR-Wert von 0.5 bestehen.
E. Eine Demenz nach ICD-10 oder DSM-IV muss ausgeschlossen werden.
F. Andere **psychische** Störungen wie z.B. **depressive Störungen**, Delir oder eine Bewusstseinsstörung müssen ausgeschlossen sein und es gibt keine objektive Hinweise auf eine spezifische **organische** Ursache für die LKB.
G. Niedrige Intelligenz und mangelnde Bildung müssen ausgeschlossen bzw. berücksichtigt werden.
H. Die Störung (Kriterien A, B, C) besteht mindestens für einen Zeitraum von 2 Wochen.

ausgehend von der „Normalität" bis hin zur schwersten Demenz vom Alzheimer Typ. Nach der von Reisberg und Mitarbeitern entwickelten **„Global Deterioration Scale (GDS)"** bedeutet **GDS-Stadium 1**, dass der Betroffene keine kognitiven Störungen, weder subjektiv noch objektiv, aufweist. **GDS-Stadium 2** bedeutet eine sehr leichte kognitive Beeinträchtigung bzw. Leistungsminderung. Es handele sich bereits um die Phase der Vergesslichkeit. Patienten würden über Gedächtnisdefizite klagen, diese seien jedoch nicht objektivierbar. Die Patienten berichten, dass sie vergessen würden, wo sie Dinge hinlegen, hätten Wortfindungsstörungen, seien schussliger geworden. **GDS-Stadium 3** bedeutet eine leichte kognitive Leistungsminderung (entspricht dem Schweregrad 0.5 der Clinical Deterioration Scale – CDR von Hughes et al., 1982). In diesem Stadium treten (nach Reisberg) die frühesten objektivierbaren klinischen Defizite im kognitiven Bereich auf. Es lassen sich Gedächtnisstörungen objektivieren. Nach Reisberg et al. (1982) stellen die GDS-Stadien 2 und insbesondere 3 einen Grenzbereich zwischen normaler Alterung und früher Demenz vom Alzheimer Typ dar. Reisberg betrachtet das GDS-Stadium 3 als auch **„Age Associated Memory Impairment"** im Sinne von Crook et al. (1986).

Geht man von der gesicherten Existenz einer Gruppe mit **„Leichter Kognitiver Beeinträchtigung"**, im Alter aus, ergeben sich differentialdiagnostisch mehrere Möglichkeiten für die Entwicklung einer solchen Symptomatik:

– Körperliche Erkrankungen sind gerade bei älteren Menschen sehr häufig (Multimorbidität) und häufig von **„Leichten Kognitiven Beeinträchtigungen"**, oft vorübergehender Natur, begleitet (z.B. leichte kognitive Störung, F 06.7 nach ICD-10). Begleitend findet sich fast immer depressive Symptomatik ohne dass die Kriterien für eine Depressionsdiagnose gestellt werden können.
– Psychische Erkrankungen, insbesondere **depressive** Syndrome im Alter weisen in mindestens 25% deutliche kognitive Beeinträchtigungen auf, so dass der Eindruck einer genuinen kognitiven Beeinträchtigung entsteht, die oft auch als Demenz verkannt wird (Pseudodemenz) (Lauter, 1988, 1992; Lauter und Kurz, 1989).
– Einige Verlaufsuntersuchungen weisen darauf hin, dass Patienten mit einer **„Leichten Kognitiven Beeinträchtigung"** später eine Demenz entwickeln werden (z.B. O'Connor et al., 1991; Rubin et al., 1989) und damit eine **Vorstufe** der Demenz darstellen (Bickel und Cooper, 1994).

Symptomatik und Quantifizierung der „Leichten Kognitiven Beeinträchtigung" (LKB)

Der Beginn der „Leichten Kognitiven Beeinträchtigung" kann akut oder schleichend sein, der Verlauf kontinuierlich, gleichbleibend oder langsam progredient oder sich rapid verschlechtern. Typischerweise gehen alle o.g. Definitionsversuche eher von einem schleichenden Beginn mit kontinuierlich, langsam progredienten Verlauf aus. **Subjektiv** erleben die Patienten häufig schleichend eine Veränderung bzw. Verschlechterung ihrer Gedächtnisleistung, häufig unwichtige Ereignisse werden zunächst wiedererinnert, häufig gar nicht erst gespeichert. Dies zeigt sich z.B. im Verlegen von Gegenständen, Vergessen von (meist unwichtigen) Daten, Telefonnummern, politischen Ereignissen usw.). Häufig tritt auch eine deutlichere Allgemeinverlangsamung, aber insbesondere im kognitiven Bereich auf (Abnahme der Informationsverarbeitungsgeschwindigkeit). Von Angehörigen und Freunden wird häufig bemängelt, dass der Betroffene weniger aufmerksam sei, nicht mehr richtig zuhören könne usw. Vom Patienten wird dies ebenfalls bemerkt. Meist aber erst, wenn man ihn direkt darauf anspricht. Im Bereich der fluiden Intelligenz, d.h. im Bereich der Abstraktionsfähigkeit, Urteilsfähigkeit besteht häufig ebenfalls eine leichte Verschlechterung. Viele Patienten erleben sich auch als ungeduldiger, aufbrausender, unkontrollierter, stimmungslabiler, öfter auch depressiver als in früheren Episoden ihres Lebens. Konzentrationsstörungen sind deutlich häufiger. All die Symptomatik manifestiert sich besonders bei anspruchsvoller Tätigkeit und im gesellschaftlichen Rahmen (Zaudig, 1995).

Differentialdiagnostisch besonders schwierig sind die Symptome, die sowohl bei der „Leichten Kognitiven Beeinträchtigung" als auch bei leichten Depressionen im Sinne einer leichten depressiven Episode oder aber auch bei depressiver Symptomatik auftreten, wie z.B. Konzentrationsstörungen, Schlafstörungen, Nervosität, Unaufmerksamkeit. Depressive alte Menschen können sehr wohl schusslig und verwirrt wirken, obwohl sie dies bei genauer Testung nicht sind. Besonders wichtig ist daher eine Testung der Patienten. Patienten mit depressiver Symptomatik oder leichter depressiver Episode im Alter weisen subjektive Beschwerden auf, die bei genauer Nachtestung nicht objektiviert werden können. Anders bei der **„Leichten Kognitiven Beeinträchtigung"**. Hier gibt es sehr wohl objektivierbare kognitive Defizite. Besonders problematisch ist die zusätzliche somatische Komorbidität, Menschen über 65 Jahren leiden im Durchschnitt an 2–3 verschiedenen somatischen Erkrankungen. Viele Patienten leiden auch, ohne dass sie eine Depression hätten, unter Schlafstörungen, Schmerzen, Appetitlosigkeit, Gewichtsverlust, Müdigkeit, Angst und Gedanken an den Tod (Katona et al., 1997). Hier ist es natürlich unerlässlich, differentialdiagnostisch eine organische Ursache ausgeschlossen zu haben, um eine Depression oder eine **„Leichte Kognitive Beeinträchtigung"** diagnostizieren zu können. Ein praktisches Problem ist die niedrige Erkennungsrate von Depression und erst recht von **„Leichter Kognitiver Beeinträchtigung"** im Alter. Dies liegt häufig daran, dass bei gleichzeitig bestehenden somatischen bzw. medizinischen Krankheiten diese immer Priorität haben und, dass Ärzte und Pflegepersonal insgesamt diesen beiden Störungsgruppen zu wenig Aufmerksamkeit schenken bzw. in der Diagnostik derselben nicht ausgebildet sind. Besonders hinweisend für eine Altersdepression ist die negative Sicht der eigenen Person, der Welt, der Zukunft (Depressionstriade nach Beck et al., 1979), unverhältnismäßig starke Angst, Schmerzen, Obstipation, Müdigkeit, Schlafstörungen und der Verlust der Fähigkeit zu genießen. Die genannten Symptome haben eine besondere Relevanz als diagnostische Indikatoren für die Existenz einer Depression (Katona et al., 1997). Die typische depressive Symptomatik im Sinne einer Major Depression (DSM-IV) oder depressiven Episode nach ICD-10 bereitet in der Regel keine größeren diagnostischen Probleme. Alle genannten Syndrome lassen sich gut von der **„Leichten Kognitiven Beeinträchtigung"** und auch von der Demenz abgrenzen.

Literatur

Alexopoulous GS (1992) Geriatric depression reaches maturity (ed) Int J Geriatr Psychiatry 7: 305–306

American Psychiatric Association (1994) Diagnostic and statistical manual of mental disorders, 4. edn. Revised. American Psychiatric Association, Washington DC

Asberg M, Montgomery S, Perris C, Schalling D, Sedvall C (1978) Psychiatric rating scale for depression. Acta Psychiatr Scand 271: 5–27

Baldwin B (1997) Depressive Erkrankungen. In: Förstl H (Hrsg) Lehrbuch der Gerontopsychiatrie, S 408–418

Beck AT (1978) Depression inventory. Philadelphia Center for Cognitive Therapy, Philadelphia PA

Beck AT, Rush AJ, Shaw BF, Emery G (1979) Cognitive therapy of depression. Guilford, New York

Behringer K, Mallison R (1949) Vorzeitige Versagenszustände. Allg Z Psychiatr 124: 100–130

Bickel H, Cooper B (1994) Incidence and relative risc of dementia in an urban elderly population: Findings of a prospective field-study. Psychol Med 24: 179–1992

Bickel H, Cooper B, Wancata J (1993) Psychische Erkrankungen von älteren Allgemeinkrankenhauspatienten: Häufigkeit und Langzeitprognose. Nervenarzt 64: 53–61

Cummings JL (1992) Depression and Parkinson's disease: a review. Am J Psychiatry 149: 443–454

Dilling H, Mombour W, Schmidt MH (Hrsg) (1991) Internationale Klassifikation der Krankheiten in der 10. Revision (ICD-10): Psychische und Verhaltensstörungen (Kapitel F) Klinisch-diagnostische Leitlinien. Huber und Hogrefe, Bern Göttingen

Dilling H, Mombour W, Schmidt MH, Schulte-Markword E (Hrsg) (1994) Internationale Klassifikation psychischer Störungen. ICD-10 Kapitel IV (F). Forschungskriterien. Verlag Hans Huber, Bern Göttingen Toronto Seattle

Finkel SI (1998) Introduction to BPSD. Module 1. In: BPSD IPA educational pack, Finkel SI, Luxenberg J, Zaudig M, Brodaty H, Rabins P, Lawlor, B, Homma A (eds) Gardiner Caldwell Communications Limited 1998

Folstein MF, McHugh PR (1978) Dementia syndrome of depression. In: Katzman R, Terry RD, Bick KL (eds) Alzheimer's disease: senile dementia and related disorders (ageing, vol. 7) Raven Press, New York, p 87–92

Folstein MF, Folstein SE, McHugh PR (1975) Mini-mental-state: a practical method for grading the cognitive state of patients for the clinician. Psychiatry Res 189–198

Förstl H, Burns A, Chairns N, Luthert P, Lantos P, Levy R (1992) Organische Grundlagen depressiver Symptome bei der Alzheimer Demenz. Ergebnisse einer prospektiven Untersuchung, Literaturübersicht. Nervenarzt 63: 566–574

Glick IO, Weiss S, Parkes CM (1974) The first year of bereavement. John Wiley, New York

Hachinski VC, Iliff LD, Zihlka E, Boulay GA, McAllister VL, Marshall I, Roth M, Russel RD, Symon L (1975) Cerebral blood flow in dementia. Arch Neurol 32: 632–637

Häfner H (1991) Seelische Erkrankungen des höheren Lebensalters: Häufigkeit, Ursachen, Vorbeugung und Behandlung. In: Häfner (Hrsg) Psychiatrie: Ein Lesebuch für Fortgeschrittene. Gustav-Fischer-Verlag, Stuttgart Jena, S 63–96

Haltenhof H, Schröter C (1994) Depression beim Parkinson Syndrom. Eine Literaturübersicht. Fortschr Neurol Psychiatr 62: 94–101

Hamilton M (1960) Rating depressive patients. J Clin Psychiatry 41: 21–24

Hautzinger M (1992) Verhaltenstherapie bei Depressionen im Alter. Verhaltenstherapie 2: 217–221

Helmchen H (1992) Klinik und Therapie depressiver Störungen im höheren Lebensalter. In: Häfner H, Hennerici M (Hrsg) Psychische Krankheiten und Hirnfunktionen im Alter. Gustav-Fischer-Verlag, Stuttgart Jena New York

Hiller W, Zaudig M, Mombour W, Bronisch T (1993) Routine psychiatric examination guided by ICD-10-diagnostic checklists (International Diagnostic Checklists). Eur Archiv Psychiatry Clin Neurosci 242: 218–223

Hiller W, Zaudig M, Mombour W (1997) Internationale Diagnosen Checkliste für DSM-IV und ICD-10. IDCL Manual. Hogrefe Verlag, Göttingen Bern Toronto Seattle

Hughes CP, Berg L, Danziger WL, Coben LA, Martin RL (1982) A new clinical scale for the staging of dementia. Br Psychiatry 140: 566–572

Katona CLE, Manela M, Livingston G (1997) Comorbidity with depression in older people: the Islington Study. Aging Mental Health 1: 57–61

Koenig HG, Cohen HJ, Blazer DG, Krishnan KR, Sibert TE (1993) Profile of depressive symptoms in younger and older medical inpatients with major depression. J Am Geriatr Soc 41: 1169–1176

Kratz B, Schröder J, Pantel J, Weimer D, Minnemann E, Lehr O, Sauer H (1998) Leichte kognitive Beeinträchtigung im Alter. Ergebnisse einer gerontologischen Untersuchung. Nervenarzt 69: 975–982

Kurz A (1999) Demenz. In: Möller HJ, Laux G, Kapfhammer HE (Hrsg) Psychiatrie und Psychotherapie. Springer, Berlin Heidelberg New York Tokyo, S 852–894

Lauter H (1988) Die Organischen Psychosyndrome. In: Kisker KP, Lauter H, Meyer JE, Müller C, Strömgren E (Hrsg) Psychiatrie der Gegenwart, Band 6, Organische Psychosen. Springer, Berlin Heidelberg New York Tokyo, S 3–56

Lauter H (1992) Präsenile und senile Demenzen. In: Hopf H, Poeck K, Schliack H (Hrsg) Neurologie in Praxis und Klinik, Band II. S 4.73–4.105

Lauter H, Dahme S (1991) Depressive disorders and dementia: the clinical view. Acta Psychiatr Scand [Suppl] 366: 40–46

Lauter H, Kurz A (1989) Demenzerkrankungen im mittleren und höheren Lebensalter. In: Kisker KP, Lauter H, Meyer JE, Müller C, Strömgren E (Hrsg) Psychiatrie der Gegenwart, Band 8. Alterspsychiatrie. Springer, Berlin Heidelberg New York Tokyo, S 135–200

Luxenberg J (1998) Behavioral and psychological symptoms of dementia. Clinical issues. Module 2. In: BPSD IPA educational pack, Finkel SI, Luxenberg J, Zaudig M, Brodaty H, Rabins P, Lawlor, B, Homma A (eds) Gardiner Caldwell Communications Limited 1998

McKeith IG, Perry RH, Fairbairn AF, Jabeen S, Perry EK (1992) Operational criteria for senile dementia of the Lewy-body-type (SDLT). Psychol Med 22: 911–922

Mohs RC, Cohen L (1988) Alzheimer's Disease Assessment (ADAS). Psychopharmacol Bul 24: 627–628

Musetti L, Perugi G, Soriani A, Rossi VM, Cassano GB, Akiskal HS (1989) Depression before and after age 65. Br J Psychiatry 155: 330–336

O'Connor DW, Pollitt PA, Jones BJ, Hyde JB, Fellowes JL, Miller ND (1991) Continued clinical validation of dementia diagnosed in the community using the Cambridge Mental Disorders of the Elderly Examination. Acta Psychiat Scand 83: 41–45

Oswald WD, Fleischmann UM (1990) Nürnberger Altersinventar (NAI). Universität Erlangen-Nürnberg

Reisberg B, Ferris SH, Leon MJ, de Crook T (1982) The Global Deterioration Scale (GDS): an instrument for the assessment of Primary Degenerative Dementia (PDD). Am Psychiatry 139: 1135–1139

Reisberg B, Borenstein J, Salob SP, Ferris SH, Franssen E, Georgotas A (1987) Behavioral symptoms in Alzheimer's disease: phenomenology and treatment. J Clin Psychiatry 48 [Suppl] 5: 9–15

Roth M, Tym E, Mountjoy CQ, Huppert FA, Hendrie H, Verma S, Goddard R (1986) CAMDEX. A standardized instrument for the diagnosis of mental disorder in the elderly with special reference to the early detection of dementia. Br J Psychiatry 149: 698–709

Rubin EH, Morris JC, Grant EA, Vendeyna T (1989) Very mild senile dementia of the Alzheimer type. 1. Clinical assessment. Arch Neurol 46: 379–382

Saß H, Wittchen HU, Zaudig M (1996) Diagnostisches und statistisches Manual psychischer Störungen. DSM-IV. Deutsche Bearbeitung und Einführung. Hogrefe Verlag, Göttingen Bern Toronto Seattle

Sunderland T, Alterman IS, Yount D (1988) A new scale for the assessment of depressed mood in demented patients. Am J Psychiatry 145: 955–959

Tariot PN, Mack IL, Patterson MB, Edland SD, Weiner MF – CERAD (1995) The Behavior Rating Scale for Dementia of the CERAD. Am Psychiatry 152: 1349–1357

Welz R, Lindner M, Klose M, Pohlmeier H (1989) Psychische Störungen und körperliche Erkrankungen im Alter. Fundamenta Psychiatr 3: 223–228

Wittchen HU, von Zerssen D (Hrsg) (1988) Verläufe behandelter und unbehandelter Depressionen und Angststörungen. Springer, Berlin Heidelberg New York Tokyo

World Health Organization (WHO), ICD-10 (1993) Chapter V. Mental and behavioural disorders (including Disorders of Psychological Development). Diagnostic criteria for research. Geneva

Wragg RE, Jeste DV (1989) Overview of depression and psychoses in Alzheimer's disease. Am J Psychiatry 146: 577–587

Yesavage J, Brink T, Rose T (1983) Development and validation of a geriatric depression screening scale. J Psychiatr Res 17: 37–49

Zaudig M (1992) A new systematic method of measurement and diagnosis of „Mild Cognitive Impairment" and dementia according to ICD-10 and DSM-III-R criteria. Int Psychogeriatr 4 [Suppl] 2: 203–219

Zaudig M (1993) Demenz und Depression. Diagnose und Differentialdiagnose. Psycho 19: 613–624

Zaudig M (1995a) Altersdepression. Psycho 21: 97–107

Zaudig M (1995b) Demenz und leichte kognitive Beeinträchtigung im Alter. Diagnostik, Früherkennung und Therapie. Verlag Hans Huber, Bern Göttingenn Toronto Seattle

Zaudig M (1997) Die „senile Demenz vom Lewy-Körperchen-Typ" (SDLT). Psycho 23: 84–93

Zaudig M (1999) Die „Leichte Kognitive Beeinträchtigung,, im Alter. In: Müller WE (Hrsg) Dementielle Erkrankungen: Erkennen und Behandeln. Lingua Med Verlags GmbH Neu-Isenburg S 35–62

Zaudig M, Hiller W (1996) SIDAM-Handbuch. Strukturiertes Interview für die Diagnose einer Demenz vom Alzheimer Typ, der Multi-Infarkt- (oder vaskulären) Demenz und Demenzen anderer Aetiologien nach DSM-III-R, DSM-IV und ICD-10. Verlag Hans Huber, Bern Göttingen Toronto Seattle

Zaudig M, von Bose M, Weber M, Bremer MM, Ziegelgänsberger W (1989) Psychotic effects of ofloxacin. Pharmacopsychiatry 22: 11–15

Zaudig M, Mittelhammer J, Hiller W, Pauls A, Thora C, Morinigo A, Mombour W (1991) SIDAM – A Structured Interview for the diagnosis of Dementia of the Alzheimer Type, Multi-infarct dementia and dementias of other etiology according to ICD-10 and DSM-III-R. Psychol Med 21: 225–236

Neuropsychologische Diagnostik bei Altern, Depression und Demenz

R. Kaschel

„Normales" Altern und Kognition

Gedächtnis

Im Gegensatz zu impliziten Gedächtnisleistungen zeigen Ältere Einbußen des expliziten Lernens und Erinnerns (Knopf, 1997). Diese betreffen verschiedene Aspekte expliziter Leistungen in unterschiedlicher Weise: Manch älterer Mensch kann vom Krieg, aber kaum vom Mittagessen berichten. Ersteres hat mit semantischem Altwissen, letzteres mit episodischem Neulernen zu tun. Innerhalb expliziter Leistungen findet sich
- keine Reduktion des Primärgedächtnisses (Kurzzeit-Gedächtnis)
- ein deutliches Absinken sekundärer Behaltensleistungen (mittel- und langfristiges Gedächtnis)
- ein relativ stabiles Tertiär-, semantisches und episodisches (autobiographisches) Altgedächtnis (La Rue, 1992).

Zu unauffälligen Primärgedächtnisleistungen zählen die Wortspanne (Wingfield et al., 1988) und der recency-Effekt (Delbecq-Derouesné und Beauvois, 1989).

Dagegen ist das Sekundärgedächtnis vermindert – etwa die freie Wiedergabe (Craik et al., 1995) oder der selbstinitiierte Abruf von Absichten (Maylor, 1996b). Ältere ordnen Worte (Kellner, Tisch) stärker handlungsbezogen als semantisch (Schreibtisch, Tisch; vgl. Knopf, 1997). Sie nennen weniger Kategorien und profitieren kaum von Hinweisreizen (z.B. Merkmale) und dies gilt selbst dann, wenn sie diese selbst generiert haben (Mäntylä und Bäckman, 1990).

Alterseffekte fehlen bei klassischer Rekognition (Craik et al., 1995), nicht jedoch beim kontinuierlichen oder verzögerten Wiedererkennen (Satzger und Engel, 1996). Defizite beim Wiedererkennen müssen auch in anderer Hinsicht differenziert werden: Man kann danach fragen, ob jemand sich bewußt an ein Wort erinnert hat (Assoziationen) oder ob ihm dies lediglich vertraut vorkam. Ältere schneiden nur bei ersterem schlechter ab und dies korreliert mit exekutiven Störungen (Parkin und Walter, 1992). In Übereinstimmung damit können sie sich schlechter daran erinnern, woher die Information stammt (Quellen-Amnesie; Craik et al., 1990).

Zusammenfassend erweisen sich sekundäre im Gegensatz zu primären Gedächtnisleistungen als alterssensitiv (Craik et al., 1995). Erwähnenswert ist jedoch eine extreme inter-individuelle Variabilität: Aktive bzw. gut-gebildete 60- oder 70-Jährige können „jugendliche" Leistungen erbringen (La Rue, 1992). Bereichsspezifisches Vorwissen – etwa in Politik – nivelliert Alterseffekte. Beispielsweise zeigen Skatspieler einen erweiterten Kurzzeitspeicher (Knopf et al., 1990). Die häufig diskutierte protektive Rolle höherer Bildung könnte auf der nützlichen Verbindung neuer und älterer Inhalte beruhen. Sie scheint im 1- (Leibovici et al., 1996) bzw. 3-Jährigen (Ritchie et al., 1997) Längsschnitt bei Personen ohne gesicherte Diagnose das sprachabhängige – nicht aber non-verbale – Behalten oder die Aufmerksamkeit vor einem Abbau zu schützen. Bei bereits manifester Alzheimer-Erkrankung kommt jedoch dem Bildungsniveau ähnlich wie anderen demographischen und klinischen Faktoren kein Vorhersagewert bezüglich der Progredienz der Sprachstörungen zu (Romero und Kurz, 1996).

Tertiäre (Alt-)Gedächtnisleistungen sind altersinvariant (vgl. Kaschel, 1995). So ist die Zunahme semantischen Altwissens i.S. kristalliner Intelligenz unstrittig (Sturm et al., 1997). Ältere wissen gut über ihr Gedächtnis und entsprechende Hilfen Bescheid (Metagedächtnis; Knopf, 1997).

Zusammenfassend lassen nur explizite und hier nur sekundäre Gedächtnisleistungen nach und dies ist deutlicher für freie Wiedergabe, was zur Hypothese führte, daß Alterssensitivität eine Funktion des Fehlens von Abrufhilfen ist (Craik und McDowd, 1987).

Aufmerksamkeit

Im Rahmen normalen Älterwerdens scheint kein spezifisches Defizit der geteilten Aufmerksamkeit aufzutreten, sondern Ältere sind immer dann benachteiligt, wenn entsprechende Aufgaben auf die eine oder andere Art und Weise komplex sind (McDowd und Craik, 1988). Es lassen sich insbesondere für anspruchsvolle Aufmerksamkeitsprozesse Alterseffekte finden. Die geteilte Aufmerksamkeit sinkt über das Erwachsenenalter hinweg und besonders dann, wenn die Anforderungen hoch oder die erforderlichen Reaktionen genau sein müssen (Tsang und Shaner, 1998). Es fällt Älteren zunehmend schwerer, die Aufmerksamkeit räumlich zu fokussieren, was die Verlangsamung bei der visuellen Suche erklären kann (Greenwood et al., 1997). Ob allerdings diese Altersabhängigkeit auf verringerte Inhibition simultaner Informationsverarbeitungsprozesse (Hasher und Zacks, 1988) oder allgemeine Verlangsamung (z.B. Feyereisen et al., 1998) zurückgeht, ist offen.

Intelligenz

Die klinische Relevanz des Gegensatzes von „*flüssigem vs kristallinem IQ*" läßt sich u.a. am Beispiel des Wechsler-Intelligenztests verdeutlichen: Während sämtliche Leistungen des nichtsprachlichen Handlungsteiles bereits ab dem 20. Lebensjahr langsam zurückgehen, erreichen jene des Verbalteils zu dieser Zeit ein recht stabiles Plateau, welches erst jenseits des 70. Lebensjahres leicht absinkt (Tewes, 1991). Gut überlernte Abläufe – wie Kreuzworträtsel oder Schachspiel (Markowitsch, 1997) – bleiben ebenso erhalten wie über längere Zeiträume eingeschliffenes Expertenwissen (Knopf et al., 1990). Über verschiedene demographisch unterscheidbare Gruppen Älterer hinweg lassen sich kristalline Tests dem Primär- und fluide Parameter dem Sekundärgedächtnis zuordnen. Während bei Jüngeren Intelligenzfunktionen weiter differenzierbar sind, ist bei normalem und pathologischem kognitivem Altern nur noch eine kristalline vs flüssige Dimension unterscheidbar (Fleischmann, 1989).

Exekutivfunktionen

Neben dem Sekundärgedächtnis und der geteilten Aufmerksamkeit ergeben sich auch in anderen Bereichen Hinweise auf Störungen von Exekutivfunktionen. Beispielsweise sinkt die Tempoleistung bei Sortieraufgaben besonders dann, wenn nach komplexen Regeln vorgegangen werden soll (Falduto und Baron, 1986). Dagegen dürften dual-tasking-Defizite spezifische Einbußen bei Alzheimer-Krankheit darstellen, die bei normalem Altern nicht auftreten (Baddeley et al., 1991). Entsprechend dem Komplexitäts-Argument (McDowd und Craik, 1988) könnte dies jedoch mit der Art verwendeter Aufgaben zur geteilten Aufmerksamkeit zu tun haben. Hierfür sprechen neben dem erwähnten Befund von Tsang und Shaner (1998) Ergebnisse der direkten Manipulation des Faktors „Komplexität": Crossley und Hiscock (1992) wählten als abhängige Variable die Häufigkeit mit der das Tippen eines Fingers möglich ist. Die Tapping-Rate sinkt ab, wenn (einigermaßen anspruchsvolle) zusätzliche Aufgaben gleichzeitig erledigt werden müssen (sekundäre Kosten). Die Autoren wählten als zusätzliche Aufgaben stilles Lesen, lautes Sprechen und das Vervollständigen von Figuren. Innerhalb jeder dieser Aufgaben gab es zwei Schwierigkeits-Niveaus. Sekundäre Kosten des Tapping erhöhten sich linear mit dem Alter, was als Reduktion geteilter Aufmerksamkeit interpretiert werden kann. Die Tappingfrequenz sank jedoch unverhältnismäßig stärker in der jeweils schwierigeren Aufgabenvariante. Dies kann nicht mit verringerter geteilter Aufmerksamkeit per se, allgemeiner Verlangsamung oder der Einschränkung einer aufgabenspezifischen Ressource erklärt werden, sondern „suggests a reduction in a general-purpose processing resource with increasing age" (p. 499).

Diese Ressourcen-Annahme wurde auch zur Erklärung der beschriebenen Schwierigkeiten Älterer beim aktiven, selbstinitiierten Abruf herangezogen und auf eine reduzierte zentrale Kontrolle zurückgeführt (Craik et al., 1995, p. 216). Dieser Erklärungsansatz ist als **„frontal lobe hypothesis of cognitive aging"** (West, 1996,

p. 272) populär geworden (Spencer und Raz, 1994). Es wird allerdings selten spezifiziert, in welcher Weise und weshalb eingeschränkte Verarbeitungskapazität im Alter selbstinitiierten Abruf behindert. Unbefriedigend ist bisher auch, daß diese Erklärung sich als wenig spezifisch erweist, da vergleichbare Einschränkungen auch bei Jüngeren (Craik und Jennings, 1992), Depression (Kaszniak, 1990), M. Parkinson (Massman et al., 1990) oder Frontalhirnschädigung (Moscovitch, 1989) auftreten.

Zusammenfassung

Nach dem bisher Gesagten lassen sich altersassoziierte Einbußen grob im Sinne einer nachlassenden Stirnhirnfunktion interpretieren (Schacter, 1999). Man muß sich jedoch fragen, ob dies eine Folge normaler Alterungsprozesse ist: **"Whatever the – hypothetical – underlying cause of the observed functional decline, it is important not to blindly ascribe the observed decline to age per se, but to define the underlying, more specific predictors of cognitive trajectories"** (Jolles et al., 1995, p. 19).

Mögliche Prädiktoren sind **"health-related factors that are associated with brain dysfunction"** (Jolles et al., 1995, p. 40). Dabei handelt es sich um eine Reihe von Belastungsfaktoren für das Gehirn, die häufig in Studien nicht berücksichtigt werden, obwohl sie die Leistungsfähigkeit mindern (Houx et al., 1991; Houx und Jolles, 1994). Tatsächlich gibt es Hinweise, daß alterskorrelierte Defizite bei Berücksichtigung dieser Variablen verschwinden (Houx et al., 1991). Tabelle 1 zeigt diese Faktoren.

Eine diagnostische Kategorisierung wird weiter dadurch erschwert, daß bis zu 20% "normaler Älterer" bereits an einer noch nicht diagnostizierten Alzheimer-Erkankung erkrankt sind (Sliwinski et al., 1996). Dies führt zu einem Dilemma:

– Entweder man führt ein gesundheitliches Screening durch, um hirnorganische Beeinträchtigungen auszuschließen und riskiert damit, sich auf eine spezielle Gruppe gesunder Älterer zu kaprizieren.

Tabelle 1. Belastungsfaktoren "normalen" Alterns (biological life events)

– Komplikationen bei der Geburt bzw. Entwicklungsstörungen
– Neurologische Behandlung unabhängig von deren Anlaß
– Psychiatrische Behandlung in den letzten 5 Jahren
– ZNS-relevante innere Erkrankungen (Niereninsuffizienz, Diabetes, etc.)
– Ein Schädel-Hirn-Trauma mit mindestens einstündiger posttraumatischer Amnesie oder Bewußtseinsverlust oder mindesten vier weniger schwere Schädel-Hirn-Traumen
– Mindesten eine Vollnarkose von mindestens 3-stündiger Dauer oder mindestens vier kürzere Vollnarkosen
– Regelmäßige längerfristige Einnahme zentral wirksamer Substanzen (Antihistaminika; Analgetika etc.)
– Konsum von 35 (Männer) bzw. 21 (Frauen) alkoholhaltigen Getränken pro Woche oder ein regelmäßiger Gebrauch harter oder weicher Drogen
– Neurotoxische Exposition

– Oder man interessiert sich für Belastungsfaktoren und sieht diese als Teil „normalen" Alterns, aber man untersucht dann möglicherweise nicht Altern per se.

Für den Neuropsychologen stellt die enge Zusammenarbeit mit medizinischen Kollegen einen notwendigen Ausweg aus diesem Dilemma dar, insbesondere um somatische Erkrankungen, Effekte der laufenden Medikation (Lederbogen und Hewer, 1997) und deren Wechselwirkung mit einer bestehenden Depression (Baldwin, 1997) zu erfassen.

Depression und Kognition

Gedächtnis

Klagen über ein nachlassendes Gedächtnis gehören nicht nur bei Älteren fast zum guten Ton. Depressive Ältere sind nicht selten enttäuscht, wenn Tests ihre Klagen nicht untermauern (Kurz, 1997). Subjektive Gedächtnisprobleme haben zwar generell stärker mit Depressivität als mit objektiven Leistungen zu tun (Watts, 1993), aber mit dem Alter sinkt dieser Zusammenhang.

Ähnlich wie beim „normalen Älterwerden" ist bei Depression implizites Lernen erhalten (Peters, 1992; Weingartner et al., 1981). Die im folgenden skizzierten Defizite betreffen daher das explizite Gedächtnis.

Depressive erinnern sich besser an negativ stimmmungsgetönte Episoden und Fakten. Während sie normalerweise Inhalte schlechter frei wiedergeben, verschwindet dieses Defizit bei solchem Material (Teasdale und Barnard, 1993). Dies gilt auch für implizite Gedächtnisleistungen (Watkins et al., 1996). Allerdings merken sich Depressive neutrales Material nicht schlechter als positiv getönte Inhalte (Dunbar und Lishman, 1984).

Bei Depressiven sind wie bei Älteren ohne Depression die Primärgedächtnisleistungen unauffällig (Calev et al., 1989) und die Wortspanne ist auch hier sensitiver als die Zahlenspanne (Craik et al., 1995). Ebenfalls in Übereinstimmung mit Befunden zum „normalen" Altern ist jedoch bereits ein mittelfristiges Abrufintervall ab 20 Sekunden kritisch (Colby und Gotlieb, 1988). Die Abrufleistungen verschlechtern sich jedoch bei größeren Behaltensintervallen nicht weiter (z.B. 30 Min.; Coughlan und Hollows, 1984; Kopelman, 1986). Zusammenfassend sind, wie bei nicht-depressiven Älteren, sekundäre im Gegensatz zu primären Gedächtnisleistungen bei Depression beeinträchtigt (Berndt und Berndt, 1980).

Bei depressiven Patienten ist eine reduzierte verzögerte freie Wiedergabe unterschiedlichen Lernmaterials gesichert (Williams et al., 1997). Die gebundene Wiedergabe (cued recall) ist ebenfalls eingeschränkt (Watts und Sharock, 1987). Befunde zur Rekognition sind dagegen widersprüchlich (Watts et al., 1987). Ebenfalls in Analogie zu Älteren ust lediglich die explizite Komponente des Wiedererkennens gestört.

Reduzierte Wiedergabeleistungen gehen mit einer verringerten Generierung von semantischen Clustern einher (Calev und Erwin, 1985). Gegenläufige Befunde sind selten (Silberman et al., 1983) und Altern potenziert diese Effekte (King et al., 1998).

Interessanterweise ist dieses Defizit geringer bei Listen mit unzusammenhängenden (Weingartner et al., 1981) und vorstrukturierten Abfolgen (Watts et al., 1990; Peters, 1992).

Ähnliches zeigt sich beim Nacherzählen kurzer Geschichten, wo Depressive nicht nur weniger wiedergeben sondern auch häufiger den roten Faden verlieren (Watts und Cooper, 1989) – es sei denn dieser wird ihnen nahegelegt (Hasher et al., 1985). In negativer Stimmung werden Widersprüche in Geschichten kaum erkannt (Ellis et al., 1997). Die Strukturierung von Lernmaterial kann man als Aufgabe zentraler Exekutive ansehen, so daß auf eine entsprechende Beeinträchtigung geschlossen werden kann (Channon et al., 1993b).

Aufmerksamkeit

Obwohl Depressive verlangsamt wirken, sind sie beim Abtasten des Kurzzeitgedächtnisses nur manchmal auffällig (Brand und Jolles, 1987; Koh und Wolpert, 1983). Interessant ist der Befund einer ineffizienteren Suchstrategie mit Überbetonung kontrollierter Verarbeitung (Brand und Jolles, 1987). Mit der klinisch beobachtbaren Verlangsamung steht dagegen möglicherweise das gestörte Zeiterleben im Zusammenhang (Mundt et al., 1998).

Simultane Aufgaben erhöhen die psychomotorische Geschwindigkeit bei Depressiven im Gegensatz zu Gesunden (Williams et al., 1997). Es kommt entweder zu keiner (Krames und McDonald, 1985) oder zu einer geringeren Beeinträchtigung (Peters, 1992) der Wiedergabe einer Wortliste wenn eine parallel dabei aufgebürdete Gedächtnislast schwerer wird. Umgekehrt verhält es sich jedoch bei niedriger Reizdichte. Es gilt als gesichert, daß Depression mit Vigilanzproblemen einhergeht (Hart et al., 1998).

Intelligenz

Depressive liefern einen niedrigeren Handlungs-IQ als Gesunde und dieses Defizit bliebt nicht auf eine depressive Episode beschränkt (Sackeim et al., 1992). Die Diskrepanz sinkt mit dem Lebensalter, sie bessert sich nicht während Remission und bei Aufhebung der Zeitgrenzen für die Testbearbeitung. Einiges spricht dafür, daß dies keine Folge der Chronizität darstellt (Sackeim et al., 1992). Beispielsweise zeigen symptomatisch erscheinungsfreie Kinder bipolarer Eltern dieselbe Einbuße (Decina et al., 1983; Sackeim und Decina, 1983).

Exekutivfunktionen

Hier ist eine Meta-Analyse von Veiel (1997) erwähnenswert, die sich auf unipolar Erkrankte verschiedenen Alters beschränkt. Tabelle 2 zeigt die Effektgröße als Maß der Differenz zwischen Depressiven und Gesunden. Am anschaulichsten ist der

Tabelle 2. Meta-Analyse zur unipolaren Depression

	N	n	Effektgröße M	% Beeinträchtigt
Einfache Aufmerksamkeit	200	3	0.18	3%
Wortflüssigkeit	118	3	0.55	11%
Scanning/Tracking	170	3	0.93	18%
Visuospatiale Funktionen	180	3	0.81	15%
Verbales Gedächtnis (Lernen)	414	10	0.90	15%
Verbales Ged. (Behalten)	280	6	0.91	16%
Nonverb. Ged. (Lernen)	278	7	0.97	16%
Nonverbales Ged. (Behalten)	180	4	0.83	15%
Kognitive Flexibilität	108	3	2.00	50%
Kognitiver Global-Score	70	2	1.60	45%

N Zahl der eingeschlossenen Personen; *n* Zahl berücksichtigter Studien; *Effektgröße M* mittlere Effektgröße (Differenz Gesunde/Depressive); *% Depressive beeinträchtigt* Prozentsatz deren Leistungen unter jenen von 98% der Normalpersonen liegen.

Prozentsatz auffälliger Personen in der Depressionsgruppe („% beeinträchtigt"). Hier zeigt sich eine Abstufung: Während Depressive bei einfacher Aufmerksamkeit Gesunden ähneln, nimmt der Anteil beeinträchtigter Personen bei komplexen Aufmerksamkeits- und Gedächtnisfunktionen zu. Er erreicht schließlich bei der kognitiven Flexibilität und dem planerischen Handeln seine höchste Ausprägung.

Veiel (1997) sieht dies im Zusammenhang mit frontalen Auffälligkeiten bei Depression (Malloy und Richardson, 1994). Beispielsweise schneiden Depressive in ihrer kognitiven Flexibilität (Pfadfindertest, Teil B) ähnlich schlecht ab (Fisher et al., 1986) wie traumatisch Hirngeschädigte (Dikmen et al., 1995).

Weitere Hinweise auf gestörte Exekutivfunktionen ergeben sich beim Problemlösen: Depressive beziehen hierbei von sich aus wenig Erfahrungen mit ein (Hertel und Hardin, 1990), nutzen aber nach Aufforderung solche durchaus (Hertel und Hardin, 1990). Depressive haben außerdem Probleme, schwierige Regeln zu erkennen und zu übertragen (Dobson und Dobson, 1981), was recht gut zum o.g. reduzierten Handlungs-IQ paßt. Soziales Problemlösen gelingt nicht selbständig (Marx et al., 1992) aber mit Hilfestellungen (Hertel und Hardin, 1990). Während dysphorisch verstimmte Personen ein Problem eher lösen wenn man ihnen sagt, welcher früheren Aufgabe es ähnelt, profitieren Gesunde im selben Moment stärker von Entspannung (Hertel und Knoedler, 1996). Allgemein formuliert: Obwohl entsprechende Strategien ihnen bekannt sind, sie diese nach externer Aufforderung auch einsetzen und damit erfolgreich sind, verwenden Depressive sie selten spontan.

Zusammenfassung

Eine ganze Reihe methodischer Probleme erschwert den Versuch, ein spezifisches kognitives Profil bei Depression herauszuarbeiten. Hierzu gehören die ungenau beschriebene Medikation, die geringe Differenzierung der Erkrankung, ambulanter vs stationärer sowie im Schub befindlicher vs remittierter Patienten, die seltene

Verwendung klinischer Kontrollen sowie die mangelnde Berücksichtigung von Elektrokrampftherapie und Hirnschädigung (Burt et al., 1995). Trotz der dementsprechend gebotenen Vorsicht faßt Tabelle 3 die referierten Befunde zusammen (Kurz, 1997; Fleischmann, 1999; Hertel, 1998).

Depressive Patienten leiden demnach vor allem unter Defiziten der zentralen Exekutive. Diese gehen einher mit einer Einschränkung bewußter Verarbeitungskapazität durch irrelevante selbstbezogene Gedanken, wie eine Reihe von Arbeiten nahelegt, auf die hier jedoch nicht weiter eingegangen werden kann (Kuhl und Helle, 1986). Spezifische Untersuchungen zu Älteren fehlen, obwohl Depression im Alter häufig und entsprechende Gedankenabläufe hier besonders automatisiert sein dürften. Wenn es im Experiment bereits genügt, einige Minuten Zeit zum „Grübeln" zu geben, um das Gedächtnis zu beeinträchtigen (Hertel, 1998), so kann man sich leicht ausrechnen, wie unausgefüllte Zeiten im Alltag Älterer wirken dürften.

Tabelle 3. Kognitives Profil bei Depression

Gedächtnis
Gedächtnisform
– Implizite Leistungen sind erhalten (z.B. Häufigkeitsurteile)
– Explizites Lernen und Behalten ist beeinträchtigt
Affektive Tönung
– Unterlegenheit freier Wiedergabe ist bei negativ getöntem Material aufgehoben
– Kein besseres Behalten von positiv getöntem Material
Zeitachse
– Primärgedächtnis erhalten vs Sekundärgedächtnis beeinträchtigt
– Keine erhöhte Vergessensrate von mittel- zu langfristig
Freie Wiedergabe (Wortlisten; Wortpaare; Geschichten)
– Bezogen auf Wiedererkennen erniedrigt (Wortlisten; Geschichten)
– Nicht schlechter als gebundene Wiedergabe (cued recall)
– Wenig spontanes semantisches Clustern
– Clustering-Defizite insbesondere bei ungeordneten Listen mit einfach-kategorisierbarem Material
– Wenig Profitieren von semantischen Abrufhilfen
– Erhöhte proaktive Interferenz
– Vergleiche von Wortpaaren behalten, jedoch nicht Worte selbst
Wiedererkennen (Rekognition)
– Explizite Komponente beeinträchtigt
– Implizite Komponente erhalten
– Konservative Antworttendenz
– Mehr Auslassungen

Aufmerksamkeit
– Erhaltene geteilte Aufmerksamkeit
– Reduzierte Vigilanz

Intelligenz/Exekutiv – Funktionen
– Überlegenheit von Verbal- gegenüber Handlungs-IQ
– Geringe kognitive Flexibilität
– Wenig Regelerkennen und –transfer
– Keine spontane Suche nach Strategien aus ähnlichen Situationen, aber unauffälliges unterstütztes Problemlösen
– Analogie-Probleme von Gesunden besser ohne, von Depressiven eher mit Hilfestellung gelöst

Demenz und Kognition

Demenz vom Alzheimer-Typ

Kognitive Leitsymptome lassen sich bereits sehr früh im Verlauf der Alzheimer-Demenz nachweisen (Markowitsch, 1997). Die Diagnose wird wahrscheinlicher durch einen unklaren oder schleichenden Beginn in den Bereichen Gedächtnis, Sprache, Praxie oder Gnosis (Venneri et al., 1996). Die simultane Aufgabenbearbeitung ist früh gestört und dies nimmt im weiteren Verlauf überproportional zu (Baddeley et al., 1991). Hierzu paßt der Befund, daß das Behalten von Absichten früh in Mitleidenschaft gezogen ist (Huppert und Beardsall, 1993).

Da man solche Einbußen zentraler Exekutive mit dem Stirnhirn in Verbindung bringt (Baddeley, 1996) ist dies wenig vereinbar mit der anfangs parieto- und mediobasal-temporal Atrophie (u.a. hippocampale Minderversorgung; Villa et al., 1995). Dagegen werden kortikale Assoziationsfelder des Frontallappens (Poeck und Hartje, 1997) und subkortikale Strukturen erst später in Mitleidenschaft gezogen (Mielke und Kessler, 1995). Anschaulich wird dies durch globalere Auffälligkeiten (vgl. Kötter et al., in diesem Band).

Frühe kognitive Defizite zeigen sich recht unterschiedlich. Der Stoffwechselkontrast zwischen betroffenen und ausgesparten Regionen ist bei präsenilen Formen deutlicher ausgeprägt was darauf hinweist, daß hier eine neuropsychologische Differenzierung eher lohnt. Dementsprechend findet man etwa bei rechtsseitigen temporo-parietalen Auffälligkeiten im PET visuo-spatiale, bei analogen linksseitigen Defiziten sprachliche Einbußen (Venneri et al., 1996).

Kompatibler mit anatomischen Überlegungen als die Exekutiv-Annahme ist der weit verbreitete Ansatz, daß Gedächtnisprobleme das erste Symptom einer Alzheimer-Demenz darstellen. Auch im Rahmen von Stadienmodellen wird jedoch eine frühe Beteiligung von Problemlösen, Konzeptbildung und logischem Denken – also exekutiven Funktionen – angenommen. Beispielsweise postuliert Zec (1993), daß nacheinander folgende Bereiche tangiert werden: Gedächtnis, Exekutive, komplexe Aufmerksamkeit, Sprache, visuell-räumliche Fähigkeiten, einfache Aufmerksamkeits- und schließlich basale sensorische Leistungen.

Allerdings bleiben solche Stadienmodell nicht unwidersprochen. Ein Grund hierfür sind Fälle bei denen nicht-mnestische neuropsychologische Einbußen anderen Defiziten vorangehen (Poeck und Hartje, 1997). Gedächtnisdefizite sind zwar die häufigsten (Haupt et al., 1992) aber nicht zwangsläufig die ersten Symptome der Erkrankung. Sprachstörungen sind möglicherweise differentialdiagnostisch verwertbarer und Apathie kann ähnlich wie diese ein Frühsymptom darstellen (Haupt et al., 1992). In Extremfällen persistieren Störungen wie etwa eine Dyslexie jahrelang bevor sich das Vollbild der Erkrankung einstellt (Venneri et al., 1996). Daher macht kein globaler „Alzheimer-Test", sondern nur hypothesengeleitete Einzelfall-Diagnostik Sinn. Diese kann dann auch dokumentieren, wie Gedächtnisdefizite isoliert 15 Jahre lang bestehen um dann innerhalb kurzer Zeit in das Vollbild zu münden (Della Sala et al., 1996).

Vaskuläre Demenzen

Während bildgebende Verfahren im Frühstadium der Alzheimer-Erkrankung meist wenig Hinweise geben, sind entsprechende Daten bei vaskulären Formen wegweisend. Es zeigen sich minimale fokale vaskuläre Läsionen, eine hämodynamisch relevante Lumeneinengung größerer hirnversorgender Gefäße und/oder ein faßbarer Verlust von Hirngewebe (Mielke und Kessler, 1995).

Allerdings sollte die neuropsychologische Erfassung vaskulärer Demenzformen deren pathophysiologischer Heterogenität Rechnung tragen. Beispielsweise sollte der häufig verwendete Begriff der Binswangerschen Erkrankung einem vergleichsweise seltenen Bild mit lakunären Infarkten, Hypodensitäten und langjährigem Hypertonus vorbehalten bleiben. Nach Ansicht von Poeck und Hartje (1997) dürfen kognitive Einschränken nicht als Funktion der multiplen Lakunen in den Stammganglien, im Hirnstamm und im Kleinhirn gewertet werden. Vielmehr seien sie die Folge einer fleckförmigen, später konfluierenden Demyelinisierung des Marklagers beider Großhirnhemisphären. Letztere führe zu einer Diskonnektion kortikaler Projektions- und Assoziationsareale, was den Austausch von Informationen zwischen diesen verhindere und die Kapazität der Informationsverarbeitung mindere.

Häufiger als die Binswanger-Erkrankung sind Marklagerabnormalitäten bei älteren Patienten mit internistischen Erkrankungen, aber auch bei Normalgruppen (Schmidt und Fazekas, 1997). Letztere erweisen sich häufig als neuropsychologisch auffällig (Schmidt et al., 1993). Allerdings ist die spezifische Bedeutung dieser Auffälligkeiten weitgehend unbekannt. Möglicherweise kennzeichnen sie den Übergang zwischen den erwähnten Belastungsfaktoren normalen Alterns und vaskulärer Demenz, zumal Marklagerhyperintensitäten häufig mit Hypertonie, Diabetes mellitus, kardialen Erkrankungen, Hypercholesterinämie und Rauchen vergesellschaftet sind (Schmidt und Fazekas, 1997). Beispielsweise zeigten alle Untersuchten einer zufällig gewonnen Stichprobe mit mindestens drei dieser Merkmale entsprechende Hyperintensitäten, während diese unter dem 50. Lebensjahr fehlten (Lechner und Schmidt, 1989).

Andere Demenzformen

Gegenüber Alzheimer- und vaskulärer Demenz treten zumindest rein zahlenmäßig andere Formen in den Hintergrund. Dennoch ist klinisch bedeutsam, daß diese – Parkinson, Pick, Huntington, frontobasale Degeneration etc. – jeweils ein recht distinktes neuropsychologisches Muster liefern (Poeck und Hartje, 1997). Beispielsweise finden sich bei Morbus Parkinson eine Reihe typischer Auffälligkeiten wie man sie von Frontalhirnpatienten her kennt (Prull et al., in press). Sekundäre Demenzen treten dagegen als Folge unterschiedlicher neurologischer oder systemischer Erkrankungen auf (Poeck und Hartje, 1997), wobei erneut die erwähnten Belastungsfaktoren eine Rolle spielen (z.B. Niereninsuffizienz; Zaudig, 1995).

Neuropsychologische Differentialdiagnose: Altern vs Depression vs Demenz

Neuropsychologische Beiträge

Nach wie vor sind normales und pathologisches kognitives Altern nicht einfach zu trennen. Selbst eine solide Datenbasis garantiert keine einheitlichen Ergebnisse: Solari und Mitarbeiter (1994) legten vier Neurologen Daten von Patienten vor, die wegen fraglicher Demenz untersucht worden waren (Anamnese, Tests, Labor, CCT etc.). In ihrem diagnostischen Urteil stimmten sie nur mäßig überein (kappa = 0.49).

Bei der bisherigen Darstellung kognitiver Profile für normales Altern, Depression und unterschiedlicher Demenzformen zeigt sich, daß Einbußen nicht nur zwischen, sondern auch innerhalb dieser Kategorien divergieren. Aufgrund häufiger Co-Morbidität und großer Heterogenität kognitiver Einbußen sowie den im Einzelfall variierenden „Prädilektionsstellen" wird man sich von der Vorstellung verabschieden müssen, ein einziger Test könne pathologisches Altern identifizieren.

Als wenig fruchtbar erwiesen sich daher Versuche, durch Unterschiede zwischen Verbal- und Handlungsteil in IQ-Tests Altersabbau zu erkennen, einzelne Demenzformen über Subtests zu differenzieren oder ein „Alzheimer-Profil" zu charakterisieren (Morris und Kopelman, 1994). Eine isolierte Diagnosestellung aufgrund des Wechslerschen Abbauquotienten (Poeck, 1982, S. 207), des Benton-Tests (vgl. Kaschel, 1994a), des Diagnosticums für Cerebralschädigung (Weidlich und Lamberti, 1993), des MMSE oder Syndrom-Kurz-Tests (Merten, 1999) sollte obsolet sein.

Präzisiert man jedoch diagnostische Hypothesen, dann können neuropsychologische Verfahren zur Differentialdiagnose beitragen. Daher ist der neuropsychologische Beitrag zur kognitiven Abklärung eines älteren Menschen folgender: Man wird kognitive Muster hypothesengeleitet (bildgebende Vefahren; Anamnese etc.) herausarbeiten und diese mit jenen der o.g. primären und sekundären Demenzformen vergleichen. Dies dient als Richtschnur für die Differentialdiagnose zwischen dem Verdacht auf eine spezifische Demenz und normalem Altern und/oder Depression. Bei dieser Vorgehensweise sollte stets nur eine individuelle Hypothese getestet werden – beispielsweise einer frontobasalen Degeneration gestützt durch bildgebende Befunde bei Fehlen anderweitiger Evidenz – gegen eine ähnlich spezifische andere Annahme – in diesem Fall etwa Effekte rezidivierender depressiver Episoden.

Demenzdiagnostik ist iterativ und interdisziplinär, so daß die interessantere Frage darin besteht, **wo und wann** neuropsychologische Methoden den Kanon der Diagnostik sinnvoll ergänzen. **Welche** Entscheidungshilfen liefert sie an **welchen** Punkten des Entscheidungs- bzw. Behandlungsprozesses? **Welche** davon sind auf einem anderen Wege nicht – oder zumindest nicht ähnlich einfach oder aussagekräftig – zu erhalten? Die folgenden Abschnitte zur Differentialdiagnose beziehen sich hierauf, müssen jedoch im skizzierten Sinn von Fall zu Fall spezifiziert werden.

Demenz vs Depression

Konnte man bei einem Patienten die Differentialdiagnose bereits auf Depression vs Alzheimer-Krankheit eingrenzen, so wird man versuchen, die genannten Frühzeichen letzterer zu berücksichtigen. Einbußen des sekundären Gedächtnisses sind hier deutlicher ausgeprägt als die Reduktion des primacy- oder recency-Effekts oder die Verminderung der Zahlen- und Wortspanne (Spinnler et al., 1988). Während im späteren Verlauf „nahezu alle bekannten Gedächtnissysteme" (Mielke und Kessler, 1995, S. 910) betroffen sind, lassen sich in der Frühphase Einbußen differenzieren. Hierzu zählt auch das kognitive Tempo (Zahlenverbindungstest), das bei Alzheimer- und Multi-Infarkt-Demenz-Patienten früh eingeschränkt ist (Oswald und Gunzelmann, 1992). Außerdem ist die Wiedergabe einer Wortliste bereits bei milder Ausprägung erniedrigt, während die Lernkurve noch jener von Kontrollpersonen entspricht (Pollmann et al., 1993). Zwar sind bei Alzheimer-Kranken reduzierte Rekognitionsleistungen nicht zuverlässig mit ihrem (eher liberalen) Antwortstil erklärbar (Wilson et al., 1982), jedoch liefert der konservative Stil Depressiver beim Wiedererkennen durchaus differentialdiagnostische Hinweise (Niederehe, 1986; Corwin et al., 1990). Außerdem diskrimiert der verzögerte Abruf mit vorgeschalteten Distraktoren zwischen Depression und Demenz (Lachner und Engel, 1994). Nutzbar sind auch Frühzeichen im Sprachbereich – insbesondere Wortfindungsstörungen (Romero und Kurz, 1996).

In vielen Untersuchungen wird jedoch einschränkend darauf hingewiesen, daß die Sensitivität und Spezifität einer einzelnen Leistung für eine Diagnose im Einzelfall nicht ausreicht, zumal eine Koinzidenz von Depression und Demenz alles andere als selten ist (vgl. Kötter et al., in diesem Band). Unter dieser Kautele faßt Tabelle 4 differentialdiagnostische Anhaltspunkte zusammen und schließt dabei die innere Ablenkbarkeit im Sinne von Grübeln bei Depression mit ein.

Der letztgenannte Punkt von Tabelle 4 bedarf der Erläuterung: Eine Faustregel besagt, daß Depressive ihre Gedächtnisprobleme eher überschätzen, während Personen mit beginnender Demenz sie unterschätzen. Empirisch würde das gestützt, wenn man zeigen könnte, daß
– bei einem Fehlen dementieller und/oder affektiver Störungen ältere Personen ihre Gedächtnisprobleme angemessen einschätzen können, während
– bei früher Alzheimerkrankheit deren Dissimulation und
– bei depressiver Erkrankung deren Aggravation vorherrscht.

Zum einen fanden viele Studien keine Zusammenhänge zwischen wahrgenommener und objektiver Gedächtnisleistung (Feher et al., 1994; Jorm et al., 1997; Kratz et al., 1998). Zum anderen existieren einige Arbeiten, die wie erwartet positive Zusammenhänge berichten (Feehan et al., 1991; Larrabee et al., 1991). Allerdings existiert auch dann nur wenig gemeinsame Varianz (z.B. max. 11%; Brustrom und Ober, 1998). Nur bei 22% Älterer waren subjektive und objektive Beeinträchtigungen vergesellschaftet (Kratz et al., 1998), was allerdings kein Spezifikum dieser Gruppe darstellt (Knopf, 1997). Zusammenfassend divergieren subjektive und

Tabelle 4. Differenzierung: Depression vs Frühstadium Alzheimer-Erkrankung

	Depression	Alzheimer-Erkrankung
Sprache, Praxie, Visuokonstruktion	erhalten	zuweilen beeinträchtigte Spontansprache/Wortfindung
Orientierung	erhalten	manchmal bereits beeinträchtigt
Mini Mental State	selten unter 24	unter 23 (traditioneller cut-off)
Verhalten bei Testwiederholung	Lerngewinn	kein Lerngewinn
Wiedererkennen: Antworttendenz	konservativ	liberal
Innere Ablenkbarkeit durch Grübel	häufig	selten
Objektive Verlaufsmessung	Fluktuation	Progredienz
Subjektive Leistungs-Bewertung	Überschätzung	Unterschätzung

objektive Ebenen bereits bei gesunden Älteren. Damit sinken die Chancen, entsprechende Diskrepanzen differentialdiagnostisch nutzen zu können.

Der zweite Teil der Annahme bezieht sich darauf, daß Alzheimerkranke ihre Gedächtnisprobleme unterschätzen. Hierzu ist die Evidenz leider widersprüchlich (Feher et al., 1992; Green et al., 1993).

Einheitlicher ist das Bild dagegen beim dritten Teil der Annahme: Depressivität führt zu einer Unterschätzung eigener Leistungen (Erber et al., 1992). Sie korreliert bei gesunden Älteren höher als objektive Tests mit subjektivem Vergessen (Henderson et al., 1982; Brustrom und Ober, 1998).

Vorhersagen werden schwierig, wenn sowohl eine Depression als auch eine Demenz vorliegt (Zaudig sowie Wernicke et al., in diesem Band), da man dann gegenläufige Trends postulieren müßte, was leider der momentanen Befundlage auch entspricht (Brustrom und Ober, 1998).

„Normales" Altern vs „leichte kognitive Beeinträchtigung" vs Demenz

Besonders schwierig ist hierbei die Definition der „leichten kognitiven Beeinträchtigung", da diese völlig unterschiedlich gehandhabt wird (Zaudig, in diesem Band; Reischies, 1997). Sie reicht zuweilen von Delir über Alkohol- und Substanzmißbrauch, psychiatrischen und zerebrovaskulären Erkrankungen bis zu rein statistischen Operationalisierungen wie dem „age associated memory impairment" (Crook et al., 1986).

Für die Notwendigkeit einer neuropsychologischen Differenzierung in dieser Grauzone spricht jedoch deren unterschiedliche Prognose: Ritchie und Mitarbeiter (1996) untersuchten 397 über 65-jährige Personen, bei denen psychiatrische bzw. neurologische Erkrankungen fehlten. Nach Ansicht der Angehörigen hatte jedoch ihre geistige Leistungsfähigkeit über den Zeitraum eines Jahres nachgelassen. Clusteranalytisch wurden 5 Gruppen identifiziert, von denen die ersten beiden in sämtlichen 8 kognitiven Funktionen unterdurchschnittlich waren. Zwei weitere Gruppen lagen über und eine größere (fünfte) Gruppe befand sich innerhalb der

Tabelle 5. Längsschnittuntersuchung von Personen mit „leichter kognitiver Beeinträchtigung"

Gruppen	n	Alter	% Einfache Bildung	Funktionsverschlechterung	Prozentsatz mit Depression
1	20	80.8	80%	Sprache Aufmerksamkeit	16%
2	28	75.6	65%	Gedächtnis	7%
3	20	71.4	40%	Sprache	2%
4	38	72.4	34%	keine	7%
5	177	74.8	49%	keine	68%

Altersnorm. 283 Personen wurden nach einem Jahr mit denselben Tests nachuntersucht. Interessant ist der unterschiedliche Verlauf: 16 Fälle von Demenz wurden erstmals diagnostiziert, wobei 13 davon aus den Gruppen 1 und 2 stammten (Tabelle 5).

Die Spalte „Prozentsatz mit Depression" indiziert den Anteil von Personen die innerhalb eines Jahres eine depressive Episode erlebten. Tabelle 5 zeigt auch, daß Personen der Gruppe 1 gegenüber jenen der Gruppe 5 älter und weniger gebildet waren. Nach 3 Jahren teilte sich die Stichprobe in zwei Gruppen die eine Demenz entwickelten, eine die durch Depression charakterisiert war und zwei Kollektive ohne nennenswerten kognitiven Abbau (Ritchie et al., 1997).

Möglicherweise ist solch eine psychometrische Beschreibung prädiktiv valider als kategoriale Klassifikationen. Beispielsweise entwickelten Personen mit „mild cognitive disorder" (ICD-10-Kategorie) 3,6 Jahre später nicht häufiger als andere Altersgenossen eine Demenz (Christensen et al., 1997), während psychometrische Einbußen bei 84-90-Jährigen sowohl Demenz als auch Mortalität vorhersagten (Johannson und Zarit, 1997).

Für die sich verschlechternden Personen aus der heterogenen Gruppe der „leichten kognitiven Beeinträchtigung" erfolgt häufig eine Ausschluß-Diagnostik im Hinblick auf M. Alzheimer. Gerade weil in dessen Frühstadium andere Befunde noch unauffällig sind – fehlende fokal-neurologische Symptome sind ein differentialdiagnostisches Kriterium – ist eine neuropsychologische Untersuchung indiziert (Spinnler und Della Sala, 1988). Insbesondere bei der Testwiederholung nach 6–8 Monaten beträgt die Treffsicherheit für die Alzheimer-Erkrankung 85–90% (Venneri et al., 1996). Verlaufsuntersuchungen sind indiziert weil differenzierungsfähiger (Mielke und Kessler, 1995).

Literatur

Baddeley AD (1996) Exploring the central executive. Quart J Exp Psychiatry 49A: 5–28
Baddeley AD, Bressi S, Della Sala S, Logie R, Spinnler H (1991) The decline of working memory in Alzheimer's disease. A longitudinal study. Brain 114: 2521–2542
Baldwin B (1997) Depressive Erkrankungen. In: Förstl H (Hrsg) Lehrbuch der Gerontopsychiatrie. Enke, Stuttgart, S 408–418

Berndt DJ, Berndt SM (1980) Relationship of mild depression to psychological deficits in college stundents. J Clin Psychol 36: 868–874

Brand N, Jolles J (1987) Information processing in depression and anxiety. Psychol Med 17: 145–153

Brustrom JE, Ober BA (1998) Predictors of perceived memory impairment: do they differ in Alzheimer's disease versus normal aging? J Clin Exp Neuropsychol 20: 402–412

Burkart M, Heun R, Maier W, Benkert O (1998) Demenzscreening im klinischen Alltag. Eine vergleichende Analyse von MMSE, SIDAM und ADAS. Nervenarzt 69: 983–990

Burt DB, Zembar MJ, Niederehe G (1995) Depression and memory impairment: a meta-analysis of the association, its pattern and specificity. Psych Bull 117: 285–305

Calabrese P (1995) Klinisch-neuropsychologische Gedächtnisdiagnostik: Grundlagen und Verfahren. In: Markowitsch HJ (Hrsg) Klinische Neuropsychologie. Enzyklopädie der Psychologie. Themenbereich C: Theorie und Forschung, Band 2. Hogrefe, Göttingen, S 1051–1113

Calev A, Erwin PG (1985) Recall and recognition in depression: use of matched tasks. Br J Clin Psychol 24: 127–128

Calev A, Nigall D, Chazan S (1989) Retrieval from semantic memory using meaningful and meaningless constructs by depressed, stable bipolar and manic patients. Br J Clin Psychol 28: 67–73

Channon S, Baker JE, Robertson MM (1993b) Working memory in clinical depression: an experimental study. Psychol Med 23: 87–91

Christensen H, Henderson AS, Korten AE, Jorm AF, Jacomb PA, Mackinnon AJ (1997) ICD-10 mild cognitive disorder: its outcome three years later. Int J Geriatr Psychiatry 12: 581–586

Colby CA, Gotlib IH (1988) Memory deficits in depression. Cog Ther Res 12: 611–627

Corwin J, Peselow E, Feenan K, Rotrosen J, Fieve R (1990) Disorders of decision in affective disease: an effect of beta-adrenergic dysfunction? Biol Psychiatry 27: 813–833

Coughlan AK, Hollows SE (1984) Use of memory tests in differentiating organic disorder from depression. Br J Psychiatry 145: 164–167

Craik FIM, Jennings JM (1992) Human memory. In: Craik FIM, Salthouse TA (eds) Handbook of aging and cognition. Hillsdale, NJ, Erlbaum, pp 51–100

Craik FIM, McDowd JM (1987) Age differences in recall and recognition. J Exp Psychol Learn Mem Cogn 13: 474–479

Craik FIM, Morris LW, Morris RG, Loewen ER (1990) Relations between source amnesia and frontal lobe functioning in older adults. Psychol Aging 5: 148–151

Craik FIM, Anderson ND, Kerr SA, Li KZH (1995) Memory changes in normal aging. In: Baddeley AD, Wilson BA, Watts F (eds) handbook of memory disorders. Wiley, New York, pp 211–241

Cramon DY von, Mai N, Ziegler W (Hrsg) (1995) Neuropsychologische Diagnostik. Verlag für Chemie, Weinheim

Cronholm B, Ottosson JO (1961) The experience of memory function after electroconvulsive therapy. Br J Psychiatry 109: 251–258

Crook T, Bartus RT, Ferris SH, Whitehouse P, Cohen GD, Gershon S (1986) Age associated memory impairment: proposed diagnostic criteria and measures of clinical change (NIMH-workgroup). Develop Neuropsychol 2: 261–276

Crossley M, Hiscock M (1992) Age-related differences in concurrent-task performance of normal adults: evidence for a decline in processing resources. Psychol Aging 7: 499–506

Czaja SJ, Sharit J (1993) Age differences in the performance of computer-based work. Psychol Aging 8: 59–67

Davis PB, Robins LN (1989) History-taking in the elderly with and without cognitive impairment. How useful is it? J Am Geriatr Soc 37: 249–255

Decina P, Kestenbaum CJ, Farber S, Kron L, Gargan M, Sackeim HA, Fieve RR (1983) Clinical and psychological assessment of children of bipolar probands. Am J Psychiatry 140: 548–553

Delbecq-Derouesné J, Beauvois MF (1989) Memory processes and aging: a defect of automatic rather than controlled processes? Arch Geront Geriatr [Suppl] 1: 121–150

Della Sala S, Baddeley AD, Papagno C, Spinnler H (1995) Dual-task paradigm: A means to examine the central executive. Ann N Y Acad Sci 769: 161–171

Della Sala S, Lucchelli F, Lunghi A, Spinnler H (1996) Fifteen-year-long isolated amnesia: An unusual onset of Alzheimer's disease? In: Campbell R, Conwey M (eds) Broken memories. Blackwell Publishers, Oxford, pp 411–425

Dikmen SS, Machamer JE, Winn HR, Temkin NR (1995) Neuropsychological outcome at 1 year post head injury. Neuropsychology 9: 80–90

Dobson DJG, Dobson KS (1981) Problem-solving strategies in depressed and nondepressed college students. Cog Ther Res 5: 237–249

Dunbar GC, Lishman WA (1984) Depression, recognition-memory and hedonic tone: a signal detection analysis. Br J Psychiatry 144: 376–382

Ellis HC, Ottaway SA, Varner LJ, Becker AS, Moore BA (1997) Emotion, motivation, and text comprehension: the detection of contradictions in passages. J Exp Psychol Gen 126: 131–146

Erber JT, Szuchman LT, Rothberg ST (1992) Dimensions of self-report about everyday memory in young and older adults. Int J Aging Hum Dev 34: 311–323

Falduto LL, Baron A (1986) Age-related effects of practice and task complexity on card sorting. J Gerontol 41: 659–661

Faustmann WO, Moses JA Jr, Csernansky JG (1990) Limitations of the mini-mental state examination in predicting neuropsychological functioning in a psychiatric sample. Acta Psychiatr Scand 81: 126–131

Feehan M, Knight RG, Partridge FM (1991) Cognitive complaint and test performance in elderly patients suffering depression or dementia. Int J Geriatr Psychiatry 6: 287–293

Feher EP, Larrabee GJ, Crook TH (1992) Factors attenuating the validity of the geriatric depression scale in a dementia population. J Am Geriatr Soc 40: 906–909

Feher EP, Larrabee GJ, Sudilovski A, Crook TH (1994) Memory self-report in Alzheimer's disease and in age-associated memory impairment. J Geriatr Psychiatry Neurol 7: 58–65

Feyereisen P, Demaeght N, Samson D (1998) Why do picture naming latencies increase with age: general slowing, greater sensitivity to interference, or task-specific deficits? Exp Aging Res 24: 21–51

Fisher DG, Sweet JJ, Pfaelzer-Smith EA (1986) Influence of depression on repeated neuropsychological testing. Int J Clin Neuropsych 8: 14–18

Fleischmann UM (1989) Gedächtnis und Alter. Multivariate Analysen zum Gedächtnis alter Menschen. Huber, Bern

Fleischmann UM (1999) Gerontoneuropsychologie. In: Sturm W, Herrmann M, Wallesch CW (Hrsg) Lehrbuch Klinische Neuropsychologie. Swets und Zeitlinger, Frankfurt

Folstein MF, Folstein SE, McHugh PR (1975) Mini-Mental-State: a practical method for grading the cognitive state of patients for the clinician. J Psychiatr Res 12: 189–198

Frölich L, Maurer K (1997) Klinische Untersuchung und Psychometrie. In: Förstl H (Hrsg) Lehrbuch der Gerontopsychiatrie. Enke, Stuttgart, S 84–94

Gatterer G (1997) Psychodiagnostische Verfahren. In: Weis S, Weber G (Hrsg) Handbuch Morbus Alzheimer. PVU, Weinheim, S 645–687

Green J, Goldstein FC, Sirockman BE, Green RC (1993) Variable awareness of deficits in Alzheimer's disease. Neuropsychiat Neuropsychol Behav Neurol 6: 159–165

Greenwood PM, Parasuraman R, Alexander GE (1997) Controlling the focus of spatial attention during visual search: effects of advanced aging and Alzheimer's disease. Neuropsychology 11: 3–12

Guthke J, Wiedl K H (1996) Dynamisches Testen. Hogrefe, Göttingen

Hart RP, Wade JB, Calabrese VP, Colenda CC (1998) Vigilance performance in Parkinson's disease and depression. J Clin Exp Neuropsychol 20: 111–117

Hasher L, Rose KC, Zacks RT, Sanft H, Doren B (1985) Mood, recall, and selectivity in normal college students. J Exp Psychol Gen 114: 104–118

Haupt M, Kurz A, Pollmann S, Romero B (1992) Psychopathologische Störungen bei beginnender Alzheimer-Erkrankung. Fortschr Neurol Psychiatr 60: 3–7

Henderson AS, Duncan-Jones P, Finlay-Jones RA (1982) The reliability of the Geriatric Mental State Examination. Acta Psychiatr Scand 67: 281–289

Hertel PT (1998) Relation between rumination and impaired memory in dysphoric moods. J Ab Psych 107: 166–172

Hertel PT, Hardin TS (1990) Remembering with and without awareness in a depressed mood: evidence of deficits in initiative. J Exp Psychol Gen 119: 45–59

Hertel PT, Knoedler AJ (1996) Solving problems by analogy: the benefits and detriments of hints and depressed moods. Mem Cogn 24: 16–25

Houx PJ, Jolles J (1994) Vulnerability factors for age-related cognitive decline. In: Isaacson RL, Jensen KF (eds) The vulnerable brain and environmental risks. Plenum, New York, pp 25–41

Houx PJ, Vreeling FW, Jolles J (1991) Rigorous health screening reduces age effect on memory scanning task. Brain Cogn 15: 246–260

Huppert FA, Beardsall L (1993) Prospective memory impairment as an early indicator of dementia. J Clin Exp Neuropsychol 15: 805–821

Johannson B, Zarit SH (1997) Early cognitive markers of the incidence of dementia and mortality: a longitudinal population-based study of the oldest old. Int J Geriatr Psychiatry 12: 53–59

Jolles J, Houx PJ, van Boxtel MPJ, Ponds RWHM (eds) (1995) The Maastricht Aging Study. Determinants of Cognitive Aging. Maastricht, Neuropsychological Publishers

Jorm AF, Christensen H, Korten AE, Hendersson AS, Jacomb PA, MacKinnon A (1997) Do cognitive complaints either predict future cognitive decline or reflect past cognitive decline? A longitudinal study of an elderly community sample. Psychol Med 27: 91–98

Kaschel R (1994a) Der Benton-Test. Testbesprechung. Z Neuropsychol 5: 187–199

Kaschel R (1994b) Neuropsychologische Rehabilitation von Gedächtnisleistungen. PsychologieVerlagsUnion, Weinheim

Kaschel R (1995) Neuropsychologische Testdiagnostik bei Demenz, leichter kognitiver Beeinträchtigung und gesunden Äteren. In: Zaudig M (Hrsg) Demenz und „leichte kognitive Beeinträchtigung" im Alter. Diagnostik, Früherkennung und Therapie. Huber, Bern, S 83–109

Kaszniak AW (1990) Psychological assessment of the aging individual. In: Birren JE, Schaie KW (eds) Handbook of the Psychology of Aging, 3rd edn. Academic Press, New York

King DA, Cox C, Lyness JM, Conwell Y, Caine ED (1998) Quantitative and qualitative differences in the verbal learning performance of elderly depressives and healthy controls. J Int Neuropsychol Soc 4: 115–126

Knopf M (1997) Gedächtnisentwicklung im Verlauf der Lebensspanne. In: Keller E (Hrsg) Lehrbuch Entwicklungspsychologie. Huber, Bern, S 517–545

Knopf M, Kolodziej P, Preussler W (1990) Der ältere Mensch als Experte. Literatuübersicht über die Rolle von Expertenwissen für die kognitive Leistungsfähigkeit im höheren Alter. Z Gerontopsychol Gerontopsychiatr 4: 233–248

Koh SD, Wolpert EA (1983) Memory scanning and retrieval in affective disorders. Psychiatr Res 8: 289–297

Kopelman MD (1986) Clinical tests of memory. Br J Psychiatry 148: 517–525

Krames L, McDonald MR (1985) Distraction and depressive cognition. Cog Ther Res 9: 561–573

Kratz B, Schröder J, Pantel J, Weimer D, Minnemann E, Lehrl U, Sauer H (1998) Leichte kognitive Beeinträchtigung im Alter. Ergebnisse einer gerontologischen Untersuchung. Nervenarzt 69: 975–982

Kuhl J, Helle P (1986) Motivational and volitional determinants of depression: the degenerated-intention hypothesis. J Ab Psych 95: 247–251

Kurz A (1997) Klinische Diagnose der Alzheimer-Krankheit. In: Weis S, Weber G (Hrsg) Handbuch Morbus Alzheimer. PVU, Weinheim, S 617–643

Kurz A, Romero B, Lauter H (1990) The onset of Alzheimer's disease. A longitudinal case study and a trial of new diagnostic criteria. Psychiatry 53: 53–61

Lachner G, Engel RR (1994) Differentiation of dementia and depression by memory tests. A meta-analysis. J Nerv Ment Dis 182: 34–39

Larrabee GJ, West RL, Crook TH (1991) The association of memory complaint with computer-simulated everyday memory performance. J Clin Exp Neuropsychol 13: 466–478

La Rue A (1992) Aging and neuropsychological assessment. Plenum Press, New York

Lechner H, Schmidt R (1989) Herzerkrankungen, Hypertonie und Diabetes. In: Bergener M (Hrsg) Depressive Syndrome im Alter. Thieme, Stuttgart, S 95–108

Lederbogen F, Hewer W (1997) Somtische Diagnostik. In: Förstl H (Hrsg) Lehrbuch der Gerontopsychiatrie. Enke, Stuttgart, S 128–140

Lehrl S, Fischer B (1992) C.I.-Test zur Frühdiagnostik von Demenzen. Vless Verlag, München

Leibovici D, Ritchie K, Ledesert B, Touchon J (1996) Does educational level determine the course of cognitive decline? Age Ageing 25: 392–397

Mäntylä T, Bäckman L (1990) Encoding varibility and age-related retrieval failures. Psychol Aging 5: 545–550

Malloy PF, Richardson ED (1994) Assessment of frontal lobe functions. J Neuropsychiatry Clin Neurosci 6: 399–410

Markowitsch HJ (1997) Neuropsychologie des Gedächtnisses. In: Förstl H (Hrsg) Lehrbuch der Gerontopsychiatrie. Enke, Stuttgart, S 71–82

Marx EM, Williams JMG, Claridge GC (1992) Depression and social problem solving. J Ab Psych 101: 78–86

Maylor EA (1996a) Age-related impairment in an event-based prospective-memory task. Psychol Aging 11: 74–78

Maylor EA (1996b) Does Prospective Memory Decline with Age? In: Brandimonte M, Einstein GO, McDaniel M (eds) Prospective memory: theory and applications. Lawrence Erlbaum, Mahwah, NJ, pp 173–198

McDowd JM, Craik FIM (1988) Effects of aging and task difficulty on divided attention performance. J Exp Psychol Hum Percept Perform 14: 267–280

Merten T (1999) Über den Sinn und Unsinn der Verwendung von Screening-Instrumenten in der neuropsychologischen Diagnostik. Diagnostica 45: 154–162

Mielke R, Kessler J (1994) Alzheimersche Erkrankung und andere Demenzen. Hogrefe, Göttingen

Mielke R, Kessler J (1995) Alterskorrelierte und genetisch basierte Hirnkrankheiten. In Markowitsch HJ (Hrsg) Klinische Neuropsychologie. Enzyklopädie der Psychologie. Themenbereich C: Theorie und Forschung, Band 2. Hogrefe, Göttingen, S 897–967

Morris RG, Kopelman MD (1994) The neuropsychological assessment of dementia. In: Crawford JR, Parker DM, McKinlay WW (eds) A Handbook of neuropsychological assessment. Lawrence Erlbaum, Hove, UK, pp 295–321

Moscovitch M (1989) Confabulation and the frontal systems: strategic versus associative retrieval in neuropsychological theories of memory. In: Roediger HL, Craik FIM (eds) Varieties of memory and conscousness. Erlbaum, Hillsdale, NJ

Mundt Ch., Richter P, vanHees H, Stumpf T (1998) Zeiterleben und Zeitschätzung depressiver Patienten. Nervenarzt 69: 38–45

Niederehe G (1986) Depression and memory impairment in the aged. In: Poon LW (ed) Handbook of clinical memory assessment. American Psychological Association, Washington, DC, pp 226–237

Oswald WD, Gunzelmann (1992) Functional rating scales and psychometric assessment in alzheimer's disease: Applications in pharmacological trials. Int Psychogeriatr 4: 79–88

Parkin AJ, Walter, BM (1992) Recollective experience, normal aging, and frontal dysfunction. Psych Aging 7: 290–298

Peters L (1992) Memory deficits in dysphoria and clinical depression. Unpublished PhD Thesis, University of New South Wales. Zitiert nach Watts, 1995

Poeck K, Hartje W (1997) Demenz. In: Hartje W und Poeck K (Hrsg) Klinische Neuropsychologie, 3. neubearbeitete Auflage. Thieme, Stuttgart, S 317–323

Pollmann S, Haupt M, Romero B, Kurz A (1993) Is impaired recall in dementia of the Alzheimer type a consequence of a contextual retrieval deficit? Dementia 4: 102–108

Prull MW, Gabrieli JDE, Bunge SA (in press) Age-related changes in memory: a cognitive neuroscience perspective. In: Craik FIM, Salthouse TA (eds) Handbook of aging and cognition II

Reischies FM (1997) Normales Altern und leichte Demenz: Auswirkungen normalen Alterns auf kognitive Leistungen und die Differenzierung von der leichten Demenz. In: Förstl H (Hrsg) Lehrbuch der Gerontopsychiatrie. Enke, Stuttgart, S 366–377

Ritchie K, Leibovici D, Ledesert B, Touchon J (1996) A typologiy of sub-clinical senescent cognitve disorder. Br J Psychiatry 168: 470–476

Ritchie K, Touchon J, Ledesert B, Leibovici D, Gorce AM (1997) Establishing the limits and characteristics of normal age-related cognitive decline. Rev Epidem Sante Publ 45: 373–381

Romero B, Kurz A (1996) Deterioration of spontaneous speech in AD patients during a 1-year follow-up: homogeneity of profiles and factors associated with progression. Dementia 7: 35–40

Sackeim HA, Decina P (1983) Lateralized neuropsychological abnormalities in bipolar adults and in children of bipolar probands. In: Flor-Henry P, Gruzelier J (eds) Laterality and psychopathology. Elsevier, New York, pp 103–128

Sackeim HA, Freeman J, McElhiney M, Coleman E, Prodic J, Devanand DP (1992) Effects of major depression on estimates of intelligence. J Clin Exp Neuropsychol 14: 268–288

Satzger W, Engel R (1996) CGT-(M). Der Computerisierte Gedächtnis- und Aufmerksamkeitstest (München), 2. überarb und erw. Auflage. PsychologieVerlagsUnion, Weinheim

Schacter, DL (1999) Wir sind Erinnerung. Gedächtnis und Persönlichkeit. Rowohlt, Reinbek

Schmidt R, Fazekas F (1997) Klinische Bedeutung und neuropathologische Basis der „Leuko-araiose". In: Förstl H (Hrsg) Lehrbuch der Gerontopsychiatrie. Enke, Stuttgart, S 108–116

Schmidt R, Fazekas F, Offenbacher H et al (1993) Neuropsychologic correlates of MRI white matter hyperintensities: a study of 150 volunteers. Neurology 43: 2490–2494

Silberman EK, Weingartner H, Laraia M, Byrnes S, Post RM (1983) Processing of emotional properties of stimuli by depressed and normal subjects. J Nerv Ment Dis 171: 10–14

Sliwinski M, Lipton RB, Buschke H, Stewart W (1996) The effects of preclinical dementia on estimates of normal cognitive functioning in aging. J Gerontol B Psychol Sci Soc Sci 51B: 217–225

Solari A, Cossa FM, Denes F, Gainotti G, Grossi D, Nichelli P, Filippini G (1994) Agreement in the clinical diagnosis of dementia: evaluation of a case series with mild cognitive impairment. Neuroepidemiology 13: 89–96

Spencer WD, Raz N (1994) Memory for facts, source and context: can frontal lobe dysfunction explain age-related differences. Psychol Aging 9: 149–159

Spinnler H, Della Sala S (1988) The role of clinical neuropsychology in the neurological diagnosis of Alzheimer's disease. J Neurol 235: 258–271

Spinnler H, Della Sala S, Bandera R, Baddeley AD (1988) Dementia and the structure of human memory. Cogn Neuropsychol 5: 193–211

Sternberg DE, Jarvik ME (1976) Memory functions in depression. Arch Gen Psychiatry 33: 219–224

Sturm W (1997) Aufmerksamkeitsstörungen. In: Hartje W und Poeck K (Hrsg) Klinische Neuropsychologie, 3. neubearbeitete Auflage. Thieme, Stuttgart, S 283–289

Teasdale JD, Barnard PJ (1993) Affect, cognition and change. Erlbaum, Hove, UK

Tewes U (1991) HAWIE-R - Hamburg-Wechsler Intelligenztest für Erwachsene. Revision 1991. Huber, Bern

Tsang PS, Shaner TL (1998) Age, attention, expertise, and time-sharing performance. Psych Aging 13: 323–327

Veiel HOF (1997) A preliminary profile of neuropsychological deficits associated with Major depression. J Clin Exp Neuropsychol 19: 587–603

Venneri A, Turnbull OH, Della Sala S (1996) The taxonomic perspective: the neuropsychological diagnosis of dementia. Rev Eur Psych Appl 46: 179–190

Villa G, Cappa A, Tavolozza M, Gainotti G, Giordano A, Calcagni ML, De Rossi G (1995) Neuropsychological tests and [99mTc]-HM PAO SPECT in the diagnosis of Alzheimer's dementia. J Neurol 242: 359–366

Watkins PC, Vache C, Verney SP, Muller St, Mathews A (1996) Unconscious mood-congruent memory bias in depression. J Ab Psych 105: 34–41

Watts FN (1993) Problems of memory and concentration. In: Costello CG (ed) Symptoms of depression. Wiley, New York

Watts FN, Cooper Z (1989) The effects of depression of structural aspects of the recall of prose. J Ab Psych 98: 150–153

Watts FN, Sharrock R (1987) Cued recall in depression. Br J Clin Psychol 26: 149–150

Watts FN, Morris L, MacLeod AK (1987) Recognition memory in depression. J Ab Psych 96: 273–275

Watts FN, MacLeod AK, Morris L (1988) Associations between phenomenal and objective aspects of concentration problems in depressed patients. Br J Psychol 79: 241–250

Watts FN, Dalgleish T, Bourke P, Healy D (1990) Memory deficits in clinical depression: processing resources and the structure of materials. Psychol Med 20: 345–349

Weidlich S, Lamberti G (1993) DCS – Diagnosticum für Cerebralschädigung nach F. Hillers, 3. Auflage. Huber, Bern

Weingartner H, Cohen RM, Murphy DL, Martello J, Gerdt C (1981) Cognitive processes in depression. Arch Gen Psychiatry 38: 42–47

West RL (1996) An application of prefrontal cortex function theory to cognitive aging. Psychological Bulletin 120: 272–292

Williams JMG, Watts FN, MacLeod C, Mathews A (1997) Cognitive psychology and emotional disorders, 2nd edn. Wiley, New York

Wilson RS, Kaszniak AW, Bacon LD, Fox JH, Kelly MP (1982) Facial recogniton memory in dementia. Cortex 18: 329–336

Wingfield A, Stine AL, Lahar CJ, Aberdeen JS (1988) Does the capacity of working memory change with age? Exp Aging Res 14: 103–107

Wolfram H, Neumann J, Wieczorek V (1986) Psychologische Leistungstests in der Neurologie und Psychiatrie. Methoden und Normwerte. VEB Georg Thieme, Leipzig

Zaudig M (1995) (Hrsg) Demenz und „leichte kognitive Beeinträchtigung" im Alter. Huber, Bern

Zec RF (1993) Neuropsychological functioning in Alzheimer's disease. In: Parks RW, Zec RF, Wilson RS (eds) Neuropsychology of Alzheimer's disease and other dementias. Oxford University Press, New York, pp 3–80

Biologische Untersuchungen in der Differentialdiagnostik kognitiver und depressiver Störungen im Alter

H. U. Kötter, S. Stübner, U. Hegerl und H. Hampel

Einleitung

Die Differentialdiagnose von Depression und Demenz gestaltet sich im klinischen Alltag der Gerontopsychiatrie häufig als besonders schwierig, denn gerade bei älteren Patienten kommt es oft zu einer Überlappung von Krankheitssymptomen, die mit einer Alzheimer Demenz [AD], bzw. einer Depression einhergehen (Lauter and Dame, 1992; Kötter et al., 1996). Dabei kann es sich sowohl um die krankheitscharakterisierenden kognitiven und depressiven Kernsymptome als auch um begleitende Symptome handeln, wie beispielsweise psychovegetative Störungen oder Störungen des Antriebes sowie des Sozialverhaltens.

Depressive und dementielle Syndrome gehen mit einem erheblichen Leidensdruck der betroffenen Patienten als auch ihrer Angehörigen einher. Daher ist eine möglichst rasche und präzise Diagnostizierung der vorliegenden Störungen und deren differentialdiagnostische Abgrenzung sowohl gegenüber somatischen Erkrankungen als auch gegeneinander, für eine möglichst schnelle und spezifische Therapieeinleitung sowie die längerfristige Planung weiterer Hilfsmaßnahmen von größter Bedeutung.

25% aller depressiven Störungen sind mit kognitiven Defiziten und 30% aller Demenzen mit depressiven Symptomen vergesellschaftet (Folstein and McHugh, 1978; Wragg and Jeste, 1989). Demenz-Testskalen zeigen auch bei Depression viele Fragepunkte mit pathologischen Ergebnissen (Folstein and McHugh, 1978). Die Alzheimer Demenz (AD) stellt mit etwa 60–70% aller dementiellen Störungen die wichtigste Ursache dar (Amar and Wilcock, 1996) und ungefähr 60% aller Patienten mit AD weisen mindestens ein für Depression typisches Symptom auf (Burns, 1990).

Demenzähnliche Zustände im Rahmen depressiver Syndrome wurden bereits im letzten Jahrhundert als „melancholische Demenz" oder „dumme Depression" bezeichnet (Berrios, 1985; Cummings, 1983). Der nach wie vor umstrittene Begriff

„Pseudodemenz" wurde von Wernicke geprägt, der darunter im wesentlichen chronisch hysterische Zustände verstand, die eine mentale Schwäche vortäuschten. Als Ursache der sogenannten Pseudodemenz wurden in der Vergangenheit verschiedene zugrundeliegende Krankheitsbilder diskutiert. Neben dem Ganser-Syndrom (Hampel et al., 1996), hysterischen Konversions- und Dissoziationsphänomenen (Stübner et al., 1998), Persönlichkeitsstörungen, drogentoxischen und deliranten Phänomenen und Schizophrenien findet man kognitive Symptome jedoch am häufigsten im Rahmen depressiver Syndrome. Das Ausmaß der kognitiven Störungen scheint dabei vom Schweregrad der Depression abhängig zu sein (Berrios, 1985; Miller, 1975; Sternberg and Jarvik, 1976; Stromgren, 1977; Cohen, 1982).

Die Problematik der Differentialdiagnose besteht darin, daß es bei Vorliegen einer schweren Depression kaum möglich ist, Rückschlüsse auf ein zusätzlich bestehendes dementielles Syndrom zu ziehen. In diesem Bereich bestehende Defizite können häufig erst nach Abklingen der depressiven Störung genauer erkannt und umrissen werden. Auch haben viele Patienten, die an einem dementiellen Syndrom erkranken, im Laufe ihres Lebens auch bereits an einer depressiven Störung gelitten. Gedächtnis – und Konzentrationsschwierigkeiten können an früher erlebte Begleiterscheinungen depressiver Dekompensationen erinnern und zunächst nicht als Symptome einer neu auftretenden Krankheit wahrgenommen werden.

Ergebnisse einer Follow-up Untersuchung zeigten, daß 79% von 44 älteren Patienten mit depressiver „Pseudodemenz" im Verlauf von 4–18 Jahren eine AD entwickelten (Kral and Emery, 1989).

Weiterhin wurde beobachtet, daß bei Patienten über 44 Jahren eine reine Major Depression ohne kognitive Beeinträchtigungen selten ist (Cassens et al., 1990).

Inzwischen geht man nach Emery und Oxman (1992) bei der Betrachtung von Demenz und Depression von einem Kontinuum mit fünf sich überschneidenden Erkrankungssubtypen aus:

1. Major Depression ohne kognitive Beeinträchtigung (major depression without depressive dementia).
2. Depressive Pseudodemenz (depressive dementia).
3. Degenerative Demenz ohne depressive Störung (dementia without depression).
4. Degenerative Demenz assoziiert mit Depression (depression of degenerative dementia).
5. Unabhängiges und gleichzeitiges Auftreten einer degenerativen Demenz und einer Depression (independent co-occurrence of degenerative dementia and depression).

Demenz – und depressionstypische Veränderungen können also in unterschiedlichsten Kombinationen und Vernetzungen auftreten und in Ursachen und Wirkungen nur schwer faßbar sein.

Differentialdiagnose von Demenz und Depression

In der diagnostische Zuordnung und Abgrenzung dementieller und depressiver Syndrome ist das klinische Erscheinungsbild wegweisend, denn eindeutig demenz –

oder depressionsdefinierende biologische Marker sind derzeit nicht bekannt. Dennoch kann die Zusammenschau mehrerer, in diesem Kapitel dargestellter Parameter bei der Differentialdiagnose helfen (eine Übersicht findet sich in Tabelle 1). Außerdem sind somatische und neurologische Untersuchung nötig, um andere potentiell behandelbare Ursachen für psychische Veränderungen wie z.B. Stoffwechselstörungen, infektiöse oder maligne Erkrankungen auszuschließen.

Tabelle 1. Spektrum routinemäßiger und fakultativer Untersuchungen zur Differentialdiagnose von Demenz und Depression

Routineuntersuchungsprogramm (und Zusatzuntersuchungen)

1. Klinik
– Anamnese
– Fremdanamnese
– Psychiatrische Anamnese
– Suchtanamnese
– Medikamentenanamnese
– Familienanamnese
– Verlaufsbeobachtung
– Somatische Anamnese
– Somatische und neurologische Untersuchung

2. Blutuntersuchungen
– Diff. BB
– BSG
– GOT, GPT, γ-GT
– APH
– LDH
– Bilirubin
– Kreatinin, Harnstoff-N
– Elektrolyte: Natrium, Kalium, Calcium, Magnesium, Chlorid
– Blutfette: Cholesterin, HDL, LDL, Triglyceride
– (Harnsäure)
– Blutzucker (BZT, OGTT, HB_{A1})
– TSH, T3, FT4
– Vitamine: B1, B12, Folsäure, (Schilling-Test)
– Kupfer, Zöruloplasmin
– Parathormon
– (Cortisol)
– Luesserolgie: TPHA-Test
– Lymeserologie
– Vaskulitisparameter: z.B. ANA, ANCA, AMA
– (Lösungsmittel/Schwermetalle: z.B. Blei, Quecksilber, Benzol, Toluol)
– (Genetische Parameter: APO-E, (Presenilin 1 und 2, APP))
– (HIV-Test)

3. Urindiagnostik
– Urinstatus
– Urinsediment
– (Bakteriologie)
– Suchtstoffscreening: z.B. Benzodiazepine, Opiate

4. Liquordiagnostik
– Zellzahl
– Zelldifferenzierung
– Glucose

Tabelle 1. (Fortsetzung)

- IgG
- Oligoklonale Banden
- IgG-Index
- Albumin-Ratio
- (Evtl. Tau-Protein, β-Amyloid$_{1-42}$)

5. Neurophysiologie
- EEG
- (evozierte Potentiale)
- (Schlafpolygraphie)

6. Strukturelle Bildgebung
- Magnet Resonanz Tomographie (MRT) oder
- Cranielle Computer Tomographie (cCT)

7. Funktionelle Bildgebung
- Positronen Emissions Tomographie (PET) oder
- Single Photonen Emissions Computer Tomographie (SPECT)

Genetische Parameter

Bei insgesamt 5–10% der an der AD erkrankten Patienten finden sich weitere erstgradig-verwandte Erkrankte mit frühem oder spätem Erkrankungsbeginn. Diese Gruppe ist genetisch heterogen und zeigt verschiedene autosomal dominant vererbte Gen-Mutationen. Eine sehr kleine Untergruppe der familiären AD (FAD) von etwa 1–3% weist eine Mutation des APP Gens auf Chromosom 21 auf. Die Mehrheit aller FAD-Patienten, ca. 70%, zeigen eine Mutation des Presenilin-1 (PS-1) Gens auf Chromosom 14 (Sherrington et al., 1995), wenige Familien zeigen eine Mutation des Presenilin-2 (PS-2) Gens auf Chromosom 1 (Broeckhoven, 1995). Kürzlich publizierte Daten legen nahe, daß die beiden Presenilin-Mutationen eine Erkrankung mit frühem Beginn verursachen (Early Onset [EO]) (Haas, 1996).

Die überwiegende Zahl der AD-Erkrankungen (ca. 90%) umfaßt sogenannte „sporadische" Formen, d.h. ohne evidente familiäre Häufung. Auch für diese Patientengruppe gibt es Hinweise auf eine genetische Prädisposition, wobei u. a. drei Genloci diskutiert werden: das Apolipoprotein E (APOE) Gen (Chromosom 19), das α1-Antichymotrypsin (AACT) Gen und das PS-1 Gen (Kamboh et al., 1995; Wragg et al., 1996).

Auch bei affektiven Störungen wurden familiäre Häufungen beobachtet. Das Wiederholungsrisiko bei Angehörigen 1.Grades wird mit 10–36% angegeben (Andreasen et al., 1987), wobei weibliche Angehörige ein um mindestens zweifach erhöhtes Erkrankungsrisiko für unipolare Depressionen zeigen.

Für den klinischen Alltag haben genetische Untersuchungen derzeit noch keine Relevanz, da eine eindeutige Diagnosestellung noch nicht möglich ist.

Klinisch-chemische Untersuchungen

Laborchemische Untersuchungen von Serum- und Liquorparametern können in der Abklärung depressiver und dementieller Syndrome hilfreich sein, um andere evtl. kausal behandelbare Ursachen, wie entzündliche oder maligne Prozesse oder metabolische Störungen auszuschließen (z.B. Polyglobulie, Vaskulitis, hepatische Enzephalopathie, chronische Elektrolytstörung, renale Insuffizienz, Diabetes mellitus, Schilddrüsenerkrankungen, Kupfer- und Kalzium-Stoffwechselstörungen, Vitamin-Mangelsyndrome, Syphilis, AIDS, Meningoenzephalitis, etc.). Eine Übersicht routinemäßiger und fakultativer laborchemischer Untersuchungen gibt Tabelle 1.

Spezielle Liquorparameter

Eine Veränderung der Konzentrationen des IL-6 Receptor Komplexes im Liquor depressiver Patienten gegenüber gesunden Probanden konnte belegt werden. IL-6 und der lösliche IL-6 Receptor waren im Liquor von Patienten mit Major Depression hochsignifikant erniedrigt (Stübner et al., in press).

Ebenso konnte gezeigt werden, daß insbesondere die Expression des löslichen Interleukin-6 Rezeptor Komplexes (sIL-6R, sgp130) im Liquor von AD-Patienten signifikant erniedrigt ist (Hampel et al., 1998), wohingegen die Interleukin-6 Konzentration als nicht verändert gegenüber gesunden Kontrollen gezeigt werden konnte (Hampel et al., 1997b). Mithilfe der schrittweisen, multivariaten Diskriminanzanalyse konnte gezeigt werden, daß die Proteinkomponenten Tau protein und sgp130 am besten zwischen AD Patienten und gesunden Kontrollen unterscheiden (Hampel et al, in press).

Im Sinne einer Immunaktivation können auch Befunde gewertet werden, die sowohl bei einer Untergruppe der Alzheimer-Patienten als auch bei geriatrischen Patienten mit Major Depression Zeichen einer Dysfunktion der Blut-Liquor-Schranke zeigen (Hampel and Müller, 1995; Hampel et al., 1997a; Hampel et al., 1999).

Auch das β-Amyloid-Precursor-Protein [β-APP] und alpha-1-Antichymotrypsin [α1-ACT] als zentrale Bestandteile der neuritischen Plaques und zerebrovaskulären Ablagerungen, wurden in Liquor von Patienten mit AD untersucht. Sowohl das lösliche β-APP (Van Nostrand, 1992), als auch die Proteaseinhibitor tragende Isoform APP 751/770 (Prior et al., 1991) war in einigen Studien signifikant erniedrigt. Eine dtaillierte Übersicht findet sich bei Hampel und Kötter (1997).

Als wesentlicher biologischer Marker der AD wird inzwischen das Tau-Protein betrachtet, das in den Paired helical filaments (PHF) der Neurofibrillenbündel (Neurofibrillary tangles [NFT]) vorliegt. Es ist denkbar, daß durch die neurodegenerativen Vorgänge bei der Alzheimer-Krankheit die zytosolische Fraktion des Mikrotubuli-assoziierten Tau-Proteins freigesetzt wird. Das Tau-Protein konnte im Liquor von Patienten mit AD in höheren Konzentrationen gemessen werden als bei gesunden Kontrollpersonen. Erhöhte Tau-Konzentrationen konnten aber auch bei anderen neurologischen und dementiellen Erkrankungen nachgewiesen werden.

Tau könnte somit eher als ein Marker für die neuronale Degeneration als speziell für die Alzheimer-Krankheit anzusehen sein (Übersicht bei Buch et al., 1998).

Neurotransmitter

Da sowohl bei AD als auch Depression verschiedene Neurotransmittersysteme Veränderungen aufweisen, wurde auch hier versucht, differentialdiagnostische Marker zu definieren. Zusammenfassend läßt sich aber sagen, daß in vielen Arbeiten widersprüchliche Ergebnisse gefunden wurden, so daß hier nur aussagekräftige Untersuchungen beschrieben werden.

Acetylcholin (ACh) war eine der ersten im Liquor untersuchten Substanzen. Das cholinerge System des basalen Vorderhirns, das in den telenzephalen Kortex, den Hippocampus und die Amygdala projeziert, ist bei AD besonders betroffen. Aufgrund der hohen Acetycholinesteraseaktivität findet sich dieser Neurotransmitter aber nur in Spuren im Liquor (Giacobini, 1990). Die gemessenen Werte bei AD-Patienten überlappten sich mit denen von Kontrollkollektiven. Davis et al. (1985) fanden eine Korrelation zwischen dem ACh-Spiegel im Liquor und der kognitiven Verschlechterung. Zur gleichen Aussage kamen Tohgi et al. (1994), die eine signifikante Verminderung von ACh bei AD-Patienten nachweisen konnten.

Untersuchungen der Monoamine und deren Metabolite des serotonergen als auch des noradrenergen und dopaminergen Stoffwechsels brachten keine bisher klinisch verwertbaren Ergebnisse.

Überwiegend erniedrigte Werte zeigten Untersuchungen des DOPA-Stoffwechsels mit Dopamin und DOPAC (Tohgi et al., 1992). Untersuchungen der Homovanillinsäure (HVA) erbrachten sehr unterschiedliche Ergebnisse. Dies steht in Einklang mit den von Chui et al. (1985) berichteten extrapyramidalmotorischen Störungen bei etwa einem Drittel der Patienten mit AD, bei denen sich auch pathologische Veränderungen in der Substanzia nigra finden (Tabaton et al., 1985). Decker and McGaugh (1991) beschrieben die mögliche Rolle von Dopamin für kognitive Funktionen, indem sie zeigten, daß eine künstliche Verminderung von Dopamin im frontalen Kortex zu einer deutlichen kognitiven Verschlechterung führte. Die Veränderung des Verhaltens hingegen scheint eher mit Veränderungen im noradrenergen System zu korrespondieren, denn ein Mangel an NE korreliert mit dem Auftreten depressiver Syndrome (Zweig et al., 1988; Zubenko et al., 1990).

Das serotonerge System läßt sich durch Messungen von 5-Hydroxytryptamin (5-HT) und 5-Hydroxyindolessigsäure (5-HIAA) erfassen. Es wird davon ausgegangen, daß eine verminderte Aktivität im 5-HT Haushalt für eine Veränderung des Affektes, depressive Verstimmungen und Psychosen verantwortlich ist (Zweig et al., 1988). 5-HIAA war in allen Untersuchungen bei AD und auch bei Depression erniedrigt (Kawakatsu et al., 1990; Ito et al., 1990; Fukuda et al., 1989; Soininen et al., 1981; Palmer et al., 1984). Nicht jedoch bei Lee et al. (1990), die AD- mit Binswanger Patienten und nicht mit Kontrollen verglichen. Der katabole Abbau der Monoamine wird über die Monoaminooxidase (MAO) gesteuert. Sie liegt in den zwei Formen der MAO-A und MAO-B vor. Erstere ist insbesondere für den Abbau von Serotonin und Norepinephrin verantwortlich, zweitere für die oxidative Deaminierung verschiedenster exogener Amine. MAO-B war in Liquormessungen von Reinikainen et al. (1988) und Parnetti et al. (1994) erhöht und könnte ein Hinweis auf einen mit Gliosis verbundenen Prozeß sein (Hansen et al., 1987).

Neuroendokrinologische Parameter

Da Hormone als periphere und zentrale Regulatoren den Stoffwechsel steuern, wurden sie in Zusammenhang mit neurodegenerativen Erkrankungen eingehend untersucht. So wurde den Glukokortikoiden eine toxische Wirkung im Hippocampus nachgesagt, der gleichzeitig zentraler Wirkort adrenokortikaler Hormone ist. Bei Liquoruntersuchungen der Achse ACTH-CRH-Cortisol fanden sich verminderte Konzentrationen von ACTH bei AD (Suemaru et al., 1993; Nappi et al., 1988). Bei hirnbioptischen Untersuchungen war der Gehalt an CRH in frontalen, temporalen und okzipitalen Regionen des Kortex bei AD vermindert (De Souza et al., 1987; Whitehouse et al., 1987) und korrelierte signifikant mit einer verminderten ChAT Aktivität. Cortisol war im Liquor von AD-Patienten erhöht (Swaab et al., 1994) und korrelierte mit einer kognitiven Verschlechterung (Davis et al., 1985).

Bei depressiven Störungen stehen neuroendokrinologische Veränderungen aus folgenden Gründen im Zentrum wissenschaftlichen Interesses: es zeigen sich Symptome hypothalamischer Dysfunktion (Veränderungen von Appetit, Libido und adrenaler Funktion); Streßhormon-Spiegel sind bei affektiven Störungen durchgehend verändert; Streß kann eine affektive Störung auslösen oder verschlechtern; Antidepressiva haben einen intrinsischen Effekt auf die Genexpression von Corticotropin-Releasing Hormon (CRH).

Als neurobiologischer Funktionstest ist der Dexamethason-Suppressionstest zu erwähnen. Hierbei deutet eine verringerte Supprimierbarkeit des Serum-Kortisols nach Gabe von Dexamethason auf eine Störung der hypothalamisch-hypophysäradrenalen Aktivität hin. Bei Depressionen korrelieren der Kortisolspiegel und die Testantwort mit dem klinischen Verlauf, eine eindeutige Abgrenzung von anderen psychiatrischen Erkrankungen ist dadurch jedoch nicht möglich (Holsboer et al., 1982). Auch mit fortschreitender Demenz sinkt die Supprimierbarkeit des Kortisols (Jenike and Albert, 1984).

Neurophysiologische Untersuchungen

Als empfindliches, nichtinvasives Verfahren zur zerebralen Funktionsdiagnostik hat das EEG in der Diagnose und Differentialdiagnose dementieller Prozesse seinen Stellenwert (Hegerl und Möller, 1997). Bei Verwendung von quantitativem EEG ist der sensitivste Parameter, der auch Patienten mit leichter AD von gleichaltrigen gesunden Personen trennt, der Anstieg der relativen Theta-Aktivität oder das Verhältnis Alpha zu Theta (Coben et al., 1985, 1990; Penttilä et al., 1985; Soininen et al., 1991; Szelies et al., 1994). Die Sensitivität dieser Parameter (Prozentsatz der AD-Patienten mit einer entsprechenden EEG-Auffälligkeit) steht in einem umgekehrten Verhältnis zu ihrer Spezifität (Prozentsatz gesunder Personen ohne eine entsprechende EEG-Auffälligkeit). Bei Patienten mit leichter AD berichten die meisten Studien von einer lediglich mäßigen Sensitivität der EEG-Parameter (Sensitivität 20–36%), wenn höchste Anforderungen an die Spezifität gestellt werden (100%) (Brenner et al., 1986; Coben et al., 1990). Eine höhere Sensitivität von 83% bei einer Spezifität von 100% wurde berichtet, wenn sowohl die Frequenz als auch die Kohärenz der EEG-Aktivität berücksichtigt wird (Leuchter et al., 1987).

Die hohe Spezifität ist eine Besonderheit des EEG und kann diagnostisch genützt werden. Eine Zunahme der relativen Theta-Aktivität oder eine Verlangsamung der Alpha-Grundaktivität auf 7–8 Herz ist vor diesem Hintergrund ein starkes Argument für das Vorliegen einer Demenz und spricht z.B. gegen das alleinige Vorliegen einer Depression, einer Pseudodemenz oder einer benignen altersassoziierten Gedächtnisstörung. Es ist nicht ungewöhnlich, daß ein pathologisches EEG der einzige biologische Parameter ist, der den klinischen Verdacht auf die Diagnose leichte AD unterstützt. Eine Zunahme in der relativen Theta-Aktivität und eine Verlangsamung der Alpha-Grundaktivität wäre bei unmedizierten Patienten nicht mit der alleinigen Diagnose Depression oder psychogene Pseudodemenz zu vereinbaren. Ein unauffälliges EEG ist andererseits ein recht häufiger Befund bei leichter AD und ist deshalb bei leichter Demenz differentialdiagnostisch wenig aussagekräftig. In Tabelle 2 ist der differentialdiagnostische Aussagewert des EEG-Befundes in Abhängigkeit von der Demenzschwere dargestellt.

Untersucht wird zur Zeit, ob das EEG und die EKP (P300) bei Patienten mit AD als Verlaufsindikator unter einer Behandlung mit Antidementiva geeignet ist. Wegen des geringen Nutzen-Risiko-Verhältnisses der zur Verfügung stehenden Antidementiva wäre ein derartiger Indikator von klinischer Bedeutung.

Für die differentialdiagnostische Abgrenzung der vaskulären Demenz (VD) (z.B. Multiinfarkt-Demenz, subkortikale vaskuläre Demenz) ist die strukturelle Bildge-

Tabelle 2. Abhängigkeit des differentialdiagnostischen Aussagewertes des EEG-Befundes in Abhängigkeit von der Demenzschwere

		Demenz	
		Leicht	Schwer
EEG	o.B.	keine sichere Aussage	spricht gegen Alzheimer Demenz
			passt zu Morbus Pick oder subkortikalen Demenzformen
	Allgemeinveränderung	spricht gegen – Depression – Pseudodemenz – Benigne altersasoziierte Gedächtnisstörung passt zu Alzheimer-Demenz	passt u.a. zu Alzheimer Demenz und vaskulärer Demenz

bung indiziert. Das EEG zeigt nicht selten fokale Veränderungen sowie typischerweise einen noch gut erhaltenen Grundrhythmus. In einer Studie von Signorino et al. (1995) wurden 50 AD-Patienten mit 37 VD-Patienten und 36 älteren gesunden Probanden verglichen wurden. Der Frequenz-Gipfel der dominanten Aktivität im Frequenzbereich von 6,5–12 Herz war bei nur 44% der AD-Patienten erhalten, dagegen bei 97,3% der VD-Patienten. Das Verschwinden einer dominanten Grundaktivität wäre demnach ein Argument gegen das alleinige Vorliegen einer vaskulären Demenz. Ähnliche Ergebnisse wurden von Rosén et al. (1993) berichtet.

Bei einer Reihe von Erkrankungen, die mehr mit frontalen und subkortikalen Veränderungen einhergehen, findet sich trotz deutlicher Demenz oft ein unauffälliges EEG. Hierzu zählen z.B. die Pick'sche Erkrankung, andere Formen der Frontallappendegeneration (FLD), die Parkinson'sche Erkrankung mit Demenz oder die Alkoholdemenz.

Dies wurde z.B. von Förstl et al. (1996) in einer Studie an 10 Patienten mit Frontallappendegeneration beobachtet. Obwohl die meisten Patienten eine mittlere oder schwere Demenz aufwiesen (mittlerer MMSE = 15.4) unterschieden sich die FLD-Patienten nicht von gesunden Kontrollen bezüglich der EEG-Aktivität. Deshalb kann ein pathologisches EEG bei leichter Demenz ein Argument für das Vorliegen einer AD und gegen die oben genannten Diagnosen sein. Umgekehrt sollte bei einem unauffälligen EEG bei einem Patienten mit schwerer Demenz die Diagnose AD kritisch überdacht werden. Patienten mit mittelschwerer bis schwerer Demenz, bei denen post mortem die Diagnose AD verifiziert wurde, wiesen zu 96% ein pathologisches EEG auf (Soininen, 1992).

Patienten mit Creutzfeldt-Jakob'scher Erkrankung entwickeln ein typisches EEG-Muster mit generalisierten repetitiven bi- oder triphasischen Wellen mit einem Intervall von 0,5 bis 1,5 sec., die durch akustische Stimuli getriggert werden können. In Verbindung mit dem entsprechenden klinischen Kontext können diese typischen EEG-Muster hilfreich für die Stützung der Diagnose sein. Ein derartiges EEG-Muster ist bei AD äußerst ungewöhnlich.

Schlafpolygraphische Untersuchungen ergeben, daß im Alter der REM-Schlaf relativ stabil ist. Bei stärkerer Demenz kommt es jedoch zu einer Abnahme des REM-Schlafes und Zunahme der REM-Latenz, bei Depressionen hingegen zu einer Verkürzung der REM-Latenz (Bliwise, 1989; Reynolds et al., 1985). Zubenko et al. (1990) berichteten über eine verminderte totale REM-Schlaf Dichte bei AD im Vergleich zu alten depressiven Patienten.

Die Bedeutung des REM-Schlaf-EEG für die Frühdiagnose wurde unter Verwendung von Spektralanalyse-Verfahren untersucht. Mit dieser Methode konnten verschiedene Arbeitsgruppen bis zu über 90% der Patienten mit leichter AD und 95–98% der gesunden Kontrollen korrekt klassifizieren (Moe et al., 1993; Petit et al., 1992; Prinz et al., 1992). Moe und seine Mitarbeiter fanden beispielsweise deutliche Unterschiede in der quantitativen Spektralanalyse des tonischen REM-EEGs bei AD Patienten mit leichtgradiger Demenz im Vergleich zu depressiven Patienten und Kontrollen. Sie zeigten insbesondere eine Vermehrung der EEG-Aktivität im Bereich von 1–10 Hz und eine Verminderung im Bereich von 13–30 Hz.

In neuesten Untersuchungen wiesen die ereigniskorrelierten, „kognitven" Potentiale eine gute bis sehr gute diagnostische Trennschärfe zwischen Patienten mit leichten AD einerseits und gesunden Kontrollen beziehungsweise depressiven Patienten auf. Analysiert wurde die nach seltenen und aufgabenrelevanten Tönen auftretende P300, eine positive Potentialauslenkung ca. 300 ms nach den Tönen. Durch methodische Weiterentwicklung ist eine Trennung von Subkomponenten ermöglicht und die Reliabilität und physiologische Validität dieses Verfahrens deutlich verbessert worden (Hegerl und Frodl-Bauch, 1997). Ein repliziertes Ergebnis ist, daß Patienten mit AD gegenüber Depressiven und gesunden Kontrollen eine verzögerte Latenz der frontalen Subkomponente des P300 und eine verkleinerte Amplitude der parieto-zentralen Subkomponente aufweisen. Mit Hilfe dieser beiden Parameter liesen sich Patienten mit leichter AD (MMSE > 20) von gesunden altersadäquaten Kontrollen mit einer Spezifität von 81,4% und einer Sensitivität von 87,5% trennen. Von großem differentialdiagnostischem Interesse ist, daß die Trennung auch gegenüber depressiven Patienten mit einer Spezifität von 90,9% und einer Sensitivität von 87,5% gelang. Diese neue P300-Methode liefert demnach einen der besten zur Zeit verfügbaren biologischen Marker für die Diagnose und Differentialdiagnose der AD.

Strukturelle Bildgebung

Cranielle Computer Tomographie (cCT) und Magnet Resonanz Tomographie (MRT)

Die Magnet Resonanz Tomographie (MRT) und die cranielle Computer Tomographie (cCT) des Gehirns kommen als strukturelle bildgebende Verfahren bei der Untersuchung dementieller Patienten zur Anwendung. Bei der AD tragen cCT und MRT zur Verbesserung der Diagnosefindung und zur differentialdiagnostischen Abgrenzung anderer mit einem dementiellen Syndrom einhergehender Erkrankungen bei. Mit der Darstellung der Hirnmorphologie können zunächst Infarkte, Blutungen, Neoplasien oder ein Hydrozephalus ausgeschlossen werden. Die strukturelle Bildgebung dient damit zur Verbesserung der diagnostischen Genauigkeit. Darüber hinaus wurde in den vergangenen Jahren versucht, insbesondere in der MRT positive Kriterien zu erarbeiten, die das Vorliegen einer AD Pathologie im Gehirn wahrscheinlich machen.

Bei der AD wird regelmäßig eine signifikante Reduktion des Gesamthirnvolumens (total cerebral volume [TCV]) in einer Größenordnung von ca. 10% gefunden. Komplementär zum Substanzverlust kommt es bei Patienten mit fortgeschrittener AD zu einer Erweiterung des Gesamtliquorraums, des äußeren Liquorraums und der Ventrikel (Laakso et al., 1995; Parnetti et al., 1996; Pearlson et al., 1992; Pantel et al., 1996). Die gleiche Veränderung wurde allerdings auch bei alten depressiven Patienten gefunden (Krishnan, 1993).

Zwei Untersucher (Laakso et al., 1995; Pearlson et al., 1992) berichteten eine Korrelation zwischen der Minderung des Gesamthirnvolumens und dem Schweregrad der kognitiven Beeinträchtigung, gemessen mit der Mini Mental State Untersuchung (MMSE). Eine neuere Studie (Lehéricy et al., 1994) konnte dagegen keinen Zusammenhang zeigen.

Zahlreiche neuropathologische, computertomographische und MRT-Studien weisen auf eine besondere Beteiligung der Temporallappenstrukturen im Krankheitsverlauf der AD hin (Hyman et al., 1984; Ball et al., 1985; Seab et al., 1988; Arnold et al., 1991; Tanna et al., 1991; Arriagada et al., 1992; Alavi et al., 1993; Cuénod et al., 1993; de Leon et al., 1993; Ikeda et al., 1994; Jobst et al., 1994; Laakso et al., 1995). Es fand sich konsistent eine Atrophie der Strukturen des Hippocampus und des benachbarten Corpus amygdaloideum (AM) (Convit et al., 1997; Jack et al., 1997; Pantel et al., 1998; Krasuski et al., 1998), die in Kombination mit anderen strukturellen Maßen, wie Gesamthirnvolumen und Ventrikelweite eine sensitive Gruppentrennung ermöglichte (DeCarli et al., 1995). Kürzlich konnte gezeigt werden, daß Atrophie des Hippocampus in der MRT mit histopathologischen Veränderungen in dieser Struktur korreliert (Nagy et al., 1996). Gerade die volumetrische Untersuchung des Hippocampus bietet möglicherweise zukünftig die besten Möglichkeiten, frühzeitig und spezifisch Demenzen vom normalen Alter oder anderen Erkrankungen wie der Depression abzugrenzen (Jack et al., 1992; Kesslak et al., 1991).

Untersuchungen des Corpus Callosum zeigten ein Reduktion um 20 bis 35% bei AD-Patienten (Cuénod et al., 1993; Rusinek et al., 1991; Yamauchi et al., 1993; Hampel et al., 1998; Teipel et al., 1999a). Dies galt auch für Patienten ohne oder mit nur geringen pathologischen Signalveränderungen im Marklager (Teipel et al., 1998). In Übereinstimmung mit neuropathologischen Befunden blieben in der überwiegenden Mehrzahl der Untersuchungen die Basalganglien und der Thalamus von der generellen Atrophie ausgenommen. (Desmond et al., 1994; Kesslak et al., 1991; Laakso et al., 1995; Pearlson et al., 1992). Die von Aylward et al. (1994) berichteten erhöhten Signalintensitäten und verminderten Basalganglienvolumina bei bipolar affektiver Psychose im höheren Lebensalter muß in Folgestudien noch bestätigt werden.

Eine Übersicht über die MRT bei AD findet sich bei Hampel et al. (1997c).

Funktionelle Bildgebung

Single Photonen Emissions Computer Tomographie (SPECT) und Positronen Emissions Tomographie (PET)

Ergebnisse der funktionellen Bildgebung mit Hilfe von SPECT oder PET zeigen, daß metabolische Veränderungen des ZNS den strukturellen Veränderungen in den zugehörigen Regionen vorausgehen können. Roy und Sherrington (1890) stellten als erste die Hypothese auf, daß Hirnregionen mit großer Stoffwechselaktivität ihre Sauerstoff- und Nährstoffversorgung durch Erhöhung des regionalen Blutflusses sicherstellen. Regionen mit neuronalem Untergang zeigen dementsprechend einen geringeren metabolischen Umsatz und eine Verminderung des regionalen Blutflusses. Dabei korreliert die zerebrale Durchblutung [CBF] mit dem regionalen Sauerstoff- und Glukoseverbrauch [CMR] und weist so auf zerebrale Dysfunktionen hin (McGeer et al., 1986). Frackowiak et al. (1981), und nach ihm eine Vielzahl anderer Gruppen, erhoben Befunde im Sinne eines reduzierten zerebralen Glukosemetabolismus ([^{18}F]-Fluordesoxyglukose (FDG)-PET) und Blutflusses (SPECT, [^{15}O]-Sauerstoff-PET) bei AD-Patienten. Typischerweise findet sich eine Minderung der Perfusion und des Metabolismus im Parietal- und Temporallappen, mit einer relativen Aussparung der perizentralen Region und des Okzipitallappens. Im Fortschreiten der AD kommt es auch zu Veränderungen frontaler Kortexareale. Auch das SPECT-Verfahren zeigt ähnliche funktionelle Befunde.

Die computergestützte Quantifizierung regionaler Perfusionsminderungen und metabolischer Veränderungen kann zwischen AD-Patienten und alterskorrelierten gesunden Kontrollen unterscheiden. Auch bei anderen Demenzerkrankungen (z.B. Chorea Huntington, M. Parkinson) finden sich typische Veränderungen des Metabolismus, die in ihrer regionalen Verteilung gegenüber den Veränderungen bei der AD abgegrenzt werden können. Auf eine größere Population angewandt, scheinen jedoch die beobachteten metabolischen Muster keine ausreichende Trennschärfe zur unabhängigen AD-Diagnostik zu besitzen. Demgegenüber haben metabolische Studien ihren Wert bei der Untersuchung individueller regionaler Asymmetrien, die mit klinischen Symptomen korrelieren. Haxby et al. (1985) fanden bei AD-Patienten einen erniedrigten rechtsparietalen Glukosemetabolismus assoziiert mit ausgeprägten Beeinträchtigungen der visuell-räumlichen Wahrnehmung sowie einen Hypometabolismus im linken Parietalkortex mit fortgeschrittenen Aphasien. Dabei gingen die metabolischen Veränderungen den neurophysiologischen Defiziten um etwas ein Jahr vorraus. In den letzten Jahren wurden auch PET-Aktivierungsstudien mit kognitiver Aufgabenstellung durchgeführt, die insgesamt eine bessere Unterscheidung zwischen AD- und Kontrollpersonen erlaubten. Sie erwiesen sich vor allem in der Untersuchung früher Demenzstadien nützlich. Es zeigte sich eine abnorme Aktivierung des Temporallappens als Resultat der gestörten Informationsverarbeitung (Pietrini et al., 1997). Eine Übersicht über die PET bei der AD, insbesondere über die Ergebnisse von Aktivierungsstudien findet sich bei Teipel et al. (1999b).

Reischies et al. (1989) und Schlegel et al. (1989) fanden bei depressiven Erkrankungen keine Veränderung der Durchblutung und des Glukosestoffwechsels. Neuere Untersuchungen fanden bei Depression im Alter im PET eine generelle Reduktion des zerebralen Glukose-Metabolismus, weisen aber insbesondere auf einen frontalen Hypometabolismus hin (George et al., 1993).

Zudem wurden Korrelationen zwischen der Beteiligung des dorsolateral präfrontalen Kortex, einer verminderten Aktivität und psychomotorischer Verlangsamung gefunden. Weiterhin scheint die Verminderung von CBF und CMR, insbesondere im frontalen Bereich ein möglicher Marker für den Schweregrad und Verlauf zu sein. Die gezeigten metabolischen Veränderungen waren mit Remission des depressiven Syndroms reversibel.

Für Patienten mit der Diagnose AD und Depression (nach DSM-III-R) berichten Starkstein et al. (1995) einen signifikant reduzierten regionalen zerebralen Blutfluß über der linken Hemisphäre im Vergleich zu Patienten mit AD und dysthymer Verstimmung.

Perspektiven

Die jüngsten Ergebnisse der biologisch orientierten neuropsychiatrischen Forschung verstärken die Hoffnung, daß zukünftig biologisch faßbare Marker, bzw. Parameterkombinationen, aufbauend auf ein tieferes Verständnis der zugrundeliegenden Ätiologie vorliegen werden, die es ermöglichen, depressive und dementielle Erkrankungen eindeutiger und früher zu diagnostizieren.

Bereits jetzt stellen bildgebende, neuro- und molekularbiologische und neurophysiologische Verfahren im Rahmen eines mehrdimensionalen ineinandergreifenden diagnostischen Konzeptes Ergebnisse zur Verfügung, die eine präzise Differentialdiagnose unterstützen.

An neuen weiterführenden Ansätzen erscheinen derzeit unter anderem Untersuchungen des ApoE-Genotyps, die Bestimmung des Tau Proteins, der β-Amyloid$_{1-42}$ Monomere und die Analysen immunologischer Parameter, wie beispielsweise einzelner Komponenten des löslichen IL-6 Rezeptor-Komplexes sowie die Kombinationen verschiedener Parameter als besonders vielversprechend. Bei der Optimierung der Trennschärfe in der Früh- und Differentialdiagnose bzw. bei der Überprüfung der prädiktiven Aussagekraft verschiedener potentieller Markerproteine, sind geeignete statistische Verfahren, insbesondere die schrittweise, multivariate Diskriminanzanalyse vielversprechend. Stehen solche Markerproteine bzw. Proteinkombinationen erst einmal zur Verfügung, erscheint es denkbar sie auch zur Monitorierung spezifischer pathologischer Prozesse in der Krankheitsprogression, zur Monitorierung der Wirksamkeit von Medikamenteneffekten und bei der Prädiktion von Therapierespondern oder Non-Respondern einzusetzten.

Literatur

Alavi A, Newberg AN, Souder E, Berlin JA (1993) Quantitative analysis of PET and MRI data in normal aging and Alzheimer's disease: atrophy weighted total brain metabolism and absolute whole brain metabolism as reliable discriminators. J Nucl Med 34: 1681–1687

Amar K, Wilcock G (1996) Vascular dementia. BMJ 312 (7025): 227–231

American Psychiatric Association (1987) Diagnostic and statistical manual of mental Disorders 3. überarb. Aufl. Washington DC, pp 97–163

American Psychiatric Association (1994) Diagnostic and statistical manual of mental disorders. 4. überarb. Aufl. Washington DC

Andreasen NC, Rice J, Endicott J, Coryell W, Grove WM, Reich TH (1987) Familial rates of affective disorder. A report from the National Institute of Mental Health Collaborative Study. Arch Gen Psychiatry 44: 461–469

Arnold SE, Hyman BT, Flory J, Damasio AR, Van Hoesen GW (1991) The topographical and neuroanatomical distribution of neurofibrillary tangles and neuritic plaques in the cerebral cortex of patients with Alzheimer's disease. Cerebral Cortex 1: 103–116

Arriagada P, Growdon JH, Hedley-Whyte ET, Hyman BT (1992) Neurofibrillary tangles but not senile plaques parallel duration and severity of Alzheimer's disease. Neurology 42: 631–639

Aylward EH, Roberts-Twillie JV, Barta PE et al (1994) Basal ganglia volumes and white matter hyperintensities in patients with bipolar disorder. Am J Psychiatry 151 (5): 687–693

Ball MJ, Hachinski V, Fox A (1985) A new definition of Alzheimer's disease: a hippocampal dementia. Lancet 82: 4531–4534
Berrios CE (1985) Pseudodementia or melancholic dementia: a nineteenth century view. J Neurol Neurosurg Psychiatry 48: 393–400
Bliwise DL (1989) REM latency in Alzheimer's disease. Biol Psychiatry 25: 320–328
Brenner R, Ulrich RF, Spiker DG, Scalabassi RJ, Reynolds CF (1986) Computerized EEG spectral analysis in elderly normal, demented and depressed subjects. Elwectroencephalography Clin Neurophys 75: 148–154
Broeckhoven CV (1995) Presenilin and Alzheimer disease. Nature Genet 11: 230–232
Buch K, Riemenschneider M, Bartenstein P, Willoch F, Müller U, Schmolke M, Nolde T, Steinmann C, Guder WG, Kurz A (1996) Tau-Protein – Ein potentieller biologischer Indikator zur Früherkennung der Alzheimer-Krankheit. Nervenarzt 69: 379–385
Burns A (1990) Psychiatric phenomena in Alzheimer's disease: disorders of mood. Br J Psychiatry 157: 81–86
Cassens G, Wolfu L, Zola M (1990) The Neuropsychology of depressions. J Neuropsychiatry Clin Neurosci 2(2): 202–213
Chui H C, Teng E L, Henderson V W, Moy A C (1985) Clinical subtypes of dementia of the Alzheimer type. Neurology 35: 1544–1550
Coben La, Danziger W, Storandt M (1985) A longitudinal EEG study of mild senile dementia of Alzheimer'type: changes at 1 year and at 2.5 years. Electroencepohalography Clin Neurophys 61: 101–112
Coben LA Chi D, Snyder AZ, Storandt M (1990) Replication of a study of frequency analysis of the resting awake EEG in mild probabale Alzheimer's disease. Electroencephalography Clin Neurophys 75: 148–154
Cohen RM (1982) Effort and cognition in depression. Arch Gen Psychiatry 39: 593–597
Convit A, DeLeon M J, Tarshish C, DeSanti S, Tsui W, Rusinek H, George A (1997) Specific hippocampal volume reductions in individuals at risk for Alzheimer's disease. Neurobiol Aging 18: 131–138
Cuénod C-A, Denys A, Michot J-L, Jehenson P, Forette F, Kaplan D, Syrota A, Boller F (1993) Amygdala atrophy in Alzheimer's disease
Cummings JL (1983) Treatable dementias. Adv Neurol 38: 165–183
Davis B M, Mohs R C, Greenwald B S, Mathe A A, Johns C A, Horvath T B, Davis K L (1985) Clinical studies of the cholinergic deficit in Alzheimer's disease. Neurochemical and neuroendocrine studies. J Am Geriatr Soc 33: 741–748
de Leon MJ, Golomb J, George AE, Convit A, Tarshish CY, McRae T, De Santi S, Smith G, Ferris SH, Noz M, Rusinek H (1993) The radiologic prediction of Alzheimer disease: the atrophic hippocampal formation. Am J Neuroradiol 14: 897–906
De Souza E B, Whitehouse P J, Price D L, Vale W W (1987) Abnormalities in corticotropin-releasing hormone (CRH) in Alzheimer's disease and other human disorders. Ann N Y Acad Sci 512: 237–247
DeCarli C, Murphy DGM, McIntosh AR, Teichberg D, Schapiro MB, Horwitz B (1995) Discriminant analysis of MRI measures as a method to determine the presence of dementia of the Alzheimer type. Psychiatr Res 57: 119–130
Decker M W, McGaugh J L (1991) The role of interactions between the cholinergic system and other neuromodulatory systems in learning and memory. Synapse 7: 151–68
Desmond PM, O'Brien JT, Tress BM, Ames DJ, Clement JG, Clement P, Schweitzer I, Tuckwell V, Robinson GS (1994) Volumetric and visual assessment of the mesial temporal sructures in Alzheimer's disease. Aust NZ J Med 24: 547–553
Emery VO and Oxman TE (1992) Update on the dementia spectrum of depression. Am J Psychiatry 149: 305–317
Folstein MF, McHugh PR (1978) The dementia syndrome of depression. In: Katzman R, Terry RD, Bick KL (Hrsg) Alzheimer's disease: senile dementia and related disorders (aging, vol. 7), Raven Press, New York

Förstl H, Besthorn C, Hentschel F, Geiger-Kabisch C, Sattel H (1996) Frontal lobe degeneration and Alzheimer's disease: a controlled study on clinical findings, volumetric brain changes and quantitative electroencephalography data. Dementia 7: 27–34

Frackowiak R, Pozzilli C, Legg N et al. (1981) Regional cerebral oxygen supply and utilization in dementia: a clinical and physiological study with oxygen-15 and positron tomography. Brain 104: 753–778

Fukuda H, Nakamura S, Hara K, Udaka F, Kameyama M (1989) Study on the concentration of 5-hydroxyindoleacetic acid (5-HIAA) in the lumbar cerebrospinal fluid (CSF) in neurological diseases. Rinsho Shinkeigaku 29: 1192–1194

George SM, Ketter RA, Post RM (1993) SPECT and PET imaging in mood disorders. J Clin Psychiatry (54) 11: 6–13

Giacobini E (1990) The cholinergic system in Alzheimer's disease. Prog Brain Res 84, 321–322

Hampel H, Kötter HU (1997) Liquordiagnostik. Handbuch Morbus Alzheimer. Neurobiologie, Diagnose und Therapie. In: Weiss S, Weber J (Hrsg) Beltz Psychologie Verlags Union, S 689–753

Hampel H, Müller N (1995) Inflammatory mechanisms in Alzheimer's disease. Drug News Perspectives 8 (10): 599–608

Hampel H, Berger C, Müller N (1996) A case of Ganser's state presenting as a dementia syndrome. Psychopathology 29: 236–241

Hampel H, Kötter HU, Müller-Spahn F (1997a) Blood-Cerebrospinal-Fluid-Barrier dysfunction for high molecular weight proteins in Alzheimer's disease and major depression: indication for disease subsets. Alzheimer's Dis Ass Disord 11(2): 78–87

Hampel H, Schoen D, Schwarz MJ, Kötter HU, Schneider C, Sunderland T, Dukoff R, Levy J, Padberg F, Stübner S, Buch K, Müller N, Möller HJ (1997b) Interleukin-6 CSF-levels are not altered in patients at risk and Alzheimer's disease. Neuroscien Lett 228: 143–146

Hampel H, Teipel SJ, Kötter HU, Horwitz B, Pfluger Th, Mager T, Möller HJ, Müller-Spahn F (1997c) Strukturelle Magnet Resonanz Tomographie in Diagnostik und Erforschung der Demenz vom Alzheimer Typ. Nervenarzt 68(5): 365–378

Hampel H, Sunderland T, Kötter HU, Schneider C, Dukoff R, Levy J, Möller HJ (1998) Decreased soluble interleukin-6 receptor in CSF of patients with Alzheimer's disease. Brain Res 780(2): 351–354

Hampel H, Teipel S J, Alexander G E, Horwitz B, Teichberg D, Schapiro M B, Rapoport S I (1998b) Corpus callosum atrophy is a possible indicator for region and cell type specific neuronal degeneration in Alzheimer disease: an MRI analysis. Arch Neurol 55: 193–198

Hampel H, Kötter HU, Padberg F, Körschenhausen D, Möller HJ (1999) Oligoclonal IgG bands and blood-cerebrospinal-fluid-barrier dysfunction in a subset of patients with Alzheimer's disease: comparison with vascular dementia, major depression, and multiple sclerosis. Alzheimer's Dis Ass Disord 13(1): 9–19

Hampel H, Teipel SJ, Padberg F, Haslinger A, Riemenschneider M, Schwarz MJ, Kötter HU, Scheloske M, Buch K, Stübner S, Dukoff R, Lasser R, Müller N, Sunderland T, Rapoport SI, Möller HJ (1999) Discriminant power of combined cerebrospinal fluid tau protein and soluble gp130 in the diagnosis of Alzheimer's disease. Brain Res 823(1–2): 104–112

Hansen L A, Armstrong D M, Terry D (1987) An immunohistochemical quantification of fribrous astrocytes in the aging human cerebral cortex. Neuribiol Aging 8: 1–6

Haass C (1996) Preseniline because of presenilin: the presenilin genes and early onset Alzheimer's disease. Curr Opin Neurol 254–259

Haxby JV, Duara R, Grady CL et al (1985) Relations between neuropsychological and cerebral metabolic asymmetries in early Alzheimer's disease. J Cereb Blood Flow Metab 5: 193–200

Hegerl U, Frodl-Bauch T (1997) Dipole source analysis of auditory evoked P300: a methodological advance? Psychiatry Res Neuroimaging 74: 109–118

Hegerl U, Möller HJ (1997) EEG as a diagnostic instrument in dementia: review and perspectives. Int Psychogeriat 9 [Suppl] 1: 37–46

Holsboer F, Liebl R, Hofschuster E (1982) Repeated dexamethasone suppression test during depressive illness. Normalisation of test result compared with clinical improvement. J Affective Disord 4(2): 93–101

Hyman BT, Van Hoesen GW, Damasio AR, Barnes CL (1984) Alzheimer's disease: cell specific pathology isolates the hippocampal formation. Science 225: 1168–1170

Ikeda M, Tanabe H, Nakagawa Y, Kazui H, Oi H, Yamazaki H, Harada K, Nishimura T (1994) MRI-based quantitative assesment of the hippocampal region in very mild to moderate Alzheimer's disease. Neuroradiology 36: 7–10

Ito J, Yamao S, Fukuda H, Mimori Y, Nakamura S (1990) The P300 event-related potentials in dementia of the Alzheimer type. Correlations between P300 and monoamine metabolites. Electroencephalogr Clin Neurophysiol 77: 174–178

Jack CR, Petersen RC, O'Brien PC, Tangalos EG (1992) MR-based hippocampal volumetry in the diagnosis of Alzheimer's disease. Neurology 42: 183–188

Jenike M, Albert MS (1984) The dexamethasone suppressiontest in patients with presenile and senile dementia of the Alzheimer's type. J Am Geriatr Soc 32: 441–444

Jobst KA, Smith AD, Szatmari M, Esiri MM, Jaskowski A, Hindley N, McDonald B, Molyneux A (1994) Rapidly progressing atrophy of medial temporal lobe in Alzheimer's disease. Lancet 343: 829–830

Kamboh MI, Narambir D, Sanghera K, Ferrell R, DeKosky S (1995) APOE4-associated Alzheimer' disease risk modified by a1-antichymotrypsin polymorphism. Nature Genet 10: 486–488

Kawakatsu S, Morinobu S, Shinohara M, Totsuka S, Kobashi K (1990) Acetylcholinesterase activities and monoamine metabolite levels in the cerebrospinal fluid of patients with Alzheimer's disease. Biol Psychiatry 28: 387–400

Kesslak PJ, Nalcioglu O, Cotman CW (1991) Quantification of magnetic resonance scans for hippocampal and parahippocampal atrophy in Alzheimer's disease. Neurology 41: 51–54

Kötter HU, Hampel H, Möller HJ (1996) Dementia or Depression? Differential diagnosis when symptoms overlap. Alzheimer Insights 2: 5–9

Kral VA, Emery OB (1989) Long-term follow-up of depressive pseudodementia of the aged. Can J Psychiatry 34(5): 445–446

Krasuski J S, Alexander G E, Horwitz B, Daly E M, Murphy D G M, Rapoport S I, Schapiro M B (1998) Volumes of medial temporal lobe structures in patients with Alzheimer's disease and mild cognitive impairment (and in healthy controls). Biol Psychiatry 43: 60–68

Krishnan KRR (1993) Neuroanatomic substrates of depression in the elderly. J Geriatr Psychiatry Neurol. 1: 39–58

Laakso MP, Soininen H, Partanen K, Helkala E-L, Hartikainen P, Vainio P, Hallikainen M, Hänninen T, Riekinnen Sr PJ (1995) Volumes of hippocampus, amygdala and frontal lobes in MRI-based diagnosis of early Alzheimer's disease: correlation with memory functions. J Neural Transm 9: 73–86

Lauter H, Dame S (1992) Depressive disorders and dementia: the clinical view. Acta Psychiatr Scand 366: 40–46

Lee S, Chiba T, Kitahama T, Kaieda R, Hagiwara M, Nagazumi A, Terashi A (1990) CSF beta-endorphin, HVA and 5-HIAA of dementia of the Alzheimer type and Binswanger's disease in the elderly. J Neural Transm [Suppl] 30: 45–55

Lehéricy S, Baulac M, Chiras J, Piérot L, Martin N, Pillon B, Deweer B, Dubois B, Marsault C (1994) Amygdalohippocampal MR volume measurements in the early stages of Alzheimer's disease. Am J Neuroradiol 15: 927–937

Leuchter AF, Spar JE, Walter DO, Weiner H (1987) Electroencephalographic spectra and coherence in the diagnosis of Alzheimer's-type and multi-infarct dementia. Arch Gen Psychiatry 44: 993–998

McGeer PL, kamo H, Harrop R, Li DK, Tuokko H, McGeer EG, Adam MJ, Ammann W, Beattie BL, Calme DB (1986) Positron emission tomography in patients with clinically diagnosed Alzheimer's disease. Can Med Assoc J 134: 597–601

McKhann G, Drachman G, Folstein M, Katzman R, Price D, Standlan EM (1984) Clinical diagnosis of Alzheimer's disease: report of the NINCDS/ADRDA workgroup under the auspices of the Department of Health and and human services task force on Alzheimer's disease. Neurology 34: 939–944

Miller WR (1975) Psychological deficit in depression. Psychol Bull 82: 238–260

Moe KE, Larsen LH, Prinz PN, Vitiello (1993) Major unipolar depression and mild Alzheimer's disease: differentiation by quantitative tonic REM EEG. EEG Clin Neurophysiol 86: 238–246

Nagy Z, Jobst K A, Esiri M M, Morris J H, King E M-F, MacDonald B, Litchfield S, Barnetson L, Smith A D (1996) Hippocampal pathology reflects memory deficit and brain imaging meaurements in Alzheimer's disease: clinicopathological correlations using three sets of pathologic diagnostic criteria. Dementia 7: 76–81

Nappi G, Facchinetti F, Martignoni E, Petraglia F, Sinforiani E, Bono G, Genazzani A R (1988) N-terminal ACTH fragments increase the CSF beta-EP content in Alzheimer type dementia. Acta Neurol Scand 78: 146–151

Palmer A M, Sims N R, Bowen D M, Neary D, Palo J, Wikstrom J, Davison A N (1984) Monoamine metabolite concentrations in lumbar cerebrospinal fluid of patients with histologically verified Alzheimer's dementia. J Neurol Neurosurg Psychiatry 47: 481–484

Pantel J, Schröder J, Schmitt R, Schad LR, Knopp MV, Geissler M, Uhde WH, Blüml S, Friedlinger M, Klemenz M, Essig M, Sauer H (1996) Quantitative Magnetresonanztomographie und Schweregrad der Defizite bei der Demenz vom Alzheimer-Typ. Nervenarzt 67: 46–52

Parnetti L, Reboldi G P, Santucci C, Santucci A, Gaiti A, Brunetti M, Cecchetti R, Senin U (1994) Platelet MAO-B activity as a marker of behavioural characteristics in dementia disorders. Aging Milano 6: 201–207

Parnetti L, Lowenthal DT, Presciutti O, Pellicioli GP, Palumbo R, Gobbi G, Chiarini P, Palumbo B, Tarduci R, Senin U (1996) 1H-MRS, MRI-based hippocampal volumetry, and 99mTc-HMPAO-SPECT in normal aging, age associated memory impairment, and probable Alzheimer's disease. J Am Geriatr Soc 44: 133–138

Pearlson GD, Harris GJ, Powers RE, Barta PE, Camargo EE, Chase GA, Noga JT, Tune LE (1992) Quantitative changes in mesial temporal volume, regional cerebral blood flow, and cognition in Alzheimer's disease. Arch Gen Psychiatry 49: 402–408

Penttilä M, Partanen JV, Soininen H, Riekkinen PJ (1985) Quantitative analysis of occipital EEG in different stages of Alzheimer's disease. Electroencephalography and clinical Neurophysiology 60: 1–6

Petit D, Montplaisir D, Lorrain D, Gauthier S (1992) Spectral analysis of the rapid eye movement sleep electroencephalogram in right and left temporal regions: a biological marker of Alzheimer's disease. Ann Neurol 32: 172–176

Pietrini P, Dani A, Furey M L, Alexander G E, Freo U, Grady C L, Mentis M J, Mangot D, Simon E W, Horwitz B, Haxby J V, Schapiro M B (1997) Low glucose metabolism during brain stimulation in older Down's syndrome subjects at risk for Alzheimer's disease prior to dementia. Am J Psychiatry 154: 1063–1069

Prinz P N, Larsen L H, Moe K E, Vitiello M V (1992) EEG markers of early Alzheimer's disease in computer selected tonic REM sleep. Electroencephalogr Clin Neurophysiol 83: 36–43

Prior R, Monning U, Schreiter Gasser U, Weidemann A, Blennow K, Gottfries C G, Masters C L, Beyreuther K (1991) Quantitative changes in the amyloid beta A4 precursor protein in Alzheimer cerebrospinal fluid. Neurosci Lett 124: 69–73

Reinikainen K J, Paljarvi L, Halonen T, Malminen O, Kosma V M, Laakso M, Riekkinen P J (1988) Dopaminergic system and monoamine oxidase-B activity in Alzheimer's disease. Neurobiol Aging 9: 245–252

Reischies FM, Hedde JP, Drochner R (1989) Clinical correlates of cerebral blood flow in depression. Psychiatry Res 29: 323–326

Reynolds CF, Kupfer DJ, Taska LS, Hoch CC, Spiker DG (1985) EEG sleep in elderly depressed, demented and healthy subjects. Biol Psychiatry 20: 431–442

Rosén I, Gustafson L, Risberg J (1993) Multichannel EEG frequency analysis and somatosensory-evoked potentials in patients with different types of organic dementia. Dementia 4: 43–49

Roy C, Sherrington C (1890) On the regulation of the blood supply of the brain. J Physiol 11: 85–108

Rusinek H, de Leon MJ, George AE, Stylopoulos LA, Chandra R, Smith G, Rand T, Mourino M, Kowalsky H (1991) Alzheimer disease: measuring loss of cerebral grey matter with MR imaging. Radiology 178: 109–114

Schlegel S, Aldenhoff JB, Eissner D, Lindner P, Nickel O (1989) Regional cerebral blood flow in depression: associations with psychopathology. J Affect Disord 17(3): 211–218

Seab JP, Jagust WJ, Wong STS, Roos MS, Reed BR, Budinger TF (1988) Quantitative NMR measurements of hippocampal atrophy in Alzheimer's disease. Magn Reson Med 8: 200–208

Sherrington R, Rogaev EI, Liang Y, Rogaeva EA, Levesque G, Ikeda M, Chi H, Lin C et al. (1995) Cloning of a gene bearing missense mutations in early onset familial Alzheimer's disease. Nature 375: 754–760

Signorino M, Pucci E, Belardinelli N, Nolfe G, Angeleri F (1995) EEG spectral analysis in vascular and Alzheimer dementia. Electroencephalogr Clin Neurophysiol 94: 313–325

Soininen H, MacDonald E, Rekonen M, Riekkinen P J (1981) Homovanillic acid and 5-hydroxyindoleacetic acid levels in cerebrospinal fluid of patients with senile dementia of Alzheimer type. Acta Neurol Scand 64: 101–107

Soininen H, Partanen J, Paakonen A, Koivisto E, Riekkinen PJ (1991) Changes in absolute power values of EEG spectra in the follow-up of Alzheimer's disease. Acta Neurol Scand 83: 133–136

Soininen H, Reinikainen KJ, Partanen J, Helkala E-L, Paljärvi L, Riekkinen PJ (1992) Slowing of electroencephalogram and choline acetyltransferase activity in post mortem frontal cortex in definite Alzheimer's disease. Neuroscience 49: 529–535

Starkstein SE, Vazquez S, Migliorelli R (1995) A SPECT study of depression. Neuropsychiatry Neuropsychol Behav Neurol 8: 38–43

Sternberg DE, Jarvik ME (1976) Memory functions in depression. Arch Gen Psychiatry 33: 219–224

Stromgren LS (1977) The influence of depression on memory. Acta Psychiatr Scand 56: 109–128

Stübner S, Völkl G, Soyka M (1998) Zur Differentialdiagnose der dissoziativen Identitätsstörung (multiple Persönlichkeitsstörung). Nervenarzt 69: 440–445

Stübner S, Schön T, Padberg F, Teipel SJ, Schwarz MJ, Haslinger A, Buch K, Dukoff R, Lasser R, Müller N, Sunderland T, Rapoport SI, Möller HJ, Hampel H Interleukin-6 and the soluble IL-6 receptor are decreased un cerebrospnal flkuid of geriatric patiens with major depression: no alteration of soluble gp 130. Neurosci Lett (in press)

Suemaru S, Suemaru K, Hashimoto K, Ogasa T, Hirasawa R, Makino S, Kageyama J (1993) Cerebrospinal fluid corticotropin-releasing hormone and ACTH, and peripherally circulating choline-containing phospholipid in senile dementia. Life Sci 53: 697–706

Swaab D F, Raadsheer F C, Endert E, Hofman M A, Kamphorst W, Ravid R (1994) Increased cortisol levels in aging and Alzheimer's disease in postmortem cerebrospinal fluid. J Neuroendocrinol 6: 681–687

Szelies B, Mielke R, Herholz K, Heiss WD (1994) Quantitative topographical EEG compared to FDG PET for classification of vascular and degenerative dementia. Electroencephalogr Clin Neurophys 91: 131–139

Tabaton M, Schenone A, Romagnoli P, Mancardi G L (1985) A quantitative and ultrastructural study of substantia nigra and nucleus centralis superior in Alzheimer's disease. Acta Neuropathol Berl 68: 218–223

Tanna NK, Kohn MI, Horwich DN, Jolles PR, Zimmermann RA, Alves WM, Alavi A (1991) Analysis of brain and cerebrospinal fluid volumes with MR imaging: impact on PET Data correction. Radiology 178: 123–130

Teipel S J, Hampel H, Alexander G E, Schapiro M B, Horwitz B, Teichberg D, Daley E, Möller H-J, Hippius H, Rapoport SI (1998) Dissociation between white matter pathology and corpus callosum atrophy in Alzheimer's disease. Neurology 51: 1381–1385

Teipel S J, Hampel H, Pietrini P, Alexander G E, Horwitz B, Daley E, Möller HJ, Schapiro M B, Rapoport S I (1999a) Region specific corpus callosum atrophy correlates with regional pattern of cortical glucose metabolism in Alzheimer's disease. Arch Neurol 56 (im Druck)

Teipel S J, Pietrini P, Möller H-J, Rapoport S I, Hampel H (1999b) Positron emission tomography and the effect of aging and neurodegeneration on brain function. Part II: PET in Alzheimer's disease – from resting state to activation studies. Drug News Perspectiv (im Druck)

Tohgi H, Ueno M, Abe T, Takahashi S, Nozaki Y (1992) Remarkable reduction in acetylcholine concentration in the cerebrospinal fluid from patients with Alzheimer type dementia. J Neural Transm Park Dis Dement Sect 4: 69–77

Tohgi H, Abe T, Hashiguchi K, Saheki M, Takahashi S (1994) Remarkable reduction in acetylcholine concentration in the cerebrospinal fluid from patients with Alzheimer type dementia. Neurosci Lett 177: 139–142

Whitehouse P J, Vale W W, Zweig R M, Singer H S, Mayeux R, Kuhar M J, Price D L, De Souza E B (1987) Reductions in corticotropin releasing factor-like immunoreactivity in cerebral cortex in Alzheimer's disease, Parkinson's disease, and progressive supranuclear palsy. Neurology 37: 905–909

Wragg RE, Jeste DV (1989) Overview of depression and psychosis in Alzheimer's disease. Am J Psychiatry 146: 577–587

Wragg M, Hutton M, Talbot C, The Alzheimer's Disease Collaborative Group (1996) Genetic association between intronic polymorphism in presenilin-1 gene and late-onset Alzheimer's disease. Lancet 347: 509–512

Yamauchi H, Fukuyama H, Harada K, Nabatame H, Ogawa M, Ouchi Y, Kimura J, Konishi J (1993) Callosal atrophy parallels decreased cortical oxygen metabolism and neuropsychological impairment in Alzheimer's disease. Arch Neurol 50: 1070–1074

Zubenko GS, Moosey J, Koop U (1990) Neurochemical correlates of major depression in primary dementia. Arch Neurol 47: 209–214

Zweig R M, Ross C A, Hedreen J C, Steele C, Cardillo J E, Whitehouse P J, Folstein M F, Price D L (1988) The neuropathology of aminergic nuclei in Alzheimer's disease. Ann Neurol 24: 233–242

Therapie

Antidepressiva

U. Hegerl

Zusammenfassung

Depressive Störungen alter Menschen sind oft lebensbedrohliche Erkrankungen, die eine konsequente pharmakotherapeutische Behandlung erfordern. Bei der Indikationsstellung zur antidepressiven Medikation ist wichtig zu bedenken, daß bei älteren Menschen dem höheren Nebenwirkungsrisiko die ebenfalls höheren Folgerisiken unbehandelter Depressionen gegenüberstehen. Die prinzipielle Wirksamkeit von Antidepressiva auch bei alten depressiven Menschen wurde nicht nur für trizyklische Antidepressiva, sondern auch für neuere Substanzen wie SSRI und Moclobemid nachgewiesen. Wirksamkeitsunterschiede zwischen den verschiedenen Antidepressiva sind nicht belegt. Die leichte Handhabbarkeit, das Nebenwirkungsprofil und die Überdosierungssicherheit sind jedoch Vorteile der SSRI und neuerer Antidepressiva, die insbesondere bei der Altersdepression zum Tragen kommen. Bei der Medikamentenauswahl zu berücksichtigen sind zudem spezielle Vor- und Nachteile unterschiedlicher Antidepressiva-Klassen im Hinblick auf die bei alten Menschen häufigen Begleiterkrankungen und Begleitmedikationen. Dosisänderungen sollten bei alten Menschen prinzipiell in kleineren Schritten erfolgen, die therapeutische Dosis liegt jedoch nicht generell, sondern nur für einige Antidepressiva niedriger.

Einleitung

Depressionen sind schwere und häufig lebensbedrohliche Erkrankungen, die eine konsequente Therapie erfordern. Dies gilt noch verstärkt für Depressionen bei alten Menschen (Tabelle 1). 10–15% der depressiven Patienten sterben an Suizid und dieses Risiko ist in besonderer Weise bei älteren Männern erhöht. Auch die häufig mit depressiven Störungen assoziierte Rückzugtendenz und Immobilität sowie die ungenügende Nahrungs- und Flüssigkeitsaufnahme können rasch zu lebensbedroh-

Tabelle 1. Besondere Risiken einer Depression im Alter

Suizidalität (besonders bei Männern)
Rückzug, Immobilität, Bettlägrigkeit
Ungenügende Nahrungs- und Flüssigkeitsaufnahme
Erhöhte Mortalität an körperlichen Begleiterkrankungen

---

lichen Situationen führen. Zudem wurde in einer Reihe von Studien gezeigt, daß nicht suffizient behandelte Depressionen den Verlauf anderer körperlicher Erkrankungen negativ beeinflussen und mit einer erhöhten Mortalität einhergehen (Avery und Winokur, 1976; Frasure-Smith et al., 1995; Pratt et al., 1996; Rovner et al., 1991).

Nicht tolerierbar ist deshalb der Mißstand, daß die vorhandenen pharmakotherapeutischen Möglichkeiten insbesondere auf der Ebene der Primärversorgung bei vielen Patienten nicht genutzt werden. Für dieses therapeutische Defizit gibt es mehrere Gründe. Zum einen werden Depressionen bei alten Menschen häufig nicht diagnostiziert, da Depressionen mit klar abgegrenzten Phasen und reiner endogen-depressiver Symptomatik seltener und chronisch Verläufe, bei denen sich endogene, reaktive und organische Faktoren in unübersichtlicher Weise überlagern, häufig sind. Weiter wird durch Angehörige und oft auch Ärzte die Schwere depressiver Erkrankungen unterschätzt. Groß ist gerade bei alten Menschen die Gefahr, depressive Symptomatik nicht als therapiebedürftige Krankheit sondern als nachvollziehbare Reaktion auf die betrüblichen Lebensumstände aufzufassen. Auch die Tabuisierung psychischer Erkrankungen in der Bevölkerung erschwert es für die hausärztlich tätigen Kollegen, Depressionen gezielt zu explorieren, gegenüber dem Patienten deutlich anzusprechen und konsequent zu therapieren. Einen nicht zu unterschätzenden Beitrag zum bestehenden diagnostischen und therapeutischen Defizit leistet jedoch auch die Unsicherheit vieler Ärzte über die fachgerechte Behandlung der Altersdepression. Bei älteren depressiven Patienten ist die Indikationsstellung zur Pharmakotherapie, d.h. die individuelle Nutzen-Risiko-Abwägung eine oft recht komplizierte ärztliche Aufgabe, bei der das erhöhte Risiko des Auftretens gravierender Nebenwirkungen bei den häufig multimorbiden und multimedizierten Patienten gegenüber den ebenfalls erhöhten Risiken einer Nichtbehandlung abzuwägen ist. Die Entscheidung für oder gegen eine Pharmakotherapie kann zudem nicht nur aus dem fachspezifischen Blickwinkel getroffen werden, sondern erfordert eine enge und zeitaufwendige Absprache der verschiedenen an der Behandlung dieses Patienten beteiligten ärztlichen Kollegen. Hinzu kommt, daß zahlreiche neue Antidepressiva in den letzten Jahren auf den Markt gekommen sind, die, obwohl sie leichter handhabbar sind, letztendlich doch zu einer größeren Unübersichtlichkeit und auch Unsicherheit hinsichtlich der Medikamentenauswahl geführt haben.

Im folgenden werden Besonderheiten, die bei Indikationsstellung und Durchführung der Pharmakotherapie der Altersdepression zu berücksichtigen sind, dargestellt.

Wirksamkeit von Antidepressiva bei der Altersdepression

Es gibt keinen Anlaß an der prinzipiellen Wirksamkeit von Antidepressiva auch bei der Altersdepression zu zweifeln. Diese Wirksamkeit wurde in zahlreichen plazebo-kontrollierten Studien für trizyklische und tetrazyklische Antidepressiva (TZA), für selektive Serotonin-Wiederaufnahme-Hemmer (SSRI) und auch für neuere Antidepressiva wie den selektiven reversiblen Monaminoxidase-A-Hemmer Moclobemid nachgewiesen. In der Übersicht von Volz und Möller (1994) wurden alle seit 1980 publizierten Studien an älteren depressiven Patienten (älter als 55 Jahre) mit mindestens 20 Patienten pro Behandlungsarm eingeschlossen. Die meisten Antidepressiva führten zu einer Besserung im Hamilton-Score von 50–70%. Die antidepressive Wirksamkeit bei älteren Patienten war zu diesem Zeitpunkt auch nach strengen Kriterien für Nortriptylin, Phenelzin und Imipramin nachgewiesen.

Durch neuere Studien mit älteren Patienten wurden weitere Belege für die Wirksamkeit verschiedener SSRI (Menting et al., 1996) und Moclobemid sowie erste Hinweise für die Wirksamkeit anderer neuerer Antidepressiva geliefert:

Eine groß angelegte plazebokontrollierte Studie (Tollefson und Hollmann, 1993) an 671 älteren depressiven Patienten (> 60 Jahre) bestätigt die Wirksamkeit von **Fluoxetin** auch bei der Altersdepression bei einer allerdings niedrigen Responserate (Fluoxetin: 21%; Plazebo: 13%).

Auch für **Sertralin** und **Paroxetin** konnte in doppelblinden Vergleichsstudien mit TZA eine zumindest gleich gute antidepressive Wirksamkeit bei alten depressiven Patienten gefunden werden (Cohn et al., 1990; Geretsegger et al., 1995).

In einer größeren plazebokontrollierten Studie an 694 Patienten mit Major Depression und zusätzlichen kognitiven Störungen konnte für den selektiven und reversiblen Hemmer der Monaminoxidase-A **Moclobemid** (400mg/die) eine signifikante Überlegenheit in der antidepressiven Wirkung gegenüber Plazebo nachgewiesen werden (Roth et al., 1996). Unbefriedigend waren dagegen die Ergebnisse in einer Studie an insgesamt 109 älteren Patienten (über 60 Jahre) mit einer Major Depression (Nair et al., 1995). Moclobemid (400mg/d) und Nortriptylin (75mg) wurden mit Plazebo verglichen. Nach sieben Wochen wurden Response-Raten von 23% für Moclobemid, 33% für Nortriptylin und 11% für Plazebo gefunden, wobei in der Intent-to-treat-Analyse Nortriptylin, jedoch nicht Moclobemid besser als Plazebo abschnitt. Eine Erklärung für dieses Ergebnis könnte die relativ niedrige Moclobemid-Dosis sein, da es eine Reihe von Hinweisen dafür gibt, daß für eine optimale Wirksamkeit Dosen von mehr als 400mg/d Moclobemid benötigt werden. In weiteren kleineren, nicht plazebokontrollierten Studien wies Moclobemid eine vergleichbare und zum Teil auch bessere Wirksamkeit als TZA oder SSRI auf. Auch in einer Metaanalyse wurde für Moclobemid eine vergleichbare Wirksamkeit bei jungen und alten Patienten sowie eine den klassischen Antidepressiva vergleichbare antidepressive Wirksamkeit gefunden (Angst und Stabl, 1992).

Dem Noradrenalin- und Serotoninwiederaufnahmehemmer **Venlafaxin** kommt nach einer zusammenfassenden Analyse der Daten der Phase II- und III-Studien eine vergleichbare Wirksamkeit bei jüngeren und alten Patienten zu (Goldberg, 1997). Zudem liegen offene Verlaufsstudien zur Wirksamkeit und Verträglichkeit bei älteren Patienten mit günstigen Ergebnissen vor (Dierick, 1996; Khan et al., 1995).

Die bisherigen Erfahrungen aus klinischen Studien an ca. 500 älteren Patienten haben für **Nefazodon**, einen Serotoninwiederaufnahmehemmer und 5HT2a-Rezeptor-Antagonisten, keine Hinweise auf eine reduzierte Wirksamkeit bei alten depressiven Patienten ergeben. Dieser Frage ist bisher jedoch nicht gezielt nachgegangen worden (Goldberg, 1997).

Für **Mirtazapin** liegen bisher nur wenige Erfahrungen mit dem Einsatz bei der Altersdepression vor. Mirtazapin führt über eine alpha2-antagonistische Wirkung zu einer verstärkten Noradrenalin-und Serotonin-Freisetzung in den synaptischen Spalt und zudem, vermutlich über Aktivierung alpha1-adrenerger Rezeptoren an serotonergen Neuronen, zu einer verstärkten Aktivität sertonerger Neurone.

Da zudem die 5-HT2a und 5-HT3-Rezeptoren blockiert werden, entfaltet Mirtazapin seine serotonerge Wirkung vermutlich vor allem über 5HT1a-Rezeptoren. In einer Vergleichsstudie zu Amitriptylin (30–90 mg/die) konnten bei älteren depressiven Patienten keine Wirksamkeitsunterschiede hinsichtlich der Depressionsskalen (Depression-Rating-Scale, Montgomery-Asberg-Depression-Rating Scale), jedoch Vorteile für Amitriptylin in der CGI-Global Improvement Scale und hinsichtlich kognitiver Aspekte festgestellt werden (Hoyberg et al., 1996).

Johanniskraut-Extrakte werden im ambulanten Bereich häufig als Antidepressiva bei leichteren depressiven Störungen eingesetzt und in präklinischen Studien wurde eine hemmende Wirkung von Bestandteilen des Johanniskrautes (u.a. Hyperforin) auf die Wiederaufnahme von Noradrenalin und Serotonin in das präsynaptische Neuron nachgewiesen (Laakmann et al., 1998; Müller et al., 1998). Kontrollierte Untersuchungen speziell an alten Patienten liegen für Johanniskraut-Extrakte bisher nicht vor. Problematisch sind zudem die großen Unterschiede zwischen aber auch innerhalb der einzelnen angebotenen Präparate hinsichtlich Zusammensetzung und Konzentration der Inhaltsstoffe, die die Wirksamkeit in Frage stellen können sowie die fehlenden Daten zu Wirksamkeit und Verträglichkeit unter einer Langzeitbehandlung.

Insgesamt kann aus den vorliegenden Befunden der Schluß gezogen werden, daß Antidepressiva auch bei alten Menschen wirksam sind.

Die Übertragbarkeit dieser Studienergebnisse auf den klinischen Alltag wird jedoch gerade bei der Altersdepression dadurch eingeschränkt, daß in den meisten kontrollierten Studien hochselektierte Patienten untersucht wurden. Auch liegen nur sehr wenige Daten bei sehr alten Patienten (älter als 80 Jahre) vor. Wegen der üblichen strengen Ausschlußkriterien der Phase III-Studien kann nur ein sehr kleiner Teil der älteren depressiven Patienten in diese Studien eingeschlossen werden (< 5%; Yastrubetskaya et al., 1997). Nicht eingeschlossen in diese Studien wurden üblicherweise depressive Patienten mit Komorbidität oder Multimedikation, die im klinischen Alltag eher die Regel als die Ausnahme sind, ebensowenig die Patienten mit Dysthymie oder mit einer zusätzlichen Somatisierungsstörung oder Angststörung.

Die wenigen Untersuchungen zum Einsatz von TZA bei alten, multimorbiden und in Pflegeeinrichtungen untergebrachten depressiven Patienten ergaben Hinweise auf eine gute antidepressive Wirksamkeit bei einer allerdings hohen Abbruchrate (34%) wegen Unverträglichkeit (Katz et al., 1990; Katz, 1993).

In einer neueren plazebo-kontrollierten Studie an älteren depressiven Patienten mit körperlichen Begleiterkrankungen respondierten nach acht Wochen 67% unter Fluoxetin und 38% unter Plazebo, ein wegen der geringeren Fallzahlen nicht signifikanter Unterschied. In Zusatzanalysen an einer Untergruppe von Patienten mit besonders schweren kardialen oder pulmonalen Begleiterkrankungen bzw. malignen Neoplasien erwies sich Fluoxetin dem Plazebo hinsichtlich der antidepressiven Wirksamkeit als signifikant überlegen (Evans et al., 1997).

Die Wirksamkeit von Antidepressiva auch bei Dysthymie ist bei nicht-geriatrischen Patienten belegt (Hellerstein et al., 1993; Thase et al., 1996). Bei älteren Patienten mit Dysthymie (n = 20) wurde in einer offenen Studie unter einer 11-wöchigen Behandlung mit Fluoxetin ein gutes Ansprechen beobachtet (60% Responder, Nobler et al., 1996). Weiter gibt es Hinweise aus drei offenen Studien, daß auch depressive Syndrome im Rahmen von Trauerreaktionen auf eine Behandlung mit TZA oder SSRI ansprechen (Überblick siehe Jacobs und Zisook, 1998).

Bei Nichtansprechen auf eine Monotherapie mit einem Antidepressivum ist die gute und rasche Wirksamkeit einer **Lithium-Augmentation** bei nicht-geriatrischen Patienten belegt. Bei alten depressiven Patienten weisen einige Studien auf eine nur mäßige Wirksamkeit dieser Behandlungsstrategie hin. So sprachen in einer offenen Studie an 21 älteren depressiven Patienten (64–88 Jahre) nur 5 auf die 2-wöchige Lithium-Augmentation an, 3 zeigten eine Teilresponse und 13 sprachen nicht an (Flint und Rifat, 1994). Ähnliche Ergebnisse wurden von anderen Autoren berichtet (Nelson und Mazure, 1986; Zimmer et al., 1991). Zu bedenken ist in diesem Zusammenhang, daß bei alten Menschen auch unter therapeutischen Lithiumplasmaspiegeln neurotoxische Syndrome auftreten können (Mavrogiorgou und Hegerl, 1997). In einer retrospektiven Analyse entwickelten 10 von 51 älteren Patienten unter einer Lithiumaugmentation Zeichen von Neurotoxizität (van Marwijk et al., 1990). Bei der Altersdepression sind deshalb zur frühzeitigen Erkennung von Neurotoxizität EEG-Ableitungen vor und unter der Lithiummedikation besonders wichtig.

Der Stellenwert von **Psychostimulanzien** (Dextroamphetamin, Methylphenidat) im Rahmen einer Monotherapie oder einer Augmentationsstrategie bei der Behandlung der Altersdepression wird kontrovers diskutiert (Überblick siehe Murray und Cassem, 1998). In einer neueren plazebokontrollierten Studie wurde die antidepressive Wirksamkeit von Methylphenidat bei der Altersdepression belegt, während die Ergebnisse älterer Studien widersprüchlich waren (Wallace et al., 1995).

Der rasche Wirkungseintritt (innerhalb von vier Tagen) kann in Situationen, die z.B. eine schnelle Mobilisierung erfordern, besonders vorteilhaft sein und einen Therapieversuch rechtfertigen, auch wenn Fragen zur Therapiedauer und zum klinischen Verlauf nach Absetzen der Psychostimulanzien offen sind.

Von Interesse ist eine neue Studie, in der 72 Patientinnen mit einer Östrogensubstitution hinsichtlich des Ansprechens auf Fluoxetin mit 286 Patientinnen ohne Östrogensubstitution im Rahmen einer randomisierten plazebokontrollierten doppelblinden Multicenterstudie verglichen wurden. Die Patientinnen mit Östrogensubstitution sprachen deutlich besser auf Fluoxetin an als die ohne Östrogensubstitution. Letztere Gruppe unterschied sich nicht von der Plazebogruppe hinsichtlich des therapeutischen Ansprechens (Schneider et al., 1997). Bevor aus dieser Studie therapeutische Konsequenzen gezogen werden können, ist jedoch eine Replikation der Ergebnisse abzuwarten.

Konsistente Belege für eine unterschiedliche antidepressive Wirksamkeit der verschiedenen Antidepressiva bei der Altersdepression lassen sich nicht finden. Für den Nachweis derartiger Wirksamkeitsunterschiede sind die Fallzahlen der meisten vorliegenden Studien jedoch nicht ausreichend.

Diskutiert wird unabhängig vom Alter der Patienten, ob SSRI bei stationär behandelten Patienten mit schweren Depressionen den TZA in ihrer Wirksamkeit unterlegen sind. Ausgangspunkt hierfür sind die Ergebnisse kontrollierter Studien (Danish University Antidepressant Group, 1986, 1990). In einer offenen Studie bei älteren depressiven Patienten mit kardiovaskulären Erkrankungen wurde zudem unter Fluoxetin eine niedrigere Responserate als unter Nortriptylin gefunden. (28/42 versus 5/22; Roose et al., 1994).

Verträglichkeit der Antidepressiva bei Altersdepression

Im Alter ist bei einer antidepressiven Medikation mit einer größeren Häufigkeit und Schwere von Nebenwirkungen zu rechnen. Gründe hierfür sind in Tabelle 2 aufgeführt. Dies gilt insbesondere für die Behandlung mit TZA. Hier wurde gehäuftes Auftreten von Tremor, orthostatischer Hypotension und peripherer sowie zentraler anticholinerger Nebenwirkungen (z.B. Blasenentleerungsstörungen, Mundtrockenheit, kognitive Störungen, Delir) beobachtet. Diese Nebenwirkungen sind zudem im Alter nicht nur häufiger, sondern hinsichtlich ihrer Konsequenzen oft auch gravierender. Zu nennen sind hier insbesondere die Gefahr von Stürzen mit dem Risiko von Schenkelhalsfrakturen. Diese Stürze können Folge der ortho-

Tabelle 2. Gründe für erhöhtes Nebenwirkungsrisiko bei alten Patienten

Erhöhte Wirkspiegel bei reduzierter Clearance durch
– Alter
– Komorbidität (z.B. Leberfunktionsstörungen)
– Medikamentenwechselwirkungen

Erhöhte Wirkspiegel durch Fehleinnahme (kognitive Störungen, Multimedikation)

Pharmakodynamische Faktoren wie
– erhöhte Sensitivität (z.B. Rezeptorsensitivität)
– geringe Homöostase-Kapazität
– Medikamentenwechselwirkungen

Organische Vorschädigungen (zerebral, kardial)

Erhöhte Folgerisiken von Nebenwirkungen (z.B. Orthostase ⇒ Sturz ⇒ Schenkelhalsfraktur; Sedierung ⇒ Inaktivität ⇒ Bettlägrigkeit)

statischen Dysregulation oder anderer kardialer Nebenwirkungen der TZA sein. Es konnte gezeigt werden, daß ältere, mit TZA behandelte Patienten, ein mehrfach erhöhtes Hüftfraktur-Risiko tragen (Glassman und Roose, 1994; Ray et al., 1987) und doppelt so häufig Autounfälle verursachen (Ray et al., 1992). Auch ist die unter TZA häufig auftretende Mundtrockenheit für Patienten mit Zahnprothesen ein größeres Problem. Auf Probleme beim Einsatz von TZA bei Patienten mit kardialer Vorschädigung wird weiter unten eingegangen.

Unter den TZA weist das sekundäre Amin Nortriptylin gegenüber tertiären Aminen (z.B. Amitriptylin, Doxepin) durch die geringeren anticholinergen Nebenwirkungen und das seltenere Auftreten orthostatischer Hypotonien bei der Behandlung der Altersdepression Vorteile auf (Überblick siehe Hegerl und Möller, 1996).

Neuere Antidepressiva wie SSRI, Moclobemid, Venlafaxin, Nefazodon oder Mirtazapin weisen hinsichtlich peripherer und zentraler anticholinerger Nebenwirkungen, orthostatischer Dysregulationen, Kardiotoxizität und Überdosierungssicherheit eine deutlich bessere Verträglichkeit als TZA auf. Diese Vorteile kommen in besonderer Weise bei der Behandlung alter Menschen zum Tragen.

Die meisten Vergleichsstudien zwischen SSRI und TZA bestätigen die bessere Verträglichkeit der SSRI (Laux, 1997).

Die großen kontrollierten klinischen Studien zu Fluoxetin ergaben, daß unter der Medikation kardiovaskuläre Störungen nicht öfter als unter Plazebo auftraten. Das PR-Intervall, das QT-Intervall und die QRS-Dauer blieben unter Fluoxetin unverändert.

Auch nachteilige Effekte auf kognitive Funktionen bei älteren Patienten wurden bei SSRI im Gegensatz zu TZA und Trazodon nicht beobachtet (Knegtering et al., 1994; Oxmann, 1996). Übelkeit, innere Unruhe, Schlafstörungen und Kopfschmerzen sind die häufigsten Nebenwirkungen unter einer Behandlung mit SSRI. Das Syndrom einer inadäquaten ADH-Sekretion (ADH: Antidiuretisches Hormon) mit Hyponatriämie und Symptomen wie Lethargie und Übelkeit in Folge einer Behandlung mit SSRI ist jedoch eine gerade bei älteren Patienten zu beachtende Nebenwirkung (Chan, 1997; Girault et al., 1997).

Eine sehr gute Verträglichkeit wurde in allen Studien mit Moclobemid beobachtet.

Venlafaxin weist nach der zusammenfassenden Auswertung mehrerer Studien bei älteren Patienten bei Akutgabe aber auch bei Gabe über ein Jahr eine gute Verträglichkeit auf (Dierick, 1996). Problematisch können jedoch gerade bei älteren Patienten die unter höheren Dosen (> 200 mg/d) bei 3–13% der Patienten zu beobachtenden diastolischen Blutdruckerhöhungen sein (Feighner, 1995).

Die bisherigen Erfahrungen mit den neueren Antidepressiva Mirtazapin und Nefazodon lassen auf eine gute Verträglichkeit auch bei alten Patienten schließen. Anticholinerge Nebenwirkungen treten deutlich seltener als bei den TZA auf.

Johanniskraut-Extrakte weisen eine gute Verträglichkeit auf. Auch in hoher Dosierung konnten in einer größeren kontrollierten Studie im EKG keine nachteiligen Veränderungen festgestellt werden (Czekalla et al., 1997). Mit Medikamentenwechselwirkungen muß jedoch gerechnet werden.

Pharmakokinetische und pharmakodynamische Aspekte

Bei alten Menschen kann es durch eine veränderte Verfügbarkeit der verabreichten Substanz am Wirkort (pharmakokinetischer Aspekt) oder durch eine veränderte Empfindlichkeit der Rezeptoren oder nachgeschalteter Prozesse für die Substanz (pharmakodynamischer Aspekt) zu einer anderen Wirkung als bei jungen Menschen kommen.

Pharmakokinetik

Die **Resorption** der Antidepressiva wird durch das Altern nicht in einer klinisch relevanten Weise beeinflußt, obwohl z.B. die Motilität des Gastrointestinal-Traktes und die Magensäure-Sekretion mit dem Alter abnehmen. Die **Verteilung** der Antidepressiva wird durch den Fettgewebsanteil des Körpers, der im Alter höher liegt, beeinflußt. Antidepressiva sind fettlösliche Substanzen und haben so im Alter ein größeres Verteilungsvolumen. Bei Mehrfachgabe hat dies jedoch keinen Effekt auf die Steady-State-Plasmakonzentrationen, da diese von der Ausscheidung und der Dosierung abhängen. Verlängert wird durch diesen Faktor aber die Eliminationshalbwertszeit. Die Plasma**proteinbindung** spielt keine größere klinisch relevante Rolle. Albumin und Alpha-Glycoproteine, an welche die TZA im Plasma gebunden werden, weisen eine entgegengesetzte Altersabhängigkeit auf, so daß sich die Effekte aufheben (Norman, 1993). Albumin nimmt mit dem höheren Alter ab, Alpha-Glycoprotein dagegen zu. Zudem bedeutet eine geringere Eiweißbindung nicht, daß unter Steady-state-Bedingungen mehr ungebundener Wirkstoff vorhanden ist und so eine größere Wirkung entfaltet wird. Steht prozentual mehr freier Wirkstoff zur Verfügung, so wird auch mehr abgebaut und ausgeschieden, so daß die Gesamtkonzentration abnimmt, die Konzentration an freiem Wirkstoff jedoch gleichbleibt (von Moltke et al., 1995).

Hinsichtlich des **Metabolismus** werden Phase 1- und Phase 2-Reaktionen unterschieden. Phase 1-Reaktionen sind direkte chemische Veränderungen am Molekül (Oxidation, hydrolytische Prozesse) und bewirken eine Reduktion der Fettlöslichkeit als ersten Schritt zur Erleichterung der Ausscheidung. Für diese Phase 1-Reaktionen sind Alterseffekte gezeigt worden, die jedoch relativ zu den interindividuellen Unterschieden und den Einflüssen anderer Faktoren, wie z.B. Rauchen, gering sind. Phase 2-Reaktionen sind Konjugationen mit gut wasserlöslichen Molekülen (Glukuronidierung, Sulfatierung, Methylierung, Azetylierung). Diese sind nur in sehr geringem Ausmaß altersabhängig.

Die Abnahme der glomerulären Filtrationsrate der Niere wie sie mit zunehmendem Alter zu beobachten ist, beeinflußt ebenfalls die Ausscheidung der Antidepressiva nicht in einer klinisch relevanten Weise (Hale und Psych, 1993). Zu berücksichtigen ist die altersabhängige Abnahme der Nierenfunktion bei der Lithium-Dosierung. Bei schwereren Niereninsuffizienzen kann es jedoch bei einigen Antidepressiva zu einer Konzentrationserhöhung von Metaboliten mit toxischen Efekten kommen. Auch für Paroxetin ist bei stärkeren Nierenfunktionsstörungen eine Abnahme der Clearance festgestellt worden, welche wegen der nur geringen renalen Ausscheidungsrate dieser Substanz aus theoretischen Gründen nicht zu erwarten war (Überblick siehe Lane, 1991).

Durch Abnahme der Lebergröße und der Leberdurchblutung kommt es für einige Substanzen zu einer Verlangsamung der Ausscheidung. Bei Leberzirrhose sollte die Dosis um 50% reduziert und Plasmaspiegel-Kontrollen durchgeführt werden.

Für SSRI ist aus noch nicht geklärten Gründen eine verringerte Clearance im höheren Alter beobachtet worden, wobei dieser Effekt für Citalopram, Paroxetin und Fluctin deutlicher als für Sertralin und Fluvoxamin ausgeprägt ist. Für Paroxetin und Citalopram sind bei älteren Patienten doppelt so hohe Plasmaspiegel als bei jüngeren Patienten beobachtet worden, so daß bei diesen Substanzen im Alter aus pharmakokinetischen Gründen niedriger dosiert werden sollte (Fredrickson et al., 1985; Kaye et al., 1989).

Pharmakodynamik

Zu den vielfältigen altersbedingten Veränderungen des Nervensystems gehören auch zahlreiche Veränderungen im Bereich der großen neuromodulatorischen Systeme (dopaminerges, serotonerges, cholinerges, noradrenerges System), die durch Antidepressiva beeinflußt werden. Synapsendichte, Neurotransmitterkonzentration, Rezeptorfunktion, Rezeptorendichte und andere Aspekte weisen eine Altersabhängigkeit auf. Alte Menschen können deshalb auf Grund pharmakodynamischer Aspekte anders auf Antidepressiva reagieren als jüngere. Die altersbedingten neurochemischen Veränderungen sind komplex und im einzelnen hinsichtlich ihrer funktionalen Bedeutung nur schwer zu interpretieren. Insgesamt kann festgestellt werden, daß das Nervensystem im Alter bei reduzierter Homöostasekapazität empfindlicher auf Perturbationen reagiert. Ein Beispiel für die Folge einer veränderten Rezeptorempfindlichkeit im Alter ist die erhöhte Neigung älterer Patienten mit einer orthostatischen Hypotension auf Medikamente mit blockierender Wirkung auf die alpha-adrenergen Rezeptoren zu reagieren. Diese verstärkte orthostatische Dysregulation unter Behandlung mit TZA wurde als Folge der veränderten Empfindlichkeit von Baro-Rezeptoren im Sinus Carotis und anderenorts sowie der Abnahme der Alpha2-, nicht aber der Alpha1-adrenergen Rezeptoren interpretiert (Swift, 1990).

Ein weiteres Beispiel ist die im Alter reduzierte Fähigkeit, die Homöostase hinsichtlich des Natrium- und Wasserhaushaltes aufrecht zu erhalten, verbunden mit dem erhöhten Risiko unter SSRI aber auch anderen Antidepressiva das Syndrom einer inadäquaten ADH-Sekretion zu entwickeln (Chan, 1997).

Komorbidität und Komedikation

Antidepressiva bei komorbider Demenz

Das Erkennen einer behandlungsbedürftigen Depression bei dementen Patienten ist eine oft schwierige Aufgabe. Da die Introspektionsfähigkeit der Patienten beeinträchtigt ist und Symptome wie Störung der Schlaf-Wachregulation, Rückzugstendenzen, Psychomotorische Störungen, Apathie, Interesselosigkeit oder kognitive Störungen auch im Rahmen der Demenz auftreten können, ist die Gefahr eine Depression zu übersehen besonders groß. Dies gilt vermehrt bei Demenzen aufgrund einer Frontallappendegeneration, da hier weniger die Gedächtnisstörungen sondern mehr Störungen des Affekts und des Antriebs im Vordergrund stehen. Ein besonderer Stellenwert kommt meist der Fremdanamnese zu, wobei Angaben zur Vorgeschichte (z.B. frühere affektive Erkrankungen) oder Hinweise auf einen episodischen Verlauf der Symptome wegweisend sein können. Eine ärztliche Verlaufsbeobachtung kann zur Klärung beitragen. Im Zweifelsfall ist auch eine probatorische antidepressive Medikation über einige Wochen zu diskutieren.

Bei Patienten mit zusätzlichen dementiellen Erkrankungen besteht nicht in vermindertem sondern eher in erhöhtem Maße die Notwendigkeit einer konsequenten antidepressiven Behandlung, da sich beide Erkrankungen wechselseitig verstärken können. Diskutiert wird z.B. die Frage, ob eine Depression den dementiellen neurodegenerativen Prozeß beschleunigen kann. Devanand et al. (1996) untersuchten im Rahmen eines prospektiven, longitudinalen Designs mit Verlaufsuntersuchungen über 1–5 Jahre 1070 ältere Personen. Bei 478 der bei der Ausgangsuntersuchung nicht dementen Personen wurde der Einfluß der depressiven Symptome auf die Enddiagnose einer Demenz geprüft. Die Autoren fanden für Personen mit depressiver Stimmung zu Untersuchungsbeginn ein signifikant erhöhtes Risiko, im Verlauf eine Demenz zu entwickeln. Die Autoren diskutieren kritisch, ob dieses erhöhte Risiko auf einen Demenz-fördernden Effekt depressiver Symptomatik hinweist. Spekuliert werden könnte z.B., daß depressive Störungen über eine erhöhte Aktivität der Streßhormonachse und erhöhte Cortisolwerte neurodegenerative Prozesse fördern. Für diesen Erklärungsansatz spricht, daß das signifikant erhöhte Risiko auch nach Ausschluß der Personen mit nur leichten, subdiagnostischen kognitiven Störungen zu Studienbeginn bestehen blieb.

TZA gehören wegen ihres Nebenwirkungsprofils und der geringen Überdosierungssicherheit nicht zu den Mitteln der ersten Wahl. Nachteilig bei Patienten mit Demenzen ist der bei gesunden Probanden und depressiven Patienten gut belegte negative Einfluß der TZA auf die Kognition (Gedächtnis, Konzentration, Überblick bei Knegtering et al., 1994). Insbesondere TZA mit starker sedierender Komponente und starker anticholinerger Wirkung sollten vermieden werden. Bei Patienten mit Demenz und damit organischer Vorschädigung erhöht sich zudem das Risiko eines Delirs. Wegen der relativ geringen therapeutischen Breite mit der Gefahr der Intoxikation zählen TZA unabhängig von der Demenz bei alten Menschen nicht zu den Mitteln der ersten Wahl. Am günstigsten unter den TZA ist Nortriptylin, das gerade bei alten Menschen gut untersucht ist, weniger sediert und etwas weniger häufig orthostatische Dysregulationen verursacht als andere TZA (Hegerl und Möller, 1996).

Günstiger als TZA sind SSRI, die keine wesentlichen Effekte auf die kognitive Leistungsfähigkeit zeigen. Als gut verträglich und wirksam hat sich bei depressiven Patienten mit Alzheimer Demenz oder vaskulärer Demenz Citalopram erwiesen (Gottfries et al., 1992).

MAO-Hemmer zeigen ebenfalls keine relevanten Effekte auf die Kognition. Für den reversiblen und selektiven Hemmer der MAO-A Moclobemid wurde in einer großen plazebokontrollierten Studie an depressiven Patienten mit kognitiven Störungen die antidepressive Wirksamkeit nachgewiesen (Roth et al., 1996).

Antidepressiva bei Depression nach Hirninsult

Bis zu 40% der Patienten nach Hirninsult entwickeln eine Depression. Die antidepressive Wirksamkeit ist in kontrollierten Studien für SSRI (Citalopram) und das TZA Nortriptylin nachgewiesen (Überblick siehe Robinson et al., 1998).

TZA sollten jedoch wegen der Gefahr eines Delirs und kardialer Nebenwirkungen zurückhaltend eingesetzt werden. Zudem ist unter TZA bei Patienten nach Hirninsult mit einer etwas höheren Anfallsgefährdung als nach SSRI zu rechnen.

Für die gute Verträglichkeit und Wirksamkeit von SSRI bei Patienten mit Depression und Hirninsult sprechen auch einige offene Studien (Andersen et al., 1994).

Positive Erfahrungen wurden auch mit dem Einsatz von Methylphenidat gemacht (Johnson et al., 1992; Lazarus et al., 1992; Lazarus et al., 1994). Es wurde über ein gutes und insbesondere auch rasches Ansprechen depressiver Patienten nach Schlaganfall berichtet. Von 28 mit Methylphenidat behandelten Patienten zeigten 53% eine komplette Remission der depressiven Symptomatik nach im Mittel 2,4 Tagen, während unter Nortriptylin (n=30) nur 43% nach im Mittel 27 Tagen respondierten (Lazarus et al., 1994). Durch den schnellen Wirkungseintritt werden rehabilitative Maßnahmen erleichtert.

Antidepressiva bei komorbidem Parkinson-Syndrom

Das gemeinsame Auftreten von Depression und Parkinson-Syndrom ist häufig und circa ¼ der Parkinson-Patienten werden mit Antidepressiva behandelt (Richard und Kurlan, 1997). Die Depression ist hierbei nicht lediglich als Reaktion auf das Parkinson-Syndrom aufzufassen, da die Depressivität nicht mit der Schwere des Parkinson-Syndroms korreliert ist (Thiagarajan und Anand, 1994), da eine höhere Depressionsrate bei rechtsseitigem Hemiparkinsonismus beschrieben worden ist (Starkstein et al., 1990), da nicht selten eine Depression bereits in der präsymptomatischen Phase des Parkinson-Syndroms zu beobachten ist und da die Depression häufig persistiert trotz deutlicher Besserung des Parkinson-Syndroms unter entsprechender Medikation. Es liegt deshalb nahe, davon auszugehen, daß sowohl der Depression als auch dem Parkinson-Syndrom gemeinsame neurochemische Dysfunktionen zugrunde liegen. Hier ist neben der Funktionsstörung des dopaminergen Systems auch an eine serotonerge Dysfunktion zu denken. Daß es im Rahmen eines Parkinson-Syndroms auch zur Beeinträchtigung der serotonergen Funktion kommen kann, möglicherweise über indirekte Effekte, wurde z.B. von Cummings (1992) dargelegt. Diagnostische Schwierigkeiten ergeben sich aus der Symptomüberlappung, da Schlafstörungen, Müdigkeit, Anhedonie, kognitive Störung, mimische Starre und Hypokinese sowohl bei Depression als auch bei Parkinson-Syndrom auftreten können.

Von Klassen et al. (1995) wurden in einem Überblick für den Zeitraum von 1966 bis 1993 zwölf plazebo-kontrollierte Studien zur antidepressiven Behandlung von depressiven Patienten mit idiopathischem Parkinson-Syndrom zusammengestellt. Zu den TZA liegen fünf doppelblinde plazebo-kontrollierte Studien mit insgesamt 143 Patienten vor, welche die Wirksamkeit dieser Antidepressiva belegen. Nachteilige Effekte auf die Motorik wurden nicht beobachtet, was wegen der anticholinergen Wirkung dieser Substanzen auch nicht zu erwarten ist. Problematisch kann jedoch der Blutdruckabfall sein, da sich hier die alpha-adrenerge Blockade der TZA und die L-Dopa-Wirkung potenzieren können. Da Trimipramin und Clomipramin D2-blockierende Effekte haben, gehören sie hier nicht zu den Medikamenten der ersten Wahl. Dies gilt auch für den irreversiblen MAO-Hemmer Jatrosom, bei dem mögliche Interaktionen mit L-Dopa und sowohl Blutdruckabfall als auch hypertensive Krisen zu bedenken sind.

Moclobemid ist bei Patienten mit Parkinson-Syndrom antidepressiv wirksam und wird auch bei gleichzeitiger Behandlung mit Dopaminagonisten gut vertragen (Sieradzan et al., 1995; Takats et al., 1994). Die gleichzeitige Gabe des MAO-B-Hemmers Seligilin erhöht die Gefahr hypertensiver Krisen und würde eine Tyraminarme Diät erfordern.

Über antidepressive Effekte von SSRI bei Patienten mit Parkinson-Syndrom ist berichtet worden. Sie können jedoch zumindest bei einigen Patienten zu extrapyramidal-motorischen Störungen, z.B. zu tardiver Dyskinesie führen und die Parkinson-Symptomatik verschlechtern (Leo et al., 1995; Leo, 1996; Steur, 1993; Überblick siehe Tom und Cummings, 1998). Die Literatur hierzu ist allerdings nicht konsistent. Von anderen Autoren wurde auch eine Besserung der extrapyramidal-motorischen Symptomatik unter SSRI berichtet (Iocono et al., 1994; Meerwaldt, 1996; Montastruc et al., 1995). Eine Erklärung für diese heterogene Reaktionsweise der Patienten mit Parkinson-Symptomatik könnte darin liegen, daß dem Parkinson-Syndrom recht unterschiedliche pathogenetische Faktoren zu Grunde liegen (z.B. subkortikale vaskuläre Erkrankung, postenzephalitische Störung, Multisystemdegeneration).

Antidepressiva bei kardialen Störungen

Bei Patienten mit kardialen Erregungsleitungsstörungen und Arrhythmien ist besondere Vorsicht beim Einsatz von TZA angezeigt. Diese können über einen chinidinartigen Effekt die Erregungsüberleitung verlangsamen und zu einer Verlängerung der PR-, QRS und QT-Zeit führen. Die Wirkung der TZA entspricht den Antiarrhythmika von Typ I A. Für diese Substanzen wurde bei Patienten mit ventrikulärer Arrhythmie nach kardialer Ischämie in den ersten Wochen der Behandlung eine erhöhte Mortalität, zum Teil durch Herzstillstand festgestellt, ein Ergebnis, das zur Zurückhaltung auch beim Einsatz von TZA bei diesen Patienten Anlaß geben sollte (Glassman und Roose, 1994). In den ersten beiden Monaten nach Herzinfarkt sollten TZA nicht eingesetzt werden.

Eine Verschlechterung der Herzinsuffizienz durch TZA ist nach neueren Untersuchungen ein eher seltenes Ereignis. Bedeutsam ist jedoch, daß bei Patienten mit kardialen Vorerkrankungen orthostatische Hypotensionen häufiger zu erwarten sind (Glassman et al., 1983).

Weniger problematisch ist der Einsatz von SSRI. Kasuistisch gibt es jedoch Hinweise, daß bei älteren Patienten mit kardialen Vorschäden vereinzelt auch unter SSRI Vorhof-Flimmern oder Bradykardien auftreten können (Buff et al., 1991). Auch sind Wechselwirkungen mit verschiedenen Internistika zu beachten.

Medikamenteninteraktionen

Die Mehrzahl der älteren depressiven Patienten wird mit mehr als einem Medikament behandelt. Bewohner von Pflegeheimen in Bremen erhielten im Schnitt 4 verschiedene Medikamente (Damitz, 1997). Durch die Polymedikation ergibt sich eine unübersichtliche Vielfalt an pharmakokinetischen und pharmakodynamischen Interaktionen, die weiter durch individuelle Faktoren, z.B. in der genetisch festgelegten Enzymausstattung, kompliziert werden. Eine Fülle von Medikamenteninteraktionen mit Antidepressiva ist beschrieben, die im Rahmen dieser Arbeit nicht alle dargestellt werden können. Bezüglich neuerer Antidepressiva ist zudem unser Wissen über Medikamentenwechselwirkungen noch sehr lückenhaft (Überblick siehe Eckert et al., 1998).

Kurz angesprochen werden sollen pharmakokinetische Interaktionen, die über das Cytochrom – P 450 vermittelt werden. Antidepressiva beeinflussen das Cytochrom P 450-System bzw. werden über dieses Enzymsystem abgebaut. Gleiches gilt für zahlreiche andere Medikamente. Das Cytochrom P 450 besteht aus mindestens zehn in der Leber und in anderen Geweben lokalisierten Enzymen. Das Cytochrom P450 2D6 (CYP2D6) ist beispielsweise an der Metabolisierung von 30 Medikamenten einschließlich der TZA, mehrerer Neuroleptika, Beta-Blockern, Antiarrhythmika und Analgetika beteiligt. Dieses Isoenzym wird besonders stark durch Fluoxetin und Paroxetin gehemmt, was zu klinisch relevanten Plasmaspiegel-Erhöhungen von TZA, Neuroleptika und bestimmten Antiarhythmika führen kann. Fluvoxamin ist ein starker Hemmer von CYP1A2, was zu Interaktionen mit Koffein, Clomipramin, Clozapin, Imipramin, Theophyllin und anderen Medikamenten führt. Derartige Effekte sind bei alten Menschen besonders bedeutsam, da die toxische Schwelle früher erreicht wird. Nach dem gegenwärtigen Kenntnisstand sind unter Citalopram und Sertralin die wenigsten pharmakokinetischen Medikamenten-Wechselwirkungen zu erwarten (Broesen, 1996).

Mit einer verminderten Resorbtion von Antidepressiva bei gleichzeitiger Einnahme von Abführmitteln ist zu rechnen.

Bei Komedikation mit Cumarinderivaten ist eine besonders engmaschige Kontrolle der Gerinnungswerte nötig, da Antidepressiva über pharmakokinetische

Tabelle 3. Anticholinerg wirksame Medikamente

- Trizyklische Antidepressiva: z.B. Amitriptylin, Doxepin
- Niederpotente Neuroleptika: z.B. Levomepromazin, Promethazin, Perazin, Thioridazin, Clozapin
- Antiparkinsonmittel: z.B. Biperiden, Trihexyphenidyl,
- Diphenhydramin (in rezeptfreien Schlaf-, Grippe- und Hustenmitteln)
- Antiarrhythmika: z.B. Chinidin, Disopyramid
- Weitere Internistika: Ranitidin, Kodein, Warfarin, Theophyllin, Nifedipin, Digoxin, Lanoxin, Isosorbid, Prednisolon, Dipyramidol

(Modifiziert nach Müller 1993 und Tune et al., 1992).

Faktoren die Gerinnungszeit erhöhen (z.B. TZA) oder auch erniedrigen (z.B. Trazodon, Hardy and Sirois, 1986) können.

Mit pharmakodynamischen Interaktionen ist z.B. bei Kombination mehrerer anticholinerg wirksamer Medikamente zu rechnen. Interessanterweise konnte für eine Reihe von Internistika, die häufig bei alten Menschen eingesetzt werden (siehe Tabelle 3) ebenfalls eine relevante anticholinerge Wirkung nachgewiesen werden. Fluvoxamin und Sertralin können die Warfarin-Serumspiegel erhöhen, so daß hierunter die Gerinnungsparameter engmaschig kontrolliert werden sollten (Benfield und Ward, 1996).

Mit klinisch relevanten und bedrohlichen pharmakodynamischen Wechselwirkungen ist bei Kombination serotonerger Substanzen zu rechnen. Die Kombination von Clomipramin oder SSRI mit MAO-Hemmern (Tranylcypromin, Moclobemid, Selegelin) ist wegen der Gefahr eines Serotonin-Syndroms kontraindiziert. Auch Lithium hat serotonin-agonistische Effekte und kann ebenso wie Dextrometorphan und L-Tryptophan bei Kombination mit anderen Serotoninagonisten ein Serotonin-Syndrom verursachen. Während akute, voll ausgeprägte Serotonin-Syndrome als lebensgefährliche Ereignisse eher selten sind, weisen neuere Untersuchungen darauf hin, daß subakute Serotonin-Syndrome mit Symptomen wie Myoklonus, Agitiertheit, Schwitzen und Übelkeit nicht selten sind und als eine Akzentuierung der depressiven Symptomatik fehlinterpretiert werden können (Hegerl et al., 1998).

Praktisches Vorgehen

Da Wirksamkeitsunterschiede zwischen den verschiedenen Antidepressiva nicht klar belegt sind, orientiert sich die **Medikamentenauswahl** für die Behandlung der Altersdepression am Nebenwirkungsprofil, der Pharmakokinetik, Aspekten der Medikamenteninteraktion, der Anwendbarkeit bei Begleiterkrankungen und anderen Gesichtspunkten (Tabelle 4).

Bei der Auswahl innerhalb der **TZA** sind sekundäre Amine wie Nortriptylin und Desipramin den tertiären Aminen wie Amitriptylin, Doxepin, Imipramin und Clomipramin wegen der geringeren sedierenden Wirkung und der weniger stark ausgeprägten orthostatischen Dysregulationen vorzuziehen. Wegen der geringeren Ausprägung orthostatischer Dysregulationen und der guten Datenlage hinsichtlich des wirksamen Plasmaspiegelbereiches ist unter TZA bei Altersdepression

Tabelle 4. Anwendbarkeit verschiedener Antidepressiva – Gruppen bei körperlichen Begleiterkrankungen

	TZA	SSRI	MAO-A-Hemmer (Moclobemid)
Kardiale Erkrankungen	–	+	+
Parkinson – Syndrom	+	–	+
Demenz	–	+	+
Z. n. Hirninsult	–	+	–
Diabetes Mellitus	–	+	?

+ Günstig, – Ungünstig.

Nortriptylin das Mittel der ersten Wahl (Überblick siehe Hegerl und Möller, 1996).

Der hohe Marktanteil tertiärer Amine (Amitriptylin, Doxepin) wird durch den Wunsch der ambulant tätigen Kollegen erklärt, bei häufig bestehenden Schlafstörungen und der Suizidgefährdung einen sedierenden Begleiteffekt zu erzielen. Dieser Aspekt ist jedoch in Relation zu den genannten Nachteilen der tertiären Amine zu setzen. Auch ist die häufig angewandte Faustregel, bei agitierter Depression sedierende Antidepressiva einzusetzen, empirisch nicht belegt (z.B. Angst und Stabl, 1992).

Als Vorteile der TZA gegenüber den SSRI sind die auch bei schweren Depressionen vorliegenden klaren Wirksamkeitsnachweise sowie die lange Anwendungserfahrung zu nennen. Trotzdem sind gerade bei älteren Patienten in vielen Fällen die SSRI die Mittel der ersten Wahl. Die gute Verträglichkeit bei Fehlen peripherer und zentraler anticholinerger Nebenwirkungen sowie die Überdosierungssicherheit von SSRI sind gewichtige Vorteile. Letzterer Punkt gewinnt gerade bei alten Patienten durch die erhöhte Suizidgefährdung, das erhöhte Risiko von versehentlicher Mehreinnahme bei kognitiver Beeinträchtigung und durch die erniedrigte toxische Schwelle an Bedeutung. Durch Sammeln einer Wochenration an TZA kann bei alten Menschen bereits eine letale Dosis erreicht werden, während auch exzessive Dosen von SSRI meist ohne bleibende Schäden überstanden werden. Ein nicht zu unterschätzender Vorteil der SSRI ist auch die gegenüber TZA leichtere Handhabbarkeit (Einmalgabe, leichteres Aufdosieren).

Bessere Verträglichkeit und leichtere Handhabbarkeit dürfte die Beobachtung erklären, daß im ambulanten Bereich SSRI sehr viel häufiger als TZA in der empfohlenen und nicht in einer subtherapeutischen Dosierung verschrieben werden (z.B. 68% versus 12%, Egberts, 1997).

Die gute Verträglichkeit und Überdosierungssicherheit ist auch für **Moclobemid** belegt.

Bei alten Menschen ist es generell empfehlenswert, alle Dosisänderungen langsamer durchzuführen. Es sollte mit einer **niedrigeren Initialdosis** begonnen und **langsamer aufdosiert** werden. Abruptes Absetzen ist zu vermeiden. Die Frage, ob insgesamt niedriger zu dosieren ist, kann nicht für alle Antidepressiva pauschal beantwortet werden. Auf grund der oben genannten Effekte des Alterns auf die

Pharmakodynamik wäre es denkbar, daß nicht nur pharmakogene Nebenwirkungen sondern auch die antidepressive Wirkung bereits bei niedrigen Plasmaspiegeln auftreten. Ausreichende Belege dafür, daß bei älteren depressiven Patienten eine antidepressive Wirkung bereits bei niedrigeren Wirkspiegeln zu erzielen ist, liegen jedoch nicht vor. Aufgrund pharmakokinetischer Faktoren (z.B. reduzierte Clearance) sind therapeutische Wirkspiegel jedoch für einige Antidepressiva bereits mit niedrigeren Dosen zu erreichen. Eine niedrigere Dosierung ist deshalb z.B. für Imipramin, Paroxetin, Trazodon und Nefazodon zu empfehlen. Bei anderen Antidepressiva ist eine Dosisanpassung bei alten Patienten nicht nötig (z.B. Nortriptylin, Desipramin, Venlafaxin) und würde zu niedrigen Plasmaspiegeln mit dem Risikio des Wirkungsverlustes führen (siehe Tabelle 5).

Wegen der größeren Empfindlichkeit bei erhöhten Wirkspiegeln sowie der schwer abzuschätzenden pharmakodynamischen und pharmakokinetischen Effekte bei Multimorbidität und Multimedikation sind **Plasmaspiegel-Bestimmungen** insbesondere bei Nichtansprechen oder Unverträglichkeit gerade bei älteren depressiven Patienten wichtig.

Bei alten Menschen ist mit einer etwas größeren Wirklatenz auf Antidepressiva zu rechnen, wobei das spätere Erreichen von Steady State-Plasmakonzentrationen in Folge der etwas längeren Eliminations-Halbwertszeit hierbei eine Rolle spielen kann. Nach vier bis fünf Wochen sollte jedoch auch bei alten Patienten die Therapie überdacht werden und bei unbefriedigender Wirksamkeit auf ein Antidepressivum mit einem anderen Wirkansatz umgesetzt werden. Bei Nichtansprechen auf Antidepressiva aus zwei unterschiedlichen Substanzklassen ist bei Patienten mit einer bipolaren affektiven Erkrankung eine Lithiumaugmentation als nächster Schritt zu empfehlen, obwohl bei älteren Patienten ein Teil der Studien über nur mäßige Erfolgsraten berichtet.

Bei **wahnhafter Depression** im Alter ist die Kombination eines Antidepressivums mit einem Neuroleptikum indiziert. Hierbei sollten nicht zwei anticholinerg wirkende Substanzen kombiniert werden. Unter Verträglichkeitsaspekten kann es günstig sein, einen SSRI oder ein anderes neueres Antidepressivum mit einem höherpotenten Neuroleptikum zu kombinieren. Als vorteilhaft könnten sich hier auch die neueren atypischen Neuroleptika (z.B. Olanzapin, Sertindol) erweisen.

In neueren doppelblinden Studien wurden Erfolge mit einer Monotherapie mit dem SSRI Sertralin berichtet (Zanardi et al., 1996). In einer offenen Studie wurden auch unter einer Monotherapie mit Fluvoxamin bei Patienten mit wahnhafter

Tabelle 5. Dosierung von Antidepressiva im Alter

Dosis niedriger	Dosis unverändert
Imipramin	Nortriptylin
Amitriptylin	Desipramin
Trazodon	Venlafaxin
Nefazodon	Fluvoxamin
Paroxetin	Sertralin
Citalopram	

Depression hohe Ansprechraten (48 von 59 Patienten) beobachtet (Gatti et al., 1996). Wie bei Depressionen in anderen Altersklassen sollte eine **Erhaltungstherapie** mit dem jeweils wirksamen Antidepressivum in unveränderter Dosierung über mindestens 6 Monate durchgeführt werden. In Abhängigkeit vom individuellen Rückfallrisiko und der Schwere der Depressionen ist eine daran anschließende rezidivprophylaktische Behandlung zu erwägen. Eine konsequente Erhaltungstherapie und Rezidivprophylaxe ist entscheidend für die Prognose auch bei älteren depressiven Patienten. In einer doppelblinden, placebo-kontrollierten Studie an älteren depressiven Patienten konnte bei Weiterführung der antidepressiven Medikation (Dothiepin) das Rückfallrisiko um den Faktor 2,5 reduziert werden (Old Age Depression Interest Group, 1993). In einer offenen Follow-up-Studie an 84 geriatrischen Patienten wurde bei einer konsequenten Weiterführung der Antidepressiva-Medikation mit ca. monatlichen Arztkontakten bei 74% der Patienten eine Rückfallfreiheit für den Untersuchungszeitraum von 2 Jahren erreicht (Flint und Rifat, 1997).

Eine sorgfältige Aufklärung über Sinn, Zweck, Nebenwirkungen und Risiken der antidepressiven Medikation und engmaschige Arzt-Patienten-Kontakte sind gerade bei alten Patienten wichtig. Es ist nicht nur verstärkt mit Nebenwirkungen zu rechnen, sondern auch mit häufigen Compliance-Problemen. Gerade bei der Langzeitmedikation im ambulanten Bereich entscheidet nicht selten die Compliance über den individuellen Krankheitsverlauf. Vergeßlichkeit und die häufige Multimedikation älterer Patienten sind zwei Faktoren, die zu den hohen Noncompliance-Raten beitragen (Salzman, 1995). Die leichte Handhabbarkeit und bessere Verträglichkeit neuerer Antidepressiva stellen auch über die damit verbundene bessere Compliance einen Vorteil gegenüber TZA dar.

Schlußbemerkung

Depressionen alter Menschen lassen sich ebenso wie Depressionen bei nicht-geriatrischen Patienten durch Antidepressiva behandeln. Wegen der gerade im Alter lebensbedrohlichen Konsequenzen einer Depression ist die individuelle Nutzen-Risiko-Abwägung einer Pharmakotherapie mit großer Verantwortung verbunden. Bei Entscheidung für eine antidepressive Medikation muß diese konsequent mit ausreichenden Wirkspiegeln und unter engmaschiger Beobachtung hinsichtlich Wirksamkeit und Verträglichkeit (bei älteren Patienten initial 1–2 Arztkontakte pro Woche) durchgeführt werden. Wegen der besseren Verträglichkeit, der größeren Überdosierungssicherheit aber auch der leichten Handhabbarkeit sind bei Altersdepression häufig SSRI und Moclobemid Mittel der ersten Wahl. Die durch diese Medikamente verbesserten therapeutischen Möglichkeiten werden im Bereich der Primärversorgung bei vielen älteren Patienten noch nicht ausreichend genutzt. Inwieweit das therapeutische Arsenal durch neuere Antidepressiva wie Venlafaxin, Mirtazapin und Nefazodon erweitert und vielleicht auch weiter verbessert wird, ist erst nach Verbreiterung der Erfahrungsbasis speziell bei älteren Patienten zu beurteilen.

Literatur

Alexopoulos GS, Meyers BS, Young RC, Kakuma T, Feder M, Einhorn A, Rosendahl E (1996) Recovery in geriatric depression. Arch Gen Psychiatry 53: 305–312

Andersen G, Vestergaard K, Lauritzen L (1994) Effective treatment of poststroke depression with the selective serotonin reuptake inhibitor citalopram. Stroke 25: 1099–1104

Angst J, Stabl M (1992) Efficacy of moclobemide in different patient groups: a meta-analysis of studies. Psychopharmacology Berl 106 [Suppl] 109–113

Avery D, Winokur G (1976) Mortality in depressed patients treated with electroconvulsive therapy and antidepressants. Arch Gen Psychiatry 33: 1029–1037

Benfield P, Ward A (1996) Fluvoxamine, a review of its pharmakodynamic and pharmakokinetic properties and therapeutic efficacy in depressive illness. Drugs 32: 313–334

Broesen K (1996) Are pharmacokinetic drug interactions with the SSRIs an issue? Int Clin Psychopharmacol 11 [Suppl] 1: 23–27

Brown RP, Sweeney J, Loutsch E, Kocsis JH, Frances A (1984) Involutional melancholia revisited. Am J Psychiatry 141: 24–28

Buff DD, Brenner R, Kirtane SS, Gilboa R (1991) Dysrhythmia associated with fluoxetine treatment in an elderly patient with cardiac disease. J Clin Psychiatry 52: 174–176

Chan TY (1997) Drug-induced syndrome of inappropriate antidiuretic hormone secretion. Causes, diagnosis and management. Drugs Aging 11: 27-44

Cohn CK, Shrivastava R, Mendels J, Cohn JB, Fabre LF, Claghorn JL, Dessain EC, Itil TM, Lautin A (1990) Double-blind, multicenter comparison of sertraline and amitriptyline in elderly depressed patients. J Clin Psychiatry 51 [Suppl] 12: 28–33

Cole M, Hicking TH (1976) Frequency and significance of minor organic signs in elderly depressives. Can Psychiatr Assoc J 21: 7–12

Conwell Y, Nelson JC, Kim KM, Mazure CM (1989) Depression in late life: age of onset as marker of a subtype. J Affect Disord 17: 189–195

Cummings JL (1992) Depression in Parkinson's disease: a rewiew. Am J Psychiatry 149: 443–454

Czekalla J, Gastpar M, Hübner WD, Johnson LL (1997) The effect of hypericum extract on cardiac conduction as seen in the electrocardiogram compared to that of imipramine. Pharmacopsychiatry 30 [Suppl] 2: 86–88

Damitz BM (1997) Arzneimittelverbrauch älterer Menschen in Bremer Alten- und Pflegeheimen unter besonderer Berücksichtigung von Psychopharmaka. Gesundheitswesen 59: 83–86

Danish University Antidepressant Group (1986) Citalopram: clinical effect profile in comparison with clomipramine. A controlled multicenter study. Psychopharmacology 90: 131–138

Danish University Antidepressant Group (1990) Paroxetine: a selective serotonine reuptake inhibitor showing better tolerance, but weaker antidepressant effect than clomipramine in a controlled multicenter study. J Affect Disord 18: 289–299

Devanand DP, Sano M, Tang MX, Taylor S, Gurland S, Wilder D, Stern Y, Mayeux R (1996) Depressed mood and the incidence of Alzheimer's disease in the elderly living in the community. Arch Gen Psychiatry 53: 185–175

Dierick M (1996) An open-label evaluation of the long-term safety of oral venlafaxine in depressed elderly patients. Ann Clin Psychiatry 8: 169–178

Eckert A, Reiff J, Müller WE (1998) Arzneimittelinteraktionen mit Antidepressiva. Psychopharmakotherapie 5: 8–18

Egberts AC, Leufkens HG, Hofman A, Hoes AW (1997) Incidence of antidepressant drug use in older adults and association with chronic diseases: the Rotterdam Study. Int Clin Psychopharmacol 12: 217–223

Evans M, Hammond M, Wilson K, Lye M, Copeland J (1997) Placebo-controlled treatment trial of depression in elderly physically ill patients. Int J Geriatr Psychiatry 12: 817–824

Feighner JP (1995) Cardiovascular safety in depressed patients: focus on venlafaxine. J Clin Psychiatry 56: 574–579

Flint AJ, Rifat SL (1994) A prospective study of lithium augmentation in antidepressant-resistant geriatric depression. J Clin Psychopharmacol 14: 353–356

Flint AJ, Rifat SL (1997) Two-year outcome of elderly patients with anxious depression. Psychiatry Res 66: 23–31

Frasure-Smith N, Lesperance F, Talajic M (1995) Depression and 18-month prognosis after myocardial infarction. Circulation 91: 999–1005

Fredrickson OK, Toft B, Christophersen L, Gylding SJP (1985) Kinetics of citalopram in elderly patients. Psychopharmacology 86: 253–257

Gatti F, Bellini L, Gasperini M, Perez J, Zanardi R, Smeraldi E (1996) Fluvoxamine alone in the treatment of delusional depression. Am J Psychiatry 153: 414–416

Geretsegger C, Stuppaeck CH, Mair M, Platz T, Fartacek R, Heim M (1995) Multicenter double blind study of paroxetine and amitriptyline in elderly depressed inpatients. Psychopharmacology Berl 119: 277–281

Girault C, Richard JC, Chevron V, Goulle JP, Droy JM, Bonmarchand G, Leroy J (1997) Syndrome of inappropriate secretion of antidiuretic hormone in two elderly women with elevated serum fluoxetine. J Toxicol Clin Toxicol 35: 93–95

Glassman AH, Roose SP (1994) Risks of antidepressants in the elderly: Tricyclic antidepressants and arrhythmia – revising risks. Gerontology 40: 15–20

Glassman AH, Johnson LL, Giardina EGV (1983) The use of imipramine in depressed patients with congestive heart failure. J Am Med Assoc 250: 1997–2001

Goldberg RJ (1997) Antidepressant use in the elderly. Current status of nefazodone, venlafaxine and moclobemide. Drugs Aging 11: 119–131

Gottfries CG, Karlsson I, Nyth AL (1992) Treatment of depression in elderly patients with and without dementia disorders. Int Clin Psychopharmacol 6 [Suppl] 5: 55–64

Hale AS, Psych MRC (1993) New antidepressants: use in high-risk patients. J Clin Psychiatry 54 [Suppl] 8: 61–70

Hardy JL, Sirois A (1986) Reduction of prothrombin and partial thromboplastin times with trazodone. Can Med Assoc J 135: 1372

Hegerl U, Möller HJ (1996) Nortriptylin: Stellenwert in der psychiatrischen Pharmakotherapie. Psychopharmakotherapie 3: 13–27

Hegerl U, Bottlender R, Gallinat J, Kuss HJ, Ackenheil M, Möller HJ (1998) The serotonin syndrome scale: first results on validity. Eur Arch Psychiatry Clin Neurosci 248: 96–103

Hellerstein DJ, Yanowitch P, Rosenthal J, Samstag LW, Maurer M, Kasch K, Burrows L, Poster M, Cantillon M (1993) A randomized double-blind study of fluoxetine versus placebo in the treatment of dysthymia. Am J Psychiatry 150: 1169–1175

Helmchen H, Linden M, Wernicke T (1996) Psychiatrische Morbidität bei Hochbetagten. Nervenarzt 67: 739–750

Hoyberg OJ, Maragakis B, Mullin J, Norum D, Stordall E, Ekdahl P, Ose E, Moksnes KM, Sennef C (1996) A double-blind multicentre comparison of mirtazapine and amitriptyline in elderly depressed patients. Acta Psychiatr Scand 93: 184–190

Iocono RP, Toyama S, Meltzer C, Kumiyoshi S (1994) Treatment of Parkinson's akinesia by selective serotonin reuptake inhibitors (abstract). Ann Neurol 36: 296

Jacobs S, Zisook S (1998) Treatment of major depressions during bereavement. In: Nelson JC (ed) Geriatric Psychopharmacology. Marcel Dekker, New York, pp 115–126

Johnson ML, Roberts MD, Ross AR, Witten CM (1992) Methylphenidate in stroke patients with depression. Am J Phys Med Rehabil 71: 239–241

Katz IR (1993) Drug treatment of depression in the frail elderly: discussion of the NIH Consensus Development Conference on the diagnosis and treatment of depression in late life. Psychopharmacol Bull 29: 101–108

Katz IR, Simpson GN, Curlik SM, Parmelee P, Muhly C (1990) Pharmacologic treatment of major depression for elderly patients in residential caresettings. J Clin Psychiatry 51 [Suppl] 7: 41–48

Katz LM, Fochtmann LF, Pato MT (1991) Clomipramine, fluoxetine and glucose control. Ann Clin Psychiatry 3: 271–274

Kaye CM, Haddock RE, Langley PF (1989) A review of the metabolism and pharmacokinetics of paroxetine in man. Acta Psychatr Scand 80: 60–75

Khan A, Rudolph R, Baumel B (1995) Venlafaxine in depressed geriatric outpatients: An open-label clinical study. Psychopharmacol Bull 31: 753–758

Klassen T, Verhey FRJ, Sneijders GHJM, DeVet HCW, van Praag HM (1995) Treatment of depression in Parkinson's disease: a meta-analysis. J Neuropsychiatry Clin Neurosci 7: 281–286

Knegtering H, Eijck M, Huijsman A (1994) Effects of antidepressants on cognitive functioning of elderly patients. A review. Drugs Aging 5: 192–199

Laakmann G, Schüle C, Baghai T, Kieser M (1998) St. John's wort in mild to moderate depression: the relevance of hyperforin for the clinical efficacy. Pharmacopsychiatry 31 [Suppl] 54–59

Lane EA (1991) Renal function and the disposition of antidepressants and their metabolites. Psychopharmacol Bull 27: 533–540

Laux G (1997) Bessere Verträglichkeit neuer Antidepressiva. Psychopharmakotherapie 2 [Suppl] 6: 8–11

Lazarus LW, Winemiller DR, Lingam VR, Neyman I, Hartman C, Abassian M, Kartan U, Groves L, Fawcett J (1992) Efficacy and side effects of methylphenidate for poststroke depression. J Clin Psychiatry 53: 447–449

Lazarus LW, Moberg PJ, Langsley PR, Lingam VR (1994) Methylphenidate and nortriptyline in the treatment of poststroke depression: a retrospective comparison. Arch Phys Med Rehab 75: 403–406

Leo RJ (1996) Movement disorders associated with the serotonin reuptake inhibitors. J Clin Psychiatry 57: 449–454

Leo RJ, Lichter DG, Hershey LA (1995) Parkinsonism associated with fluoxetine and cimetidine: a case report. J Geriatr Psychiatry Neurol 8: 231–233

Lustmann PJ, Clouse RE, Griffith LS, Carney RM, Freedland KE (1997) Screaning for depression in diabetes using the Beck Depression Inventory. Psychosom Med 59: 24–31

Lustmann PJ, Griffith LS, Freedland KE, Clouse RE (1997) The course of major depression in diabetes. Gen Hosp Psychiatry 19: 138–143

Lustmann PJ, Griffith LS, Clouse RE, Freedland KE, Eisen SA, Rubin EH, Carney RM, McGill JB (1997) Effects of Nortriptyline on depression an glycemic control in diabetes: results of a double-blind, placebo-controlled trial. Psychosom Med 59: 241–250

Mavrogiorgou P, Hegerl U (1997) Neurotoxizität. In: Müller-Oerlinghausen B, Greil W, Berghöfer A (Hrsg) Die Lithiumtherapie. Springer, Berlin Heidelberg New York Tokyo, S 329–341

Meerwaldt JD (1996) Treatment of hypokinetic rigid syndrome with fluvoxamine maleate. Lancet i: 977–978

Menting JE, Honig A, Verhey FR, Hartmans M, Rozendaal N, de VH, van PH (1996) Selective serotonin reuptake inhibitors (SSRIs) in the treatment of elderly depressed patients: a qualitative analysis of the literature on their efficacy and side-effects. Int Clin Psychopharmacol 11: 165–175

Meyers BS, Greenberg R (1986) Late-life delusional depression. J Affect Disord 11: 133–137

Montastruc JL, Fabre N, Blin O, Senard JN, Rascol O, Rascol A (1995) Does fluoxetine aggravate Parkinson's disease? A pilot prospective study. Mov Disord 10: 354–355

Murray GB, Cassem E (1998) Use of stimulants in depressed patients with medical illness. In: Nelson JC (ed) Geriatric psychopharmacology. Marcel Dekker, New York, pp 245–257

Müller WE (1993) Pharmakodynamik und Pharmakokinetik von Psychopharmaka bei alten Patienten. In: Möller HJ, Rohde A (Hrsg) Psychische Krankheit im Alter. Springer, Berlin Heidelberg New York Tokyo, S 353–361

Müller WE, Singer A, Wonnemann M, Häfner U, Rolli M, Schäfer C (1998) Hyperforin represents the neurotransmitter reuptake inhibiting constituent of hypericum extract. Pharmacopsychiatry 31 [Suppl] 16–21

Nair NP, Amin M, Holm P, Katona C, Klitgaard N, Ng-Ying KN, Kragh SP, Kuhn H, Leek CA (1995) Moclobemide and nortriptyline in elderly depressed patients. A randomized, multicentre trial against placebo. J Affect Disord 33: 1–9

Nelson JC, Mazure CM (1986) Lithium augmentation in psychotic depression refractory to combined drug treatment. Am J Psychiatry 143: 363–366

Nelson JC, Conwell Y, Kim MK, Mazure CM (1989) Age of onset in late-life delusional depression. Am J Psychiatry 146: 785–786

Nobler MS, Devanand DP, Kim MK, Fitzsimons LM, Singer TM, Turret N, Sackeim HA, Roose SP (1996) Fluoxetine treatment of dysthymia in the elderly. J Clin Psychiatry 57: 254–256

Norman TR (1993) Pharmacokinetic aspects of antidepressant treatment in the elderly. Prog Neuropsychopharmacol Biol Psychiatry 17: 329–344

Old Age Depression Interest Group (1993) How long should the elderly take antidepressants? a double-blind placebo-controlled study of continuation/prophylaxis therapy with Dothiepin. Br J Psychiatry 162: 175–182

Oxman TE (1996) Antidepressants and cognitive impairment in the elderly. J Clin Psychiatry 57 [Suppl] 5: 38–44

Plotkin DA, Gerson SC, Jarvik LF (1987) Antidepressant drug treatment in the elderly. In: Meltzer HY (ed) Psychopharmacology: third generation in progress. Raven Press, New York, pp 1149–1158

Post F (1972) The management and nature of depressive illnesses in late life: follow-through study. Br J Psychiatry 121: 393–404

Pratt LA, Ford DE, Crum R, Armenian HK, Gallo JJ, Eaton WW (1996) Depression, psychotropic medication, and risk of myocardial infarction. Circulation 94: 3123–3129

Ray WA, Fought RL, Decker MD (1992) Psychoactive drugs and the risk of injurious motor vehicle crashes in elderly drivers. Am J Epidemiol 136: 873–883

Ray WA, Griffin MR, Schaffner W (1987) Psychotropic drug use and the risk of hip fracture. New Engl J Med 316: 363–369

Richard IH, Kurlan R (1997) A survey of antidepressant drug use in Parkinson's disease. Parkinson Study Group. Neurology 49: 1168–1170

Robinson RG, Schultz SK, Paradiso S (1998) Treatment of Poststroke Psychiatric Disorders. In: Nelson JC (ed) Geriatric Psychopharmacology. Marcel Dekker, New York, pp 161–185

Roose SP, Glassman AH, Attia E, Woodring S (1994) Comparative efficacy of selective serotonin reuptake inhibitors and tricyclics in the treatment of melancholia. Am J Psychiatry 151: 1735–1739

Roth M, Mountjoy CQ, Amrein R (1996) Moclobemide in elderly patients with cognitive decline and depression: an international double-blind, placebo-controlled trial. Br J Psychiatry 168: 149–157

Rovner BW, German PS, Brant LJ, Clark R, Burton L, Folstein MF (1991) Depression and mortality in nursing homes. JAMA 265: 993–996

Salzman C (1995) Medication compliance in the elderly. J Clin Psychiatry 56 [Suppl] 1: 18–22

Schneider LS, Small GW, Hamilton SH, Bystritsky A, Nemeroff CB, Meyers BS (1997) Estrogen replacement and response to fluoxetine in a multicenter geriatric depression trial. Fluoxetine Collaborative Study Group. Am J Geriatr Psychiatry 5: 97–106

Sieradzan K, Channon S, Ramponi C, Stern GM, Lees A, Youdim MBH (1995) The therapeutic potential of moclobemide, a reversible selective monoamine oxidase A inhibitor in Parkinson's disease. J Clin Psychopharmacol 15 [Suppl] 2: 51S–59S

Starkstein SE, Preziosi TJ, Bolduc PL, Robinson RG (1990) Depression in Parkinson's disease. J Nerv Ment Dis 178: 27–31

Steur EN (1993) Increase of Parkinson disability after fluoxetine medication. Neurology 43: 211–213

Swift GC (1990) Pharmacodynamics: changes in homeostatic mechanisms, receptor and target organ sensitivity in the elderly. Br Med Bull 46: 36–52

Takats A, Tarczy N, Simo M, Szombathely E, Bodrogi A, Karpati R (1994) Moclobemide/aurix treatment in Parkinson's disease with depression. New Trends Clin Neuropharmacol 8: 260

Thase M, Fawa M, Halbreich U, Kocsis JH, Koran L, Davidson J, Rosenbaum J, Harrison W (1996) A placebo-controlled, randomized clinial trial comparing sertraline and imipramine for the treatment of dysthymia. Arch Gen Psychiatry 53: 777–784

Thiagarajan A, Anand KS (1994) Parkinson's disease: incidence of depression, correlation of stages of depression to clinical staging and disability (abstract). Neurology 44 [Suppl] 2: A254

Tollefson GD, Holman SL (1993) Analysis of the Hamilton Depression Rating Scale factors from a double-blind, placebo-controlled trial of fluoxetine in geriatric major depression. Int Clin Psychopharmacol 8: 253–259

Tom T, Cummings JL (1998) Depression in Parkinson's disease. Pharmacological characteristics and treatment. Drugs Aging 12: 55–74

Tune L, Carr S, Hoag E, Cooper T (1992) Anticholinergic effects of drug commonly prescribed for the elderly: Potential means for assessing risk of delirium. Am J Psychiatry 149: 1393–1394

van Marwijk H, Bekker FM, Nolen WA, Jansen P, van Nieuwkerk JF, Hop W (1990) Lithium augmentation in geriatric depression. J Affect Disord 20: 217–223

Volz HP, Möller HJ (1994) Antidepressant drug therapy in the elderly – a critical review of the controlled clinical trials conducted since 1980. Pharmacopsychiatry 27: 93–100

von Moltke LL, Greenblatt DJ, Harmatz JS, Shader RI (1995) Psychotropic drug metabolism in old age: principles and problems of assessment. Psychopharmacology 1461–1469

Wallace AE, Kofoed LL, West AN (1995) Double-blind, placebo- controlled trial of methylphenidate in older, depressed, medically ill patients. Am J Psychiatry 152: 929–931

Yastrubetskaya O, Chiu E, O'Connell S (1997) Is good clinical research practice for clinical trials good clinical practice? Int J Geriatr Psychiatry 12: 227–231

Zanardi R, Franchini L, Gasperini M, Perez J, Smeraldi E (1996) Double-blind controlled trial of sertraline versus paroxetine in the treatment of delusional depression. Am J Psychiatry 153: 1631–1633

Zimmer B, Rosen J, Thornton JE, Perel JM, Reynolds CF (1991) Adjunctive lithium carbonate in nortriptyline-resistant elderly depressed patients. J Clin Psychopharmacol 11: 254–256

Nootropika/Antidementiva

H.-J. Möller, H. Hampel und F. Padberg

Unter Nootropika/Antidementiva werden zentralnervös wirksame Arzneimittel verstanden, die höhere integrative Hirnfunktionen, wie Gedächtnis, Lernen, Auffassungs-, Denk- und Konzentrationsfähigkeit, verbessern sollen. Ein spezifischer, einheitlicher Wirkungsmechanismus ist jedoch noch nicht bekannt (Coper und Kanowski 1983). Nootropika/Antidementiva gehören pharmakologisch unterschiedlichen Stoffgruppen an und haben unterschiedliche pharmakologische Strukturen. Ihr Hauptindikationsgebiet sind die hirnorganisch bedingten Leistungsstörungen im Rahmen des hirnorganischen Psychosyndroms bzw. dementieller Erkrankungen.

Der Begriff „Nootropika" wird hier in einer sehr weiten Definition verstanden, wie er nicht überall gebräuchlich ist. Synonyma für diesen sehr weiten Nootropikabegriff in der internationalen Literatur sind u.a.: „cognition enhancers", „cerebroactive drugs", „cerebral metabolic activators", „antidementia drugs". Unter Nootropika im engeren Sinne werden Substanzen mit typischen vigilanzsteigernden Effekten im EEG verstanden, wie z.B. Piracetam und Pyritinol (Giurgea 1973; Giurgea und Salama 1977). Unter Antidementiva im engeren, derzeit gebräuchlichen Sinne werden Substanzen verstanden, die für die Indikation Alzheimer Demenz geprüft wurden und ihre Wirksamkeit bewiesen haben (Hampel et al. 1999). Dieser Begriff trifft aber auch für die Cholinesterasehemmer zu. Für andere Präparate, die bei der Alzheimer Demenz Wirksamkeit gezeigt haben, wie z.B. Ginkgo biloba oder Memantine. In diesem Kontext ist zu bemerken, dass die klassischen Nootropika größtenteils ohne Differenzierung zwischen primär-degenerativer und vaskulärer Demenz geprüft wurden. Sie wurden fast ausschließlich in der weiter gefassten Indikation „hirnorganisches Psychosyndrom" bzw. „Hirnleistungsstörungen" untersucht und nicht in der enger definierten Diagnose „Demenz". Soweit bei klassischen Nootropika in methodisch akzeptabler Weise zwischen der Wirksamkeit auf primär degenerative und vaskuläre Demenzen unterschieden wurde, ergaben sich keine Wirksamkeitsunterschiede.

Neben den kognitiven Störungen, die zur Kernsymptomatik hirnorganischer bzw. dementieller Erkrankungen gehören, werden von den Nootropika/Antidementiva häufig auch hirnorganisch bedingte Veränderungen im affektiv-emotionalen Bereich, wie sie im Rahmen dieser Erkrankungen oft zu finden sind, positiv beeinflusst. Dieser Aspekt geht aber nicht in die Definition eines Nootropikums/Antidementivums ein.

Klassifikation und Wirkungsweise

Während in der Theorienbildung ursprünglich durchblutungsfördernde Aspekte (Vasodilatation, Verbesserung der Fließeigenschaften des Blutes) im Zentrum der Erklärung nootroper/antidementieller Effekte standen, traten im weiteren Verlauf Hypothesen zur Ökonomisierung des Sauerstoffverbrauchs und der Glukoseutilisation des Gehirns in den Vordergrund (Hoyer, 1991).

Im weiteren Verlauf der Hypothesenbildung wurde in der Ätiopathogenese dementieller Erkrankungen vorübergehend eine Störung der zellulären Calziumhomöostase ins Zentrum gerückt (Krieglstein, 1990). Calziumantagonisten wie z.B. Nimodipin können den Einstrom von Ca^{2+} durch einen Subtyp der Calziumkanäle, den spannungsabhängigen Calziumkanälen, hemmen und dadurch eine protektive Wirkung auf das Neuron erreichen. Schließlich sei die Glutamat-Hypothese erwähnt. Sie geht davon aus, dass ein Überschuss der exzitatorischen Aminosäure Glutamat Prozesse triggern kann, die zum Zelluntergang führen. Glutamatantagonisten, wie z.B. Memantine können dieses pathogenetische Geschehen unterbrechen (Görtelmeyer et al., 1993).

Die relativ konsistenten Befunde, dass bei der Alzheimer Demenz ein Acetylcholinmangel eine biochemische Schlüsselposition einnimmt, führten dann dazu, diesem Aspekt besondere Aufmerksamkeit zu widmen. Durch cholinerge Substanzen soll eine pharmakologische Kompensation des bei der Alzheimer Demenz nachgewiesenen cholinergen Defizits, das auch in späteren Stadien der Multiinfarktdemenz auftritt, erreicht werden. Verschiedene Strategien wurden angewandt: U.a. Gabe von Präkursoren (z.B. Cholin, Lecithin), Hemmung des Abbaus von Acetylcholin (z.B. durch Physostigmin), Gabe von Agonisten des Muskarinrezeptors (z.B. Arecolin). Akutversuche an gesunden Probanden, die zeigten, dass Eingriffe in das Acetylcholinsystem eindeutige Veränderungen der kognitiven Fertigkeiten nach sich ziehen, stimmten hoffnungsvoll. Die früheren klinischen Studien an Patienten mit seniler Demenz sind aber in ihren Ergebnissen uneinheitlich und ließen insgesamt allenfalls eine begrenzte Wirksamkeit erkennen (vgl. Literaturübersicht von Kurz et al., 1986). In den letzten Jahren konnten hier durch die Einführung verschiedener Acetylcholinesterasehemmer erhebliche Fortschritte erzielt werden (Möller, 1996). Während die Acetylcholinesterasehemmer einen wirkungsvolleren und nach Einführung der neueren Präparaten gut verträglichen Therapieansatz auf der Basis der Acetylcholinmangel-Hypothese darstellen, zeigte der Versuch, mit muskarinergen Agonisten therapeutische Effekte bei gleichzeitig guter Verträglichkeit zu erreichen, bisher nicht das erwünschte Resultat (Möller, 1999b).

Unter neurophysiologischen Gesichtspunkten fand der Befund, dass durch viele Nootropika die demenzbedingte Verlangsamung im EEG, die mit verminderter Vigilanz in Beziehung gesetzt wird, kompensiert werden kann, besondere Beachtung. Versucht man, einige der verschiedenen potentiellen Wirkmechanismen der Nootropika unter dem Aspekt der Vigilanzverbesserung und der Acetylcholinhypothese zusammenzuführen, so wäre folgende Hypothese zu diskutieren: Durch Verbesserung der Hirndurchblutung oder der Hirnstoffwechselgrößen (Sauerstoffverbrauch und/oder Glukoseutilisation) wird die Acetylcholinsynthese gesteigert (Gosch und Gall-Kaiser, 1987) und durch die cholinergen System entstehende Intensivierung der Reizübertragung könnte, zusammen mit anderen Mechanismen (membranstabilisierende Effekte und Einflüsse auf postsynaptische Prozesse), eine Vigilanzverbesserung bewirkt werden.

Zur Klassifikation der bisher verfügbaren Nootropika/Antidementiva wurden unter Berücksichtigung des hypothetischen Wirkungsmechanismus verschiedene Vorschläge gemacht, u.a. die Einteilung in primäre Vasodilatantien, Vasodilatantien mit zusätzlichem metabolischem Wirkungsspektrum und primäre metabolische Verstärker (Zimmer und Lauter, 1986). Die Anwendung von Vasodilatantien erfolgte in der Vergangenheit überwiegend in der Vorstellung, dass ein Großteil der Demenzen auf die Folgen einer Arteriosklerose zerebraler Gefässe zurückzuführen sei, eine Ansicht, die inzwischen korrigiert wurde durch die Auffassung, dass der weitaus größte Teil als Alzheimer Demenzen einzuordnen ist bzw. als sog. Mischformen. Inzwischen ist, wie oben dargestellt, eine Reihe anderer Wirkmechanismen der Nootropika/Antidementiva beschrieben worden, welche sich u.a. auf eine Verbesserung der Fließeigenschaften des Blutes, auf ökonomisierende Effekte im Energiestoffwechsel, auf Eingriffe in bestimmte Transmittersysteme und membranstabilisierende Wirkungen beziehen. Tabelle 1 gibt als Exempel eine Synopsis der pharmakologischen Wirkungen des klassischen Nootropikum Codergocrinmesylat im Zentralnervensystem.

Insgesamt erscheinen Gruppeneinteilungen unter dem Aspekt des Wirkmechanismus, wie die diesbezügliche Diskussion in der Literatur zeigt, problematisch (Yesavage et al., 1979). So wies z.B. (Reisberg, 1981) darauf hin, dass selbst in der als primäre Vasodilatantien bezeichneten Gruppe sich Substanzen mit Stoffwechseleffekten befinden, und andererseits stoffwechselaktive Substanzen wegen der engen Koppelung zwischen Stoffwechsel und Hirndurchblutung zur Durchblutungssteigerung führen. Reisberg spricht daher unter formaler Vernachlässigung der vaskulären Effekte nur von der Gruppe der „metabolic enhancers" (Stoffwechselaktivatoren).

Klinische Wirksamkeit

Regelmäßig vorgetragene Einwände gegenüber den Nootropika/Antidementiva betreffen nur die unzureichende Qualität vieler früherer Nootropikaprüfungen, die Instabilität der Befunde zur Wirksamkeit einzelner Nootropika und die oft nur geringen Verum-Plazebo-Differenzen. Kanowski und Mitarbeiter (1988) setzten sich

Tabelle 1. Synopsis der pharmakologischen Wirkungen von Codergocrinmesylat im Zentralnervensystem

Neurotransmitter
- Cholinerges System
  Anstieg der Acetylcholinsynthese und der Zahl der Acetylcholinrezeptoren
- Noradrenerges System
  Affinität zu α-adrenergen Rezeptoren mit antagonistischen Wirkungen auf eine adrenerge Hyperaktivität
- Dopaminerges System
  Affinität zu Dopamin-Rezeptoren mit agonistischen Effekten
- Serotoninerges System
  Affinität zu 5-HT-Receptoren mit agonistischer Wirkung

Hirnmetabolismus
Anstieg der O_2- und Glukoseaufnahme des Gehirns. Normalisierung des gestörten Glukosestoffwechsels und der Glykolyse. Anstieg des ATP-Gehaltes in den Neuronen

Synaptische Plastizität
Anstieg von Zahl und Gesamtkontaktflächen synaptischer Verbindungen in bestimmten Hirnregionen

Hirndurchblutung
Tierexperimentell: Verbesserung der Mikrozirkulation

---

mit diesen Vorwürfen auseinander und machten deutlich, dass die Kritik gegenüber der mangelnden Behandlungseffizienz von Nootropika in dieser Pauschalität nicht mehr zu halten sei, sondern dass die einzelnen Substanzen differenziert nach den jeweils vorliegenden Wirksamkeitsevidenzen beurteilt werden müssen. Dieses Argument gilt nach Einführung der unter Berücksichtigung hoher methodischer Standards geprüften Cholinesterasehemmer umso mehr.

Die älteren Nootropika wurden in einer Zeit entwickelt und klinisch geprüft, als die methodologischen Kenntnisse der Gerontopsychiatrie und diesbezüglichen klinischen Psychopharmakologie noch unzureichend waren. Diese unzureichende Methodologie ist u.a. als Grund dafür anzusehen, dass der Wirksamkeitsnachweis für verschiedene Substanzen unbefriedigend ist bzw. dass die Ergebnisse inkonsistent sind. Die in den letzten Jahren zugelassenen Nootropika/Antidementiva sind nach modernen methodischen Standards geprüft (Möller, 1992).

Wie bei vielen chronischen Erkrankungen, die mit den uns gegenwärtig zu Verfügung stehenden Medikamenten schwer beeinflussbar sind, ist der klinische Wirksamkeitsnachweis bei den medikamentösen Ansätzen zur Behandlung dementieller Erkrankungen besonders schwierig. Das gilt vor allem, wenn man nicht nur querschnittsbezogen eine Verbesserung der Symptomatik anstrebt, sondern darüber hinausgehend eine Verzögerung der Krankheitprogression zeigen will.

Die Frage nach der klinischen Relevanz der Wirksamkeitsunterschiede zwischen Verum und Plazebo in Nootropika-Antidementiva-Studien lässt sich schwer beantworten, da eine akzeptierte Operationalisierung des Begriffes der klinischen Relevanz bezogen auf Nootropika nicht vorliegt (Herrmann und Kern, 1987; Kanowski et al., 1990; Oswald und Oswald, 1988). Insgesamt sollte man unter dem Aspekt klinischer Relevanz der Nootropika/Antidementiva die Ziele nicht zu hoch stekken, sondern im Auge behalten, dass es sich bei der Behandlung dementieller Erkrankungen um die Behandlung chronisch progredienter Krankheitsprozesse handelt. Zieht man zum Vergleich die Erfolge der Behandlung chronisch persistierender depressiver oder schizophrener Symptomatik heran, anstelle der spektakulären Behandlungserfolge im Bereich der akuten Depressionen oder Schizophrenien, so kommt man leicht zu dem Schluss, dass die Nootropika/Antidementiva gar nicht so schlecht abschneiden.

Da für schwere Formen der Demenz kann validierte, allgemeine Untersuchungsinstrumente nicht zur Verfügung stehen, müssen diese derzeit von Wirksamkeitsprüfungen ausgeschlossen bleiben. Die Wirksamkeitsprüfungen beziehen sich deshalb in der Regel nur auf leichte und mittelschwere Formen der Demenz. Bei diesen Patienten lassen sich wahrscheinlich auch am ehesten Effekte eines Nootropikums/ Antidementivums nachweisen, da der Krankheitsprozess noch nicht in extremer Weise fortgeschritten ist. Trotzdem ist diese methodisch bedingte Restriktion letztlich unbefriedigend und man sollte versuchen, Methoden zu entwickeln, um auch schwere Demenzformen in die Prüfung mit einzubeziehen, um die Frage zu klären, ob bei diesen Patienten der Einsatz von Nootropika sinnvoll erscheint, eine Frage, die derzeit nur aus der letztlich nicht voll zu rechtfertigenden Übertragung der Ergebnisse aus den Untersuchungen an Patienten mit leichter und mittelgradiger Demenz positiv beantwortet wird.

Zusammenfassend ergibt sich für die Nootropika/Antidementiva die folgende Situation: Die klinische Wirksamkeit der schon seit langem in Deutschland zugelassenen Medikamente Piracetam, Nicergolin, Pyritinol, Ginkgo biloba Extrakt Egb 761 und Dihydroergotoxin gilt trotz verschiedener methodischer Mängel der älteren Wirksamkeitsstudien als belegt, so dass diese Präparate vom Bundesinstitut für Arzneimittel und Medizinprodukte (BfArM) im Rahmen der Aufbereitung positiv monographiert wurden und nach dem Arzneimittelgesetz zugelassen sind (Arzneimittelkommission der Deutschen Ärzteschaft 1997). Z.B. führten mehrere plazebokontrollierte, klinische Studien mit definierten Zielvariablen zu einer positiven Gesamtbewertung von Piracetam in der Behandlung dementieller Erkrankungen (Herrschaft, 1992). In den letzten Jahren konnten Croisile und Mitarbeiter (1993) in einer 30 Alzheimer Demenz-Patienten umfassenden plazebokontrollierten, doppelblinden Studie unter der hohen Dosierung von 8g/Tag Piracetam im Verlauf über ein Jahr eine Verzögerung der Symptomprogression beobachten, die mit niedrigeren Dosierungen (2,4 – 4,8 g/Tag) z. T. nicht gesehen wurde (Croisile et al., 1993; Growdon et al., 1986). Auch für Nicergolin gibt es neben Resultaten der älteren Studie neuere positive Hinweise für die Effizienz (Nappi et al., 1997). Ähnliche Befunde liegen auch zu Pyritinol und Dihydroergotoxin vor, die ebenfalls in der Praxis als Nootropika eingesetzt werden (Herrschaft et al., 1992; Schneider und Olin, 1994). Das Problem dieser älteren Nootropika insgesamt ist, dass wegen Wegfall des Patentschutzes das ökonomische Interesse fehlt, um weitere Studien nach modernem methodologischem Standard durchzuführen. Die Beurteilung der Wirksamkeit aufgrund der älteren Studien ist jedoch durch methodische Probleme eingeschränkt.

Im Gegensatz zu den erwähnten älteren Nootropika, wurden für das Phytopharmakon Gingko biloba neben den früheren, methodisch z.T. unbefriedigenden Studien, zwei umfangreiche Studien mit moderner Methodologie und großer Fallzahl durchgeführt. Hierbei fanden sich für das Ginkgo biloba Spezial Extrakt EGb761 in der ersten prospektiven, randomiserten, doppelblinden, plazebokontrollierten Multicenterstudie zu dieser Substanzklasse positive Effekte auf die kognitive Zielsymptomatik (Kanowski et al., 1996). Die Ergebnisse der amerikanischen Studie mit 309 Patienten mit Alzheimer Demenz oder Multi-Infarkt-Demenz bestätigten diese Befunde und zeigten einen signifikanten Unterschied auf mehrere Ebenen, u.a. in der kognitiven Leistungsfähigkeit (ADAS-cog) sowie in der Beurteilung des Patienten durch Angehörige/Pflegepersonal im Vergleich zu Plazebo (Le Bars et al., 1997).

Die Wirkung des schon nach dem neuen Arzneimittelgesetz zugelassenen Ca-Antagonisten Nimodipin wurde in einer größeren Zahl klinischer Studien untersucht. In einer Metaanalyse von Schmage und Dycka (1991) wurden 12 doppelblinde Studien mit 933 Patienten verglichen, wobei in 10 von 12 Studien Nimodipin wirksamer als Plazebo war. Morich und Mitarbeiter (1996) relativierten diese positive Gesamteinschätzung allerdings aufgrund der Ergebnisse zweier Multicenterstudien. 1648 Patienten mit wahrscheinlicher Alzheimer Demenz wurden über einen Zeitraum von 6 Monaten entweder mit Plazebo oder Nimodipin behandelt. Hierbei fand sich für das Gesamtkollektiv kein signifikanter Unterschied zwischen beiden Behandlungsgruppen. Erst nach Stratifizierung bezüglich der Schwere der Demenz zeigte sich für die Patientengruppe mit mittelgradigem dementiellen Syndrom (MMSE: 12–18 Punkte), dass Nimodipin hinsichtlich der Zielkriterien ADAS und MMSE einer Plazebobehandlung überlegen war (Möller, 1999b).

Unter dem Aspekt, dass vaskulär bedingte Demenzen ebenfalls zum Indikationsgebiet der klassischen Nootropika gehören (Padberg et al., 2000), sei in diesem Zusammenhang auf neuere Studien zu Naftidrofuryl hingewiesen (Möller, 1997). Insbesondere die positiven Resultate einer gerade abgeschlossenen Studie nach modernsten methodologischen Prinzipien an ca. 300 Patienten mit vaskulärer Demenz oder Mischformen von vaskulärer Demenz und Alzheimer Demenz verdienen Beachtung (Möller et al. in Vorbereitung). Von vielen Experten werden nämlich die medikamentösen Behandlungsmöglichkeiten der vaskulären Demenz als schlechter im Vergleich zu den Behandlungsmöglichkeiten bei der Alzheimer Demenz eingeschätzt.

Die Wirksamkeit der Cholinesterasehemmer bei der Alzheimer Demenz ist nach der aktuellen Datenlage am besten belegt (Padberg et al., 1999), wobei in der Darstellung aus Platzgründen nur auf einige wichtige ausgewählte Studien eingegangen werden kann: Der AchE-Hemmer Tacrin wurde 1993 als erstes Antidementivum durch die US Food and Drug Administration zugelassen und ist seit 1995 auch in der Bundesrepublik erhältlich. Die Wirksamkeit von Tacrin bei der Alzheimer Demenz konnte überzeugend in mehreren großen klinischen Prüfungen nachgewiesen werden (Möller, 1996; Hampel und Möller, 1999). So wurden in einer plazebokontrollierten Multicenterstudie mit 486 Patienten, die über 12 Wochen mit 20–80 mg Tacrin behandelt worden waren, signifikante Effekte auf die kognitiven Zielsymptome (ADAS-cog) und den klinischen Gesamteindruck im Vergleich zu Plazebo festgestellt. Dieser Befund wurde in einer 30wöchigen, 663 Patienten umfassenden Studie bestätigt (Knapp et al., 1994). Besonders gute therapeutische Ergebnisse fanden sich bei höheren Dosierungen (160 mg/Tag). Die Patienten dieser Studie wurden über einen Gesamtbeobachtungszeitraum von zwei Jahren weiter verfolgt. Bei Patienten mit Tacrindosierungen von mindestens 80 mg/Tag wurde deutlich seltener die Aufnahme in ein Pflegeheim erforderlich als bei Patienten, die niedrige Dosierungen erhielten (Knopman et al., 1996). Problematisch war bei Tacrin die nur mäßige Verträglichkeit mit cholinergen Nebenwirkungen und einem erheblichen Transaminasenanstieg bei einer Subgruppe von Patienten (Möller, 1996). Nach Einführung der neueren, besser verträglichen Cholinesterasehemmer hat Tacrin deswegen zunehmend an klinischer Bedeutung eingebüßt.

Die Zulassung von Donepezil, einem weiteren reversiblen Cholinesterasehemmer erfolgte im Dezember 1996 zuerst in den USA, im August 1997 auch in Deutschland und anderen europäischen Ländern. In einer plazebokontrollierten Doppelblindstudie an 161 Patienten mit Alzheimer Demenz zeigte sich eine statistisch signifikante Verbesserung der kognitiven Leistung (ADAS-cog) unter einer Dosierung von 5 mg/Tag im Vergleich zu Plazebo (Rogers und Friedhoff, 1996). In den beiden großen Phase-III-Studien mit 468 (12 Wochen) (Rogers et al., 1996), bzw. 473 Alzheimer Demenz-Patienten (24 Wochen) (Rogers et al., 1998) mit leichter bis mittelschwerer Demenz wurden für beide Dosierungen (5 mg/Tag und 10 mg/Tag) statistisch signifikante Vorteile gegenüber Plazebo gefunden. Diese betrafen sowohl den kognitiven Bereich (ADAS-cog) als auch die globale klinische Beurteilung (Clinician's Interview Based Impression of Change plus Caregiver Input [CIBIC-plus]) als primäre Zielgrößen. Die höhere Dosierung (10 mg/Tag) erwies sich hinsichtlich einer Verbesserung der Aktivitäten des täglichen Lebens sowie in den Ansprechraten als überlegen, wobei sich beide Dosierungen bezüglich der primären Zielgrößen nur tendenziell, nicht aber statistisch signifikant unterschieden (Hampel et al., 1998). Eine weitere plazebokontrollierte Doppelblind-Prüfung über 6 Monate an 813 Patienten erbrachte ebenfalls positive Resultate (Burns et al., 1999). Erste Langzeitergebnisse wurden vor kurzem vorgestellt. Die Zwischenanalyse dieser über vier Jahre angelegten offenen Anschlussstudie, in die zu Studienbeginn 130 Patienten eingeschlossen wurden, zeigt unter kontinuierlicher Therapie mit Donepezil einen Erhalt des initialen therapeutischen Effektes über einen Zeitraum von mindestens zwei Jahren, im Vergleich zum erwarteten Verlauf unbehandelter Alzheimer Demenz-Patienten (Rogers und Friedhoff, 1998). Aufgrund der fehlenden Kontrollgruppe wurde dieses Ergebnis allerdings kritisch diskutiert (Charlesworth und Shepstone, 1999). Insgesamt erwies sich Donepezil als gut verträglich, auch bezüglich der nur gering ausgeprägten peripheren cholinergen Nebenwirkungen. Die erforderliche Einnahme einmal täglich ist für Patienten mit Alzheimer Demenz vorteilhaft. Im Hinblick auf eine Minimierung der Nebenwirkungen wird derzeit empfohlen, die Donepezil-Dosierung zunächst mit 5 mg/Tag zu beginnen und erst nach 4 bis 6 Wochen auf 10 mg zu steigern.

Ein neuer, pseudoirreversibler AchE-Hemmer, Rivastigmin, ist seit Mai 1998 in Deutschland und anderen europäischen Ländern zugelassen (Retz et al., 1999). Ähnlich wie für Donepezil wurde die Wirksamkeit in mehreren großen klinischen Studien mit über 2000 Alzheimer Demenz-Patienten untersucht. Insbesondere mit einer Dosierung von 6 bis 12 mg täglich zeigten sich in einer dreiarmigen Studie mit 699 Patienten über einen Zeitraum von 26 Wochen signifikante Therapieeffekte auf die kognitiven Leistungen (ADAS-cog) und das globale klinische Funktionsniveau (CIBIC-plus), im Vergleich zu Plazebo (Corey-Bloom et al., 1998). Auch eine weitere große Studie erbrachte positive Ergebnisse (Rösler et al., 1999). Rivastigmin erwies sich als insgesamt gut verträglich. Zur Minimierung cholinerger Nebenwirkungen wird empfohlen mit zweimal täglich 1,5 mg zu beginnen. Eine Dosissteigerung um 3 mg/Tag kann dann alle 2–4 Wochen bis auf maximal 12 mg/Tag erfolgen. Rivastigmin wird fast ausschließlich über die Niere eliminiert und wird kaum über das Cytochrom P450 abgebaut. Dies ist neben der niedrigen Plasmaeiweißbindung ein Vorteil hinsichtlich möglicher Arzneimittelinteraktionen bei polypharmazierten Patienten. Mit der Zulassung eines weiteren Acetylcholinesterasehemmers, Galantamin, dessen Wirksamkeit ebenfalls gut belegt ist, wird in Kürze gerechnet.

Die interessante Frage, ob die Cholinesterasehemmer wirksamer sind als die traditionellen Präparate, lässt sich nicht mit ausreichender Sicherheit beantworten, da diesbezügliche direkte Vergleichsuntersuchungen fehlen. Schlüsse zu ziehen aus einem Vergleich der verschiedenen Studien ist, wegen der schon dargelegten methodischen Unterschiede, außerordentlich problematisch. Ein Faktum ist allerdings, dass die Wirksamkeitsergebnisse zu den Studien über jedes Einzelpräparat wie auch für die Gesamtgruppe der Cholinesterasehemmer eine außerordentliche Konsistenz zeigen, wie sie für die traditionellen Präparate in dieser Form nicht vorliegt. Die größere Konsistenz kann Ausdruck der verbesserten Methodik sein, kann aber auch als Ausdruck einer größeren Wirkstärke interpretiert werden. Aufgrund des konsistenten Wirksamkeitsnachweises für die verschiedenen Cholinesterasehemmer wurde diese Substanzgruppe kürzlich in einem Positionspapier deutscher Demenzexperten für die Behandlung der leichten bis mittelgradigen Alzheimer Demenz als Mittel der ersten Wahl empfohlen (Adler et al., 1999; Gaebel und Falkai, 2000) Auch die WHO erkennt mit ihrer seit Januar 2000 neugeschaffenen Gruppierung „Antidementiva" die Substanzen, Donepezil, Galantamin, Ginkgo Biloba, Memantin, Rivastigmin und Tacrin als wirksam in der Demenz an. Metaanalytische Untersuchungen legen eine vergleichbare Wirksamkeit von Cholinesterasehemmern und Ginkgo biloba Extrakt EGb 761 nahe (Oken et al., 1998, Wettstein, 1999).

Nachfolgend seien exemplarisch die konkreten Ergebnisse der Wirksamkeitsprüfung von Tacrin dargestellt, um einen Eindruck zu vermitteln, was unter den gegenwärtigen Bedingungen therapeutisch erreichbar ist. An der für den Wirksamkeitsnachweis wichtigsten 30wöchigen, doppelblinden, plazebokontrollierten Multicenter-Studie zu Tacrin nahmen 663 Patienten teil, von denen 263 die Studie protokollgemäß beendeten (Knapp et al., 1994). Nach einer Randomisierung in vier Gruppen erhielten die Patienten entweder Plazebo (Gruppe 1) oder zunächst 40 mg Tacrin pro Tag (Gruppe 2–4). Jeweils nach Ablauf von 6 Wochen wurde die Tacrin-Dosis um weitere 40 mg erhöht oder unverändert beibehalten, so dass Gruppe 2 schließlich mit 80 mg, Gruppe 3 mit 120 mg und Gruppe 4 mit 160 mg pro Tag behandelt wurde.

Zur Beurteilung der Wirksamkeit wurde als kognitiver psychometrischer Leistungstest wiederum der ADAS-cog eingesetzt. Der CIBI (Clinican Interview-Based Impression) wurde zur globalen Beurteilung des Therapieerfolges durch einen nicht in die Behandlung involvierten Arzt angewendet. Dritter primärer Prüfparameter war das FCCA (Final Comprehensive Consensus Assessment), bei dem neben der Beurteilung durch den behandelnden Arzt auch das Urteil der Angehörigen bzw. Pflegekräfte eingeht. Darüber hinaus wurden noch zahlreiche weitere Tests durchgeführt wie beispielsweise MMSE, ADAS-gesamt und verschiedene Skalen zur Bewertung der Lebensqualität.

Bei den Patienten, welche die Studie wie vorgesehen beendeten, zeigten 9 von 11 Patienten dosisabhängige, bei Studienende signifikante Besserungen ($p < 0{,}01$) gegenüber Plazebo. Die positiven Veränderungen waren in der Gruppe 4, die 160 mg/Tag erhielt, besonders deutlich ausgeprägt. So betrug der durchschnittliche Unterschied gegenüber Plazebo auf der ADAS-cog-Skala 5,3 Punkte und war mit $p < 0{,}001$ hochsignifikant. Zum besseren Verständnis muss erwähnt werden, dass dieser Unterschied sich aus einer Besserung unter Tacrin bei gleichzeitiger Verschlechterung unter Plazebo zusammensetzte (Abb. 1).

Von den Patienten, die 160 mg/Tag erhielten und die 30 Wochen protokollgemäß beendeten, zeigten 40% eine Verbesserung im ADAS-cog um mindestens 4 Punkte, bei 20% betrug die Verbesserung sogar 7 Punkte oder mehr. In der Plazebogruppe besserten sich 16% der Patienten um mindestens 4 Punkte (Zum Vergleich: unbehandelte Alzheimer Demenz-Patienten verschlechtern sich in diesem Test um durchschnittlich 7 Punkte pro Jahr). Auch die Globaleinschätzung durch nicht in die Studie involvierte ärztliche Beurteiler (CIBI) und die Einschätzung von Ärzten und Angehörigen/Pflegekräften zusammen (FCCA) ergaben eine eindeutige, signifikante Besserung unter Tacrin bei gleichzeitiger Verschlechterung unter Plazebo. Bei der Globalbeurteilung des Arztes mittels CIBI wurde bei 42% der Patienten mit 160 mg/Tag eine spürbare Besserung beobachtet, während in der Plazebogruppe dieser Prozentsatz nur 18% betrug. Auch bei Einbeziehung aller in die Studie aufge-

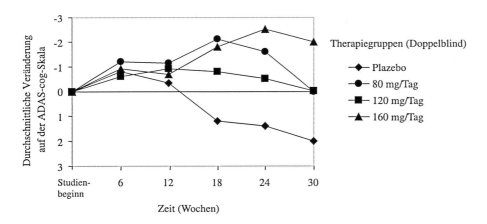

Abb. 1. Durchschnittliche Veränderungen auf der ADAS-cog Skala gegenüber dem Ausgangswert: Behandlungsergebnisse der Patienten, die die 30wöchige Therapie wie vorgesehen abgeschlossen haben. (Nach Knapp et al. 1994)

nommenen Patienten („intent to treat"- Analyse) konnten die positiven Ergebnisse, wenn auch mit gewissen Einschränkungen bzgl. des Ausmaßes der Wirksamkeit, bestätigt werden.

Aus der Abb. 1 ist sehr gut die grundsätzliche klinische Problematik der Beurteilung der Wirksamkeit von Antidementiva erkennbar: Ein Arzt, der Wirksamkeit im Sinne von „Besserung" interpretiert, würde in der dreißigsten Woche die Besserung gegenüber dem Ausgangsbefund zu den Dosierungsgruppen 80 bzw. 120 mg/p.d. nicht mehr feststellen und demgemäss fehlende Wirksamkeit konstatieren. Dies wäre aber ein Trugschluss, denn der Vergleich mit der stärker abfallenden Plazebogruppe zeigt, dass durchaus noch Wirksamkeit gegeben ist (s.u.).

Grundsätzliches zur Behandlung mit Nootropika/Antidementiva

Hauptindikationsgebiet der Nootropika/Antidementiva sind kognitive Störungen im Rahmen hirnorganischer Psychosyndrome bzw. dementieller Erkrankungen (vgl. Übersicht bei Padberg et al., 2000). Das Ziel der Behandlung ist eine Besserung der kognitiven Symptome, mit daraus folgender deutlicher Verminderung der Beeinträchtigung im alltäglichen Leben sowie wenn möglich auch die Verzögerung der Krankheitsprogression über eine längere Zeit. Für letzteres Ziel liegen aber bisher keine ausreichenden Wirksamkeitsnachweise vor. Derzeit steht also die symptomatische Besserung im Vordergrund. Da kognitive Leistungen und emotionale Zustände sich gegenseitig beeinflussen, sind unter Wirksamkeitsaspekten nicht nur die Effekte auf die kognitive Kernsymptomatik (Gedächtnisleistung, Konzentrationsfähigkeit, Aufnahmefähigkeit, Denken, Orientierung), sondern auch Effekte der Nootropika/Antidementiva im affektiv-emotionalen Bereich (Stimmung, Befindlichkeit, Antrieb, Spontaneität, Reaktivität) von Bedeutung. Es ist bei manchen Patienten schwer zu entscheiden, welcher Aspekt mehr zu einer positiven Veränderung im alltäglichen Leben geführt hat, ob eher die kognitive oder eher die affektiv-emotionale Komponente. Von den Betreuungspersonen wird oftmals gerade letzterer Effekt als bedeutsam beschrieben, weil der Patient dadurch besser integrierbar wird.

Neben der dargestellten Hauptindikation werden für einige Substanzen aus der Gruppe der klassischen Nootropika als weitere Indikationen Koma, delirantes Syndrom, Myoklonussyndrome, das akute Schädel-Hirn-Trauma, der akute Hirninfarkt, Hirnleistungsstörungen bei Kindern (Lern- und Lesestörungen, „minimal brain dysfunction") u.a. angegeben.

Probleme für die Behandlung dementieller Erkrankungen mit Nootropika/Antidementiva ergeben sich aus den folgenden Gegebenheiten:

1. Fehlende Kriterien für die Vorhersage der individuellen therapeutischen Wirksamkeit.
2. Fehlen eines für die jeweilige Substanz spezifischen und zuverlässigen Wirkungsprofils, aus dem Zielsymptome für die Indikation festgelegt werden können.
3. Begrenzte Wirksamkeit mit durchschnittlichen Plazebo-Verum-Differenzen von 15 bis 20%.

Obwohl die Wirkungsstärke von Nootropika/Antidementiva im Sinne von Plazebo-Verum-Differenzen, zum Teil relativ niedrig liegt, darf dies nicht zum therapeutischen Pessimismus des Arztes führen und erst recht nicht zu einem Ausschluss dieser Substanzen vom medizinischen Versorgungsangebot durch gesundheitspolitische Maßnahmen. Die durchschnittlichen Besserungswerte sind kritisch zu bewerten, da in ihr die Werte von Respondern und Nonrespondern vermischt sind. Berücksichtigt man nur die Responder-Werte, ergeben sich günstigere Therapieerfolge. Auch sollte die gruppenstatistische Betrachtung nicht den Blick verstellen für die Einzelfallbetrachtung, die zum Teil sehr gute Effekte erkennen lässt.

Zu berücksichtigen ist, dass bei bestimmten Patienten bestimmte ätiopathogenetische Mechanismen von stärkerer Bedeutung sind als andere und vice versa, so dass auch wegen der biologischen Heterogenität – die zur Zeit nicht ausreichend durch entsprechende Prädiktoren vorhersagbar ist – zu erwarten ist, dass Substanzen bei bestimmten Patienten wirken und bei anderen nicht. Die Tatsache, dass man biologische Subgruppen mangels entsprechender Indikatoren derzeit noch nicht identifizieren kann, lässt ebenfalls von vornherein erwarten, dass in der Gesamtbilanz bei einer untersuchten Patientengruppe die Wirksamkeit nicht so deutlich hervortreten kann wie bei bestimmten Subgruppen und Einzelfällen oder wie sie in Zukunft bei besserer Diagnostik der im Einzelfall zugrundeliegenden biologischen Prozesse zu erwarten ist.

Bei der Abwägung von Kosten- und Nutzenaspekten von Nootropika/Antidementiva rechtfertigen die ungünstige Prognose dementieller Erkrankungen und die mit ihnen verbundenen schweren Belastungen für den Patienten und seine Familie eindeutig den Einsatz von Nootropika/Antidementiva, sofern eine ausreichende Evidenz für die Wirksamkeit der jeweils verwendeten Substanzen vorliegt (Abb. 2). Dies wird auch in den von der Arzneimittelkommission der Deutschen Ärzteschaft publizierten Therapieempfehlungen zur Demenz deutlich gemacht (Arzneimittelkommission der deutschen Ärzteschaft 1997). Die Frage, ob ein Arzt ein solches Medikament verschreibt, kann also nicht nach Belieben, sondern muss im Sinne heutiger therapeutischer Standards positiv beantwortet werden.

Die Behandlungsdauer mit Nootropika/Antidementiva hängt vom Therapieeffekt ab. Um festzustellen, ob ein Therapieeffekt eintritt oder nicht, sollte in der Regel mindestens 3 bis 6 Monate lang behandelt werden, wobei eine genaue Beobachtung des Patienten sowie die Einbeziehung subjektiver Angaben des Patienten und Informationen seiner Bezugspersonen erforderlich sind. Zeigt sich ein Behandlungserfolg, so ist angesichts des chronischen und meist progredienten Verlaufes der Grunderkrankung eine Dauerbehandlung indiziert. Ist nach einer Periode von 3 bis 6 Monaten keine positive Wirkung (Verbesserung, Stabilisierung oder Verzögerung der Symptomprogression) des Nootropikums/Antidementivums festzustellen, sollte das Präparat abgesetzt werden. Anderenfalls sollte die Behandlung so lange fortgesetzt werden, bis der Eindruck entsteht, dass eine fortbestehende Wirksamkeit nicht mehr gegeben ist.

Die weiche Formulierung bezüglich der Zeitkriterien ist insofern sinnvoll, als es natürlich durchaus auch nach 3monatiger Behandlung mit einem Nootropikum/Antidementivum die Möglichkeit gibt, dass eine Wirksamkeit noch eintritt. Die

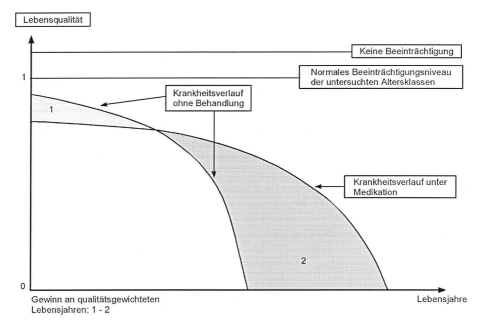

Abb. 2. Darstellung des Gewinns an Lebensqualität durch Einsatz von Nootropika bei Patienten mit dementiellen Erkrankungen. (nach Ruhl, 1992)

traditionelle 3-Monats-Regel hat ihre empirische Begründung darin, dass bei den klassischen Nootropika in der Regel in 3-Monats-Studien eine Wirksamkeit statistisch signifikant belegt werden konnte. D.h. aber natürlich nicht, dass jeder Patient, der auf eine solche Therapie anspricht, bereits nach 3 Monaten angesprochen haben muss. Leider fehlen detaillierte Daten, um dies differenzierter diskutieren zu können. Hinsichtlich der im Rahmen der Arzneimittel-Richtlinien des Bundesausschusses der Ärzte und Krankenkassen vorgeschlagenen 6-Monate-Regel für die Cholinesterasehemmer gilt im Prinzip die gleiche Argumentation. Die 6-Monats-Regel resultiert im wesentlichen aus der Tatsache, dass in den klinischen Studien zu Acetylcholinesterase-Hemmern dieser Zeitraum für die Wirksamkeitsbeurteilung zugrunde gelegt wurde, sehr wohl zeigte sich aber in einigen Studien schon vorher eine signifikante Überlegenheit des Verums. Die Argumentation soll zeigen, dass zumindest bezogen auf den Einzelfall die Festlegung einer 3-Monats-Regel für die älteren Nootropika und einer 6-Monats-Regel für Cholinsterasehemmer zu strikt und letztendlich willkürlich ist. Auch hinsichtlich der Differenzierung von 3 Monaten bei den klassischen Nootropika und 6 Monaten bei den Cholinesterasehemmer lassen sich viele kritische Einwendungen machen. Im Grunde kommt es zu diesen Zeitkriterien durch die unterschiedlichen Studien-Typen: für die Nootropika waren Studien mit einer Zeitdauer von 3 Monaten üblich, für die Cholinesterasehemmer sind Studien mit längerer Zeitdauer, meistens 6 Monate, üblich geworden, weil sich in diesem Zeitraum mit noch größerer Sicherheit die Wirksamkeit einer Medikation zur Behandlung der Alzheimer Demenz nachweisen lässt.

Zusammenfassend kann man sagen, dass die vermeintlich so sinnvollen Zeitkriterien von 3 bzw. 6 Monaten im Einzelfall willkürlich sind. Deswegen sollte es nicht, wie in den Arzneimittel-Richtlinien des Bundesausschusses der Ärzte und Krankenkassen vorgeschlagen, Konsequenzen für die Bezahlung seitens gesetzlicher Krankenkassen geben. Wenn man obendrein bedenkt, dass die Feststellung der „Unwirksamkeit" mit einer erheblichen Fehlerbreite verbunden ist, so zeigt sich die Problematik dieses Zeitkriteriums in besonders eklatanter Weise. Die Fehlerbreite resultiert daraus dass der Arzt gewohnt ist, nach dem Muster des Therapie-Prozesses bei akuten Erkrankungen „Besserung" als Symptom-Reduktion zu verstehen. Bei einer Erkrankung, die aber von ihrem natürlichen Verlauf chronisch progredient ist, ist ein solcher Ansatz allenfalls für einen sehr begrenzten Zeitraum sinnvoll. Im weiteren Verlauf, z.B. nach 6 Monaten, ist, wie im Kapitel Antidepressiva dargestellt, eine ausbleibende Verschlechterung gegenüber dem Ausgangsbefund bereits als Beweis für die Wirksamkeit anzusehen, da normalerweise nach diesem Zeitraum eine Verschlechterung der kognitiven Tätigkeit zu erwarten wäre. Dieser Denkansatz bereitet vielen Ärzten Schwierigkeiten, insbesondere denjenigen, die im Bereich der Demenz-Diagnostik und Demenz-Therapie nicht so große Erfahrungen gesammelt haben.

Mangelhafte oder fehlende therapeutische Reaktion auf ein bestimmtes Nootropikum/Antidementivum schließt die Wirksamkeit anderer Nootropika/Antidementiva keinesfalls aus. Das ergibt sich bereits aus den Ausführungen über die unterschiedlichen Wirkkomponenten der einzelnen Medikamente und über die biologische Heterogenität der behandelten Patienten. Das bedeutet, dass bei jedem Patienten versucht werden sollte, durch Nootropika/Antidementiva mit einem anderen biologischen Wirkschwerpunkt eine Besserung zu erreichen. Theoretisch erscheint auch die Kombination von zwei oder drei Medikamenten mit verschiedenen Wirksamkeitsmechanismen sinnvoll. Positive Effekte solcher Kombinationstherapien wurden kasuistisch berichtet, Studienergebnisse liegen hierzu jedoch bislang nicht vor.

Von Klinikern wird betont, dass sich der Effekt der Nootropika erst dann richtig entfalten kann, wenn gleichzeitig eine Stimulation kognitiver Fertigkeiten des Patienten erfolgt. Das wurde auf das Motto gebracht, dass – analog den Anabolika, die nur bei ausreichendem Muskeltraining ihre volle Wirksamkeit entfalten – auch die Nootropika/Antidementiva ihre volle Wirksamkeit nur bei entsprechendem Training kognitiver Fertigkeiten erbringen können. Dieser Aspekt wurde allerdings bisher nur wenig untersucht. In der Untersuchung von Yesavage und Mitarbeiter (1981) zeigte sich, dass Patienten, die neben einer Nootropikabehandlung gleichzeitig ein kognitives Training durchführten, in besonderer Weise von der Behandlung profitieren. In dem Zusammenhang sei betont, dass, wie immer in der Psychiatrie, eine medikamentöse Behandlung dementieller Erkrankungen im Kontext anderer psychiatrischer Behandlung stehen sollte, zu der neben der Verbesserung kognitiver Fertigkeiten insbesondere die psychosoziale Betreuung von Patienten und Angehörigen zu zählen ist (Ehrhardt et al., 1998).

Spezielles zu einzelnen Antidementiva/Nootropika

Nachfolgend sei das Substanzprofil einiger der heute besonders wichtiger bzw. gebräuchlicher Antidementiva/Nootropika kurz dargestellt.

Acetyl-Cholinesterasehemmer

Donepezil

Wirkungsweise

Durch Cholinesterasehemmung Ausgleich des bei der Alzheimer Demenz bestehenden Acetylcholinmangels.

Indikationen

Leichte bis mittelschwere Alzheimer Demenz

Kontraindikationen

Magen- oder Duodenalulzera, Überempfindlichkeit gegen Cholinomimetika, Störung der Darmperistaltik oder Sphinkterfunktion, Asthma, kardiale Arrhythmien, Sick-Sinus-Syndrom, Kombination mit Anästhetika, Muskelrelaxantien.

Unerwünschte Begleitwirkungen

Dosisabhängig gastrointestinale UAW wie Übelkeit, Erbrechen, Diarrhoe, Müdigkeit, Schlaflosigkeit, Muskelkrämpfe. In Einzelfällen Bradykardie, sinuatrialer Block und AV-Block.

Wechselwirkungen

Die Wirkung von anderen Cholinomimetika wird verstärkt.

Wirkstoffe und Dosierung

Donepezil 5–10 mg/d p.o., langsam einschleichende Dosierung.

Rivastigmin

Wirkungsweise

Durch Cholinesterasehemmung Ausgleich des bei der Alzheimer Demenz bestehenden Acetylcholinmangels.

Indikationen

Leichte bis mittelschwere Alzheimer Demenz

Kontraindikationen

Magen- oder Duodenalulzera, schwere Leberinsuffizienz, Überempfindlichkeit gegen Cholinomimetika, Störung der Darmperistaltik oder Sphinkterfunktion, Asthma, kardiale Arrhythmien, Sick-Sinus-Syndrom, Kombination mit Anästhetika, Muskelrelaxantien.

Unerwünschte Begleitwirkungen

Dosisabhängig gastrointestinale UAW wie Übelkeit, Erbrechen, Diarrhoe, Müdigkeit, Benommenheit, Kopfschmerzen.

Wechselwirkungen

Die Wirkung von anderen Cholinomimetika wird verstärkt.

Wirkstoffe und Dosierung

Rivastigmin 3–12 mg/d p.o., langsam einschleichende Dosierung.

Tacrin

Wirkungsweise

Durch Cholinesterasehemmung Ausgleich des bei der Alzheimer Demenz bestehenden Acetylcholinmangels.

Indikationen

Leichte bis mittelschwere Alzheimer Demenz. Wegen der Verfügbarkeit von besser verträglichen Cholinesterasehemmern nicht mehr als Therapie der 1. Wahl einzustufen.

Kontraindikationen

Hepatische Erkrankungen und ihre Folgeerscheinungen, Magen- oder Duodenalulzera, Überempfindlichkeit gegen Cholinomimetika, Störungen der Darmperistaltik oder Sphinkterfunktion, Asthma, kardiale Arrhythmien, Sick-Sinus-Syndrom, über das Dreifache des oberen Normwertes gehender und persistierender Transaminasenanstieg bei einer vorherigen Behandlung mit **Tacrin**, Kombination mit Anästhetika/Muskelrelaxantien.

Unerwünschte Begleitwirkungen

Transaminaseerhöhungen, in sehr seltenen Fällen hepatozelluläre Nekrose. Dosisabhängig gastrointestinale UAW (Übelkeit, Erbrechen, Diarrhoe, Dyspepsie, Bauchschmerzen).

Bes

Während der Therapie mit *Tacrin* sind engmaschige Kontrollen der Transaminasen erforderlich (1.–12. Woche wöchentlich, 13.–24. Woche 14tägig, danach vierteljährlich. Bei Transaminaseerhöhungen muss die Therapie ggf. abgebrochen werden.

Wechselwirkungen

Die Wirkung von anderen Cholinomimetika wird verstärkt.

Wirkstoffe und Dosierung

Tacrin 40–160 mg/d p.o., langsam einschleichende Dosierung. Dosissteigerung in Abhängigkeit von den Ergebnissen der Leberfunktionstests und der Verträglichkeit.

Nootropika

Dihydroergotoxin (Co-dergocrinmesilat)

Wirkungsweise

Komplexe Wirkung auf verschiedene Transmitter, insbesondere agonistische Effekte auf das cholinerge und dopaminerge System.

Indikationen

Hirnorganisches Psychosyndrom unterschiedlicher Genese.

Kontraindikationen

Vorsicht bei akuten und chronischen Psychosen sowie bei Hypotonie, antihypertensiver Behandlung und Schwangerschaft (wehenfördernd).

Unerwünschte Begleitwirkungen

Leichte Kopfschmerzen, bei älteren Patienten Sedierung, aber auch Hyperaktivität und Schlafstörungen, Blutdrucksenkung mit Schwindel, Bradykardie, pektanginöse

Beschwerden, Übelkeit, Brechreiz, selten Diarrhoe oder Obstipation, gelegentlich vegetative Reaktionen wie Mundtrockenheit, Gefühl einer verstopften Nase u.a., Hautausschläge.

Wechselwirkungen

Verstärkung der Wirkungen bzw. Nebenwirkungen von die Blutgerinnung beeinflussenden Arzneimitteln (Antikoagulantien, Hemmstoffe der Thrombozytenaggregation), Antihypertensiva und Vasodilatatoren (wie auch Nitropräparate) und Mutterkornalkaloiden. Bioverfügbarkeit von **Dihydroergotoxin** ist von der galenischen Zubereitung abhängig.

Wirkstoffe und Dosierung

Dihydroergotoxin (Co-dergocrinmesilat) 2–6 mg/d p.o. als Tabletten oder Tropfen.

Piracetam

Wirkungsweise

Erhöhung der Adaptationskapazität z.B. bei O_2-Mangelzuständen durch Stimulierung verschiedener Stoffwechselprozesse und auch der cholinergen Transmission im Gehirn; Steigerung der Vigilanz.

Indikationen

Hirnorganisches Psychosyndrom unterschiedlicher Genese.

Kontraindikationen

Vorsicht bei agitierten Psychosen sowie bei eingeschränkter Leber- und Nierenfunktion.

Unerwünschte Begleitwirkungen

Psychomotorische Unruhe, Schlafstörungen, gelegentlich vegetative Reaktionen wie Schwitzen, Speichelfluss und Herzklopfen, Übelkeit, sexuelle Stimulation.

Wechselwirkungen

Verstärkung der Wirkung zentral stimulierender Pharmaka, von Neuroleptika (Hyperkinesen) und von Schilddrüsenhormonen (Tremor, Unruhe).

Wirkstoffe und Dosierung

Piracetam 2,4 – 4,8 g/d p.o.

Pyritinol

Wirkungsweise

Aktivierung verschiedener Stoffwechselprozesse im Gehirn (vorwiegend cholinerges System und Energiestoffwechsel), Steigerung der Vigilanz.

Indikationen

Hirnorganisches Psychosyndrom unterschiedlicher Genese.

Kontraindikationen

Vorsicht bei eingeschränkter Nieren- und Leberfunktion.

Unerwünschte Begleitwirkungen

Kopfschmerzen, Schlafstörungen, Schwindel, Unruhe, Appetitmangel, Übelkeit, Erbrechen, Diarrhoe, allergische Hautreaktionen, Pruritis.

Wechselwirkungen

Verstärkung der Nebenwirkungen von Penicillamin, Goldpräparaten, Levamisol, Thiopyrithioxin.

Wirkstoffe und Dosierung

Pyritinol 600 mg/d p.o. als Drg. oder Saft.

Nimodipin

Wirkungsweise

Durch Kalziumantagonismus Verbesserung der Stabilität und Funktionsfähigkeit von Neuronen; zerebrale Gefäßdilatation und Durchblutungsförderung.

Indikationen

Hirnorganisches Psychosyndrom unterschiedlicher Genese.

Kontraindikationen

Schwere Leberfunktionseinschränkung (z.B. Leberzirrhose), Schwangerschaft und Stillzeit. Vorsicht bei Niereninsuffizienz mit einer GFR < 20 ml/min, Herz-Kreislauf-Erkrankungen und Hypotonie mit systolischen Blutdruckwerten unter 90 mm Hg.

Unerwünschte Begleitwirkungen

Wärme- oder Hitzegefühl, Hautrötung, Blutdrucksenkung (insbesondere bei erhöhter Ausgangslage), Herzfrequenzzunahme, Schwindelgefühl, Kopfschmerzen, Magen-Darm-Beschwerden, Schwächegefühl, periphere Ödeme; gelegentlich Schlaflosigkeit, motorische Unruhe, Erregung, Aggressivität und Schwitzen; vereinzelt Hyperkinesie und depressive Verstimmungen.

Wechselwirkungen

Antihypertensiva werden in ihrer Wirkung verstärkt; **Cimetidin** erhöht die Plasmakonzentration von **Nimodipin**.

Wirkstoffe und Dosierung

Nimodipin 3 × 30 mg/d. p.o.

Nicergolin

Wirkungsweise

Alpha-Rezeptorenblockade, dadurch Reduktion des zentralen Gefäßwiderstandes.

Indikationen

Hirnorganisches Psychosyndrom unterschiedlicher Genese.

Kontraindikationen

Frischer Myokardinfarkt, akute Blutungen, Kollapsgefahr, gleichzeitige Therapie mit Alpha- oder Beta-Rezeptorenstimulierenden Sympathomimetika. Schwangerschaft und Stillzeit.

Unerwünschte Begleitwirkungen

Hitzegefühl, Kopfdruck, Müdigkeit, Schlaflosigkeit, Hautrötung, Magenbeschwerden, Blutdruckabfall, Schwindelgefühl. Vorsicht bei Bradykardie.

Wechselwirkungen

Die Wirkung von Antihypertensiva wird verstärkt, **Nicergolin** hemmt die Thrombozytenaggregation und beeinflusst die Blutviskosität.

Wirkstoffe und Dosierung

Nicergolin 20–30 mg/d p.o.

Glutamatmodulatoren

Memantine

Wirkungsweise

Niederaffiner, unkompetitiver Blocker des NMDA-Rezeptor-Kanals. Aufgrund seiner schnellen Kinetik und seiner ausgeprägten Spannungsabhängigkeit bewirkt Memantine die Wiederherstellung einer gestörten neuronalen Informationsübertragung bei Gedächtnis- und Lernvorgängen. Gleichzeitig ist damit eine Blockierung des NMDA-Rezeptorkanals bei unphysiologisch erhöhter Exzitation verbunden, welche die Neurone vor den toxischen Wirkungen eines vermehrten, langandauernden Calcium-Einstroms schützt.

Indikationen

Hirnleistungsstörungen mit den Leitsymptomen Konzentrations- und Gedächtnisstörungen, Interessen- und Antriebsverlust, eingeschränkte Selbstversorgung, Störung der Motorik bei alltäglichen Handlungen (dementielles Syndrom).

Kontraindikationen

Schwere Verwirrtheitszustände, schwere Nierenfunktionsstörungen, Epilepsie. – Vorsicht bei gleichzeitiger Gabe von Amantadin.

Unerwünschte Begleitwirkungen

Dosisabhängig, Schwindel, innere und motorische Unruhe und Übererregung. Müdigkeit, Kopfdruck, Übelkeit. Bei erhöhter Krampfbereitschaft in Einzelfällen eine Erniedrigung der Krampfschwelle möglich.

Wechselwirkungen

Verstärkung der Wirkungen von Barbituraten, Neuroleptika, Anticholinergika, L-Dopa, Dopaminagonisten und Amantadin. Modifizierung der Wirkung von Dantrolen und Baclofen; ggf. Dosisanpassung.

Wirkstoffe und Dosierung

Memantine-HCl einschleichend 5–10 mg/d p.o. in wöchentlichen Schritten von 5 mg auf 20–30 mg/d p.o. in 2 Einzelgaben morgens und mittags steigern; verfügbar als Tabl. und Trpf.

Phytopharmaka

Ginkgo biloba Extrakt EGb 761

Wirkungsweise

Phytopharmakon, komplexes neuroprotektives Wirkprofil, u.a. Radikalfängereigenschaften.

Indikationen

Dementielle Syndrome bei primär degenerativer Demenz, vaskulärer Demenz und Mischformen aus beiden.

Kontraindikationen

Nicht bekannt.

Unerwünschte Begleiterscheinungen

Sehr selten Magendarmbeschwerden, Kopfschmerzen, allergische Hautreaktionen.

Wechselwirkungen

Nicht bekannt.

Wirkstoffe und Dosierung

EGb 761 120–240 mg/d p.o.

Literatur

Adler G, Frölich L, Gertz HJ, Hampel H, Haupt M, Jendroska K, Kurz A, Mielke R, Müller-Tomsen Th, Zedlick D (1999) Diagnostik und Therapie der Demenz in der Primärversorgung. Positionspapier. Z Allg Med 75: 2–6

Arzneimittelkommission der Deutschen Ärzteschaft (1997) Empfehlungen zur Therapie der Demenz. Arzneiverordnugn in der Praxis S 1–12

Burns A, Rossor M, Hecker J, Gauthier S, Petit H, Möller HJ, Rogers SL, Friedhoff LT (1999) The effects of donepezil in Alzheimer's disease – results from a multinational trial. Demenz Geriatr Cogn Disord 10: 237–244

Coper H, Kanowski S (1983) Nootropika. Grundlagen und Therapie. In: Langer H, Heimann H (eds) Psychopharmaka. Grundlagen und Therapie. Springer, Berlin Heidelberg New York Tokyo, pp 409–30

Corey-Bloom J, Anand R, Veach J, for the ENA 713 B352 Study Group (1998) A randomized trial evaluating the efficacy and safety of ENA 713 (rivastigmine tartrate), a new acetylcholinesterase inhibitor, in patients with mild to moderately severe Alzheimer's disease. Int J Geriatr Psychopharmacol 1: 55–65

Croisile B, Trillet M, Fondarai J, Laurent B, Mauguiere F, Billardon M (1993) Long-term and high-dose piracetam treatment of Alzheimer's disease. Neurology 43: 301–305

Ehrhardt T, Hampel H, Hegerl U, Möller HJ (1998) Das verhaltenstherapeutische Kompetenztraining VKT – eine spezifische Intervention für Patienten mit einer beginnenden Alzheimer Demenz. Z Gerontol Geriatr 31: 112–119

Gaebel W, Falkai P (2000) Praxisleitlinien in der Psychiatrie und Psychotherapie, Band 3, Behandlungsleitlinie Demenz. Deutsche Gesellschaft für Psychiatrie, Psychotherapie und Nervenheilkunde (Hrsg), Steinkopff, Darmstadt

Giurgea C (1973) The „nootropic" approach to the pharmacology of the integrative activity of the brain. Cond Reflex 8(2): 108–115

Giurgea C, Salama M (1977) Nootropic Drugs. Prog Neuro Psychopharma 1: 235–247

Gosch B, Gall-Kaiser C (1987) Pyritinol-Aktuelle Erkenntnisse zu einer bekannten Substanz. Psycho [Suppl] 1: 2–8

Görtelmeyer R, Pantev M, Parsons CG, Quack G (1993) The treatment of dementia syndrome with akatinol memantine, a modulator of the glutamatergic system. Preclinical and clinical results. In: Wild von K (ed) Spektrum der Neurorehabilitation. Zuckschwerdt, München Bern Wien New York

Growdon JH, Corkin S, Huff FJ, Rosen TJ (1986) Piracetam combined with lecithin in the treatment of Alzheimer's disease. Neurobiol Aging 7: 269–276

Hampel H, Möller HJ (1999) Tacrin. In: Riederer P, Laux G, Pöldinger W (ed) Neuro-Psychopharmaka, Bd. 5, 2. Aufl. Springer, Wien New York, pp 705–713

Hampel H, Padberg F, Möller HJ (1998) Donepezil in der Pharmakotherapie der Alzheimer-Demenz. Psychopharmakotherapie 5: 54–61

Hampel H, Padberg F, Buch K, Unger J, Stübner S, Möller HJ (1999) Diagnose und Therapie der Demenz vom Alzheimer-Typ. Dtsch Med Wschr 124: 124–129

Herrmann WM, Kern U (1987) Nootropika: Wirkungen und Wirksamkeiten. Eine Überlegung am Beispiel einer Phase III-Prüfung mit Piracetam. Nervenarzt 58: 358–364

Herrschaft H (1992) Piracetam. In: Riederer P, Laux G, Pöldinger W (eds) Neuro-Psychopharmaka, Bd. 5. Parkinsonmittel und Nootropika. Springer, Wien New York, S 189

Herrschaft H (1992) Pyritinol. In: Riederer P, Laux G, Pöldinger W (eds) Neuro-Psychopharmaka, Bd. 5. Parkinsonmittel und Nootropika. Springer, Wien New York, S 201

Hoyer S (1991) Pathobiochemische Störungen im oxidativen Hirnstoffwechsel und ihre therapeutische Beeinflußbarkeit. In: Möller HJ (ed) Hirnleistungsstörungen im Alter. Springer, Berlin Heidelberg New York Tokyo, pp 29–40

Kanowski S, Fischhof P, Hiersenienzel R, Röhmel J, Kern U (1988) Wirksamkeitsnachweis von Nootropika am Beispiel von Nimodipin – ein Beitrag zur Entwicklung geeigneter klinischer Prüfmodelle. Z Gerontopsychol Gerontopsychiatr 1: 35–44

Kanowski S, Ladurner G, Maurer K, Oswald WD, Stein U (1990) Empfehlungen zur Evaluierung der Wirksamkeit von Nootropika. Z Gerontopsychol Gerontopsychiatr 3: 67–79

Kanowski S, Herrmann WM, Stephan K, Wierich W, Horr R (1996) Proof of efficacy of the ginkgo biloba special extract EGb 761 in outpatients suffering from mild to moderate primary degenerative dementia of the Alzheimer type or multi-infarct dementia. Pharmacopsychiatry 29: 47–56

Knapp MJ, Knopman DS, Solomon PR, Pendlebury WW, Davis CS, Gracon SI (1994) A 30-week randomized controlled trial of high-dose tacrine in patients with Alzheimer's disease. The Tacrine Study Group. JAMA 271 (13): 985–991

Knopman D, Schneider L, Davis K, Talwalker S, Smith F, Hoover T, Gracon S (1996) Long-term tacrine (Cognex) treatment: effects on nursing home placement and mortality, Tacrine Study Group [see comments]. Neurology 47: 166–177
Krieglstein J (1990) Hirnleistungsstörungen. Pharmakologie und Ansätze für die Therapie. Wiss Verlagsgesellschaft
Kurz A, Ruster P, Romero B, Zimmer R (1986) Cholinerge Behandlungsstrategien bei der Alzheimerschen Krankheit. Nervenarzt 57: 558–569
Le Bars PL, Katz MM, Berman N, Itil TM, Freedman AM, Schatzberg AF (1997) A placebo-controlled, double-blind, randomized trial of an extract of Ginkgo biloba for dementia. North American EGb Study Group [see comments]. JAMA 278: 1327–1332
Morich FJ, Bieber F, Lewis JM, Kaiser L, Cutler NR, Escobar JI, Willmer J, Petersen RC, Reisberg BatNANSG (1996) Nimodipin in the treatment of probable Alzheimer's disease – Results of two multicentre trials. Clin Drug Invest 11: 185–195
Möller HJ (1992) Beispiele klinischer Prüfmodelle für den Wirksamkeitsnachweis von Nootropika. In: Lungershausen E (ed) Demenz: Herausforderung für Forschung, Medizin und Gesellschaft. Springer, Berlin Heidelberg New York Tokyo, pp 147–57
Möller HJ (1996) Tacrin – Wirksamkeit und Verträglichkeit bei der Behandlung der Demenz vom Alzheimer-Typ. Münch med Wschr 138: 301–305
Möller HJ (1997) Atypische Neuroleptika: Ist der Begriff gerechtfertigt? Psychopharmakotherapie 4: 130–132
Möller HJ (1999a) Reappraising neurotransmitter-based strategies. Eur Neuropsychopharmacology 9: 53–59
Möller HJ (1999b) Nimodipin. In: Riederer P, Laux G, Pöldinger W (eds) Neuro-Psychopharmaka, 2. Auflage. Springer, Wien New York, pp 605–621
Nappi G, Bono G, Merlo P, et al. (1997) Long-term nicergoline treatment of mild to moderate senil dementia. Clin Drug Invest 13: 308–316
Oken BS, Storzbach DM, Kaye JA (1998) The efficacy of Ginkgo biloba on cognitive function in Alzheimer disease. Arch Neurol 55: 1409–1415
Oswald WD, Oswald B (1988) Zur Replikation von Behandlungseffekten bei Patienten mit hirnorganischen Psychosyndromen im Multizenter-Modell als Indikator für klinische Wirksamkeit. Eine placebokontrollierte Doppelblind-Studie mit Pyritinol. Z Gerontopsychol Gerontopsychiatr 1: 223–241
Padberg F, Möller HJ, Stübner S, Bürger K, Boetsch T, Ehrhardt T, Hampel H (1999) Aktuelle Therapiemöglichkeiten der Alzheimer-Demenz. Die Medizinische Welt 50: 105–113
Padberg F, Möller HJ, Hampel H (2000) Pharmakotherapie dementieller Erkrankungen. In: Möller HJ (ed) Therapie psychiatrischer Erkrankungen. Georg Thieme Verlag, Stuttgart New York, pp 517–541
Reisberg B (1981) Empirical studies in senile dementia with metabolic enhancers and agents that alter blood flow and oxygen utilisation. In: Crook T, Gershorn G (eds) Strategies for the development of an effective treatment for senile dementia. Powley, New Canan Conn., pp 233–261
Retz W, Rösler M, Möller HJ, Hampel H (1999) Rivastigmin: ein Acetylcholinesterase-Hemmer der zweiten Generation zur Behandlung der Alzheimer-Demenz. Arzneimitteltherapie 17: 1–6
Rösler M, Anand R, Cicin-Sain A, Gauthier S, Agid Y, Dal-Bianco P. Stahelin HB, Hartman R, Gharabawi M (1999) Efficacy and safety of rivastigmine in patients with Alzheimer's disease: international randomised controlled trial. BMJ 318: 633–638
Rogers SL, Friedhoff LT (1996) The efficacy and safety of donepezil in patients with Alzheimer's disease: results of a US multicentre, randomized, double-blind, placebo-controlled trial. The Donepezil Study Group. Dementia 7: 293–303
Rogers SL, Friedhoff LT (1998) Long-term efficacy and safety of donepezil in the treatment of Alzheimer's disease: an interim analysis of the results of a US multicentre open label extension study. Eur Neuropsychopharmacol 8: 67–75

Rogers SL, Doody RS, Mohs RC, Friedhoff LT (1996) Donepezil HCl (E2020) improves cognition and global function in patients with mild to moderately severe Alzheimer's disease: results of a 15-week Phase III study. Präsentiert beim 35. Annual Meeting of the American College of Neuropsychopharmacology, Dec 9–13, San Diego

Rogers SL, Farlow MR, Doody RS, Mohs R, Friedhoff LT (1998) A 24-week, double-blind, placebo-controlled trial of donepezil in patients with Alzheimer's disease. Neurology 50: 136–145

Ruhl KH (1992) Bedeutung der medikamentösen Therapie dementieller Prozesse. In: Lungershausen E (ed) Demenz. Herausforderung für Forschung, Medizin und Gesellschaft. Springer, Berlin Heidelberg New York Tokyo, pp 316–325

Schmage N, Dycka J (1991) Auswertung von verschiedenen psychometrischen Verfahren aus klinischen Studien mit Nimodipin. In: Möller HJ (ed) Hirnleistungsstörungen im Alter. Springer, Berlin Heidelberg New York Tokyo, pp 97–104

Schneider LS, Olin JT (1994) Overview of clinical trials of hydergine in dementia. Arch Neurol 51: 787–798

Wettstein A (1999) [Cholinesterase inhibitor and ginkgo extracts in therapy of dementia. A comparison of effectiveness based on controlled studies]. Fortschr Med 117: 48–49

Yesavage JA, Tinklenberg JR, Hollister LE, Berger PA (1979) Vasodilators in senile dementias: a review of the literature. Arch Gen Psychiatry 36: 220–223

Yesavage JA, Westphal J, Rush L (1981) Senile dementia: combined pharmacologic and psychologic treatment. J Am Geriatr Soc 29: 164–171

Zimmer R, Lauter H (1986) Neuere pharmakologische Modelle und Forschungsergebnisse in der Therapie der degenerativ und/oder vaskulär bedingten hirnorganischen Psychosyndrome bzw. Demenzen im mittleren und höheren Lebensalter. In: Lauter H, Möller HJ, Zimmer R (eds) Untersuchungs- und Behandlungsverfahren in der Gerontopsychiatrie. Springer, Berlin Heidelberg New York Tokyo, pp 77–113

Kognitiv-verhaltenstherapeutische Interventionen bei kognitiven Defiziten und Depressionen im höheren Lebensalter

A. Schaub, A. Plattner, T. Ehrhardt und R. Kaschel

Einleitung

Die psychotherapeutische Behandlung von älteren Patienten mit kognitiven Defiziten und/oder Depressionen gewinnt in der Gerontopsychiatrie zunehmend an Bedeutung. Psychologische Interventionen bei dieser Zielgruppe sind als neuropsychologisches Training (z.B. der Gedächtnisleistungen), als kognitive Aktivierung (z.B. Reminiszenz-Therapie, Bachar et al., 1991) oder als kognitiv-behaviorale Therapie (z.B. Hautzinger et al., 1992) angelegt. Sie intendieren die verbliebenen kognitiven Funktionen zu stabilisieren und ggf. zu fördern sowie die Selbständigkeit des Betroffenen zu unterstützen, um die Pflegebedürftigkeit aufzuschieben oder zu vermeiden. Die depressiven Symptome sollen verringert sowie die Lebensqualität der Betroffenen und ihres sozialen Umfeldes erhöht werden. Im folgenden werden drei Ansätze der Autoren ausführlicher beschrieben und das konkrete Vorgehen veranschaulicht: das alltagsorientierte Gedächtnis-Training (Kaschel, 1999), das Verhaltenstherapeutische Kompetenztraining VKT für Patienten mit beginnender Alzheimer-Demenz (Ehrhardt und Plattner, 1999), sowie ein psychoedukativer kognitiv-behavioraler Ansatz bei depressiven Patienten im höheren Lebensalter (Schaub, 2000).

Alltagsorientiertes Gedächtnis-Training für Ältere (Kaschel, 1999)

Im folgenden wird ein Gedächtnis-Training für kognitiv beeinträchtigte Ältere beschrieben. Es kombiniert kognitive und verhaltenstherapeutische Techniken, welche sich in Einzelsitzungen als wirksam erwiesen hatten (Kaschel, 1994). Für ihre Anwendung in Gruppen liegen sie als Therapiemanual vor (Kaschel, 1999).

Sie sind hier allerdings noch nicht evaluiert. Unterschiede zu existierenden Programmen sind
- die Berücksichtigung kognitiver, sozialer und emotionaler Faktoren
- die Arbeit an individuellen Problemsituationen (z.B. Telefonate)
- die Nutzung persönlicher Unterlagen dabei (z.B. Terminkalender)
- die selbständige Zieldefinition durch die Teilnehmer
- das Übertragen geübter Situationen auf den Alltag
- Treffen, Telefonate und andere Kontakte außerhalb der Sitzungen
- der schrittweise Übergang in eine Selbsthilfegruppe (ohne Therapeut).

Geübt werden beispielsweise Telefon-Situationen, wobei individuelle Schwierigkeiten berücksichtigt werden, z.B.
- eine ältere Dame hat Schwierigkeiten zuzuhören und mitzuschreiben bei Telefonaten (geteilte Aufmerksamkeit),
- ihre Nebensitzerin traut sich nicht mehr an's Telefon seit der Entlassung aus der Klinik und ihr Partner hat dies übernommen (Schonhaltung),
- ein Rentner hat Angst, sich am Telefon etwas wiederholen zu lassen, weil er glaubt, daß andere daraus folgern, daß er **„im Kopf nicht mehr ganz dicht"** ist (Stigmatisierung).

Teilnehmer können daher zwar voneinander lernen, aber jede(r) arbeitet an seinen spezifischen Schwierigkeiten. Als gemeinsamer Nenner dient eine bestimmte Anforderungssituation. Beispielsweise üben alle Teilnehmer in Rollenspielen (s.u.) Telefonate, nachdem sie sich darauf geeinigt haben, einige Sitzungen diese Anforderung in den Mittelpunkt zu stellen (selbstbestimmte Zieldefinition).

Das Konzept eignet sich für Patienten mit nachweisbarer Hirnschädigung, aber auch für andere geriatrische, psychosomatische, psychiatrische, internistische und/oder neurologische Fälle, sofern diese subjektiv **und** objektiv mnestisch beeinträchtigt sind (Kaschel, 1999). Erprobt wurde es mit ambulanten und stationären Patienten an der Abteilung für Neuropsychologie des Städtischen Krankenhaus München-Bogenhausen, der psychosomatischen Klinik Windach/Ammersee und im Reha-Krankenhaus in Ulm. Anders als andere Trainings (Oswald und Rödel, 1995; Fischer und Lehrl, 1988) wurde es bislang nicht zur Prävention bei kognitiv unauffälligen Älteren eingesetzt.

Da das Training den bewußten Einsatz behaltensfördernder Strategien vermittelt, profitieren mäßig bis deutlich kognitiv beeinträchtigte Personen hiervon wenig. Insbesondere sind schwere Gedächtniseinbußen ein Ausschlußkriterium. Aufgenommen werden dagegen Personen mit subjektiv-folgenschweren, objektivierbaren, jedoch insgesamt nur leicht bis mäßig ausgeprägten mnestischen Beeinträchtigungen. Testpsychologisch erkennbare Schwächen bestimmen außerdem die Art und Weise des individualisierten Trainings: Bleibt man beim Telefon-Beispiel, so müssen bei einem Patienten Defizite geteilter Aufmerksamkeit, bei anderen eine allgemeine Verlangsamung oder geringes Behalten sprachlichen Materials berücksichtigt werden (neuropsychologisches Profil).

Aufgenommen in die Gruppe werden ältere Patienten mit unterschiedlichen Störungen, wobei allerdings subjektiv wie kognitiv geistige Leistungseinbußen erkennbar sein müssen. Da subjektive und objektive Leistungen nicht nur bei Älteren häufig nicht übereinstimmen, sind beide Kriterien nicht redundant (Kaschel, in diesem Band). Das subjektive Kriterium impliziert auch, daß Patienten unter ihren Einbußen leiden und sich derer (zumindest ansatzweise) bewußt sind.

Da das Training einzelner Anforderungssituationen jeweils mehrere Sitzungen beansprucht, sollte sichergestellt sein, daß jeder Teilnehmer
– zu aufeinanderfolgenden Sitzungen anwesend sein kann,
– mindestens 12 Sitzungen pro Person möglich sind,
– Sitzungen ein Mal pro Woche, besser jedoch noch öfter, stattfinden können.

Begründung des alltagsorientierten Ansatzes

Obwohl viele Gedächtnis-Programme für Ältere vorliegen (Fleischmann, 1993), ergeben sich aus der „Geschichte" der Gedächtnis-Rehabilitation einige Gründe für die Entwicklung des hier beschriebenen Ansatzes:

Zunächst wurde vor allem Wiederholung als Übungsprinzip eingesetzt, was jedoch nur das Behalten der jeweiligen Inhalte verbessert (Godfrey und Knight, 1985; Miller, 1992; Prigatano, 1995; Schacter et al., 1985). Nachweislich unwirksam sind auch Gedächtnisspiele (Wilson, 1995) und Computer-Programme, falls diese lediglich auf Wiederholung basieren (Robertson, 1990). Allerdings scheint reine Wiederholung ein wirksames Placebo, da subjektive Effekte ebenso groß wie die eines – im Gegensatz dazu auch objektiv wirksamen – strategie-orientierten Trainings sind (Berg et al., 1991).

Später hat man bei Älteren und Hirngeschädigten komplizierte Gedächtnisstrategien eingesetzt, zumal diese bei Gesunden erfolgreich gewesen waren (komplexe Mnemotechniken; Holzapfel, 1990). Diese erwiesen sich allerdings als für Ältere und/oder Hirngeschädigte zu anspruchsvoll (Richardson, 1995; Fleischmann, 1993; Matthes-von Cramon und von Cramon, 1995). Danach wurden Mnemotechniken zunehmend vereinfacht und sie waren dann auch bei Älteren effektiv (Knopf, 1993).

Da diese Strategien aktiv eingesetzt werden müssen, setzen sie u.a. Krankheitseinsicht und zu einem gewissen Grad erhaltene explizit-deklarative Lernfähigkeiten voraus. Dementsprechend sind sie bei schwerer Amnesie unwirksam (Richardson, 1995), was das o.g. Ausschlußkriterium rechtfertigt. Dagegen bewirken einfache Strategien wie visuelle Vorstellung (imagery) bei leicht bis mäßig ausgeprägten Gedächtnisproblemen alltagsrelevante Effekte.

Als wirksam erwiesen sich neben einfachen Mnemotechniken in den letzten Jahren auch externale Hilfen. Sie führen nicht zum oft befürchteten Nachlassen der Gedächtnisleistungen (Wilson, 1995) und korrelieren positiv mit selbständiger Lebensführung (Wilson, 1991). Daneben wurden einfache didaktische Techniken wiederentdeckt, wie etwa das schrittweise Ausdehnen von Behaltensintervallen (expanded rehearsal), das fehlerfreie Lernen oder das Ausschleichen von Erinnerungshilfen (vanishing cues; Schacter et al., 1985; Camp et al., 1996; Wilson, 1995; Glisky, 1995).

Elemente des alltagsorientierten Ansatzes

Aus der Kritik von Gedächtnistrainings bei Älteren ergeben sich Elemente des hier vorgestellten Konzeptes (vgl. Knopf, 1993; Fleischmann, 1993; Richardson, 1995; Wilson, 1995):

Individualisierung

Während neuropsychologische Gedächtnistrainings differentielle Faktoren berücksichtigten, fehlen diese in den meisten Ansätzen für Ältere. Auf der anderen Seite konnte gerade hier die Bedeutung personenbezogener Merkmale herausgearbeitet werden (Ängstlichkeit, Expertise, etc.). Daher liegt es nahe, trotz des Trainings in der Gruppe einzelne Hilfen stark auf den einzelnen Patienten zuzuschneiden. Ansonsten riskiert man, Strategien zu vermitteln, die nicht in den Alltag übernommen werden.

Berücksichtigung nicht-kognitiver Faktoren

Befunde zur höheren Sensitivität Älterer gegenüber situativen Faktoren (z.B. Anspannung; Kaschel in diesem Band) sowie förderliche Effekte nicht-kognitiver Interventionen (z.B. vorgeschaltete Entspannung) verdeutlichen die Wichtigkeit emotionaler und sozialer Faktoren. Dies rechtfertigt besondere Überlegungen zur Gruppen-Atmosphäre, zur „Philosophie" der Gruppe und ihren Spielregeln.

Transfer in den Alltag als Therapie-Baustein

Kognitiv beeinträchtigten Personen fällt es schwer, gelernte Abläufe auf Situationen außerhalb der Therapiesitzung zu übertragen (Transfer-Defizit). Beispielsweise ließ sich zeigen, daß Strategien auch von intelligenten Personen nicht automatisch auf entsprechende Alltagssituationen angewandt werden. Daher wird im vorliegenden Programm nicht nur eine persönlich präferierte Strategie (Individualisierung) so lange überlernt bis ihr Einsatz keine Anstrengung mehr erfordert und sicher gelingt (nicht-kognitive Faktoren), sondern sie wird direkt auf die vom Patienten eingebrachte Anforderungssituation transferiert (z.B. geschilderte Telefonate).

Generalisierung auf ähnliche Situationen als Therapie-Baustein

Explizit wird die in einer bestimmten Situation erfolgreiche Strategie auf ähnliche Anforderungen übertragen. Hierzu arbeitet die Gruppe stets einige Sitzungen lang an solch einer Anforderungssituation (z.B. Telefonate). Da verschiedene Anforderungssituationen hintereinander solche Themenschwerpunkte bilden werden Effekte in mehreren Bereichen erreicht.

Aufrechterhaltung als Therapie-Baustein

Da beispielsweise Effekte eines Strategietrainings 4 Jahre nach Therapieende völlig verschwinden (Milders et al., 1995), kommt Auffrischungssitzungen große Bedeutung zu. Hierzu dienen Selbsthilfegruppen.

Edukative Phase

Gedächtnisprobleme sind der Fokus, aber nicht der ausschließliche Schwerpunkt, zumal ausschließlich gedächtnisbezogene Anforderungen im Alltag eher selten sind. Das Programm tangiert daher unterschiedliche Probleme wie mangelnde Krankheitseinsicht (Pössl und Mai, 1996), Planungsdefizite und geringe soziale Fertigkeiten (z.B. „Wünsche äußern").

Zwar wurde „Hilfe zur Selbsthilfe" als Philosophie bereits angesprochen, diese kann jedoch nicht vorausgesetzt werden, sondern ist selbst ein Ziel. Hierzu dienen die ersten Sitzungen einer neuen Gruppe und die ersten Termine für Personen, die neu zu einer bereits laufenden Gruppe dazukommen. Weitere Teile dieser edukativen Phase sind das Kennenlernen, der Aufbau einer aktiven Veränderungsmotivation und eine operationale Zieldefinition („in welcher Situation möchte ich was besser behalten?"; vgl. Kaschel, 1999).

Trainingsphase

In der eigentlichen Trainingsphase wird jede der Situationen nach demselben Muster (vgl. Grawe, 1980) bearbeitet:

– Der Patient schildert sein Problem in der Gruppe
– aus dessen Verhaltensanalyse und auf dem Boden der neuropsychologischen Diagnostik wird gemeinsam ein Ziel formuliert
– entsprechende Veränderungen werden im Rollenspiel in der Gruppe eingeübt
– dann auf den Alltag übertragen und
– schließlich auf ähnliche Situationen transferiert.

Beispielsweise konzentriert sich die Gruppe einige Sitzungen auf das Thema „Namen lernen" und geht später auf Telefonate als Anforderungssituation über. Wichtig ist, daß bereits früher bearbeitete Situationen weiter trainiert werden (Aufrechterhaltung). Obwohl sich die Gruppe „Telefonate" als neues Thema gewählt hat, bleiben die ersten Minuten jeder Sitzung reserviert für Erfahrungen mit dem früheren Schwerpunkt („Namen lernen").

Tabelle 1 nennt typische Anforderungssituationen. Bei jeder von ihnen werden sowohl interne wie auch externe Merkhilfen verwendet. Durch die selbständige Wahl einer Anforderungssituation wird Patienten bewußt, „wo genau der Schuh drückt". Sie müssen Argumente dafür liefern, warum sie an einer bestimmten Situation arbeiten wollen. Sie üben nur das, was sie wirklich belastet (Alltagsrelevanz; Fiedler, 1996, S. 450).

Tabelle 1. Prototypische Anforderungssituationen

Namen lernen	
– Ziel	Rasch und sicher Namen erinnern
– Material	Persönlich relevante Namen
– Hilfen	Zettel, Photos, Assoziationen
Etwas notieren	
– Ziel	Gehörtes online stichwortartig notieren
– Material	Persönlich relevante Gespräche/Äußerungen
– Hilfen	Zettel, Rückfragen, Stichworte
Etwas berichten	
– Ziel	Stichwortartig etwas berichten
– Material	Vorbereitete Aufzeichnungen/Referate
– Hilfen	Zettel, Farben, Bilder, Folien, Handouts
Telefonate führen	
– Ziel	Themenbezogen Telefonate angemessen führen
– Material	Ausgewählte private/berufliche Telefonate
– Hilfen	Telefonapparate bzw. -zettel, Rückfragen, Ablagen
Erledigungen/Termine behalten	
– Ziel	Termine und Erledigungen behalten/einhalten
– Material	Ausgewählte private/berufliche Erledigungen
– Hilfen	Terminkalender; Stimuluskontrolle, Pinwand
Gespräche führen	
– Ziel	Vorstellungs- und ähnliche Gespräche führen
– Material	Ausgewählte private/berufliche Gespräche
– Hilfen	Notizblatt, wiederholte Rollenspiele

Selbsthilfe-Phase

Damit Patienten nach dem Ausscheiden aus der Gruppe das Erreichte sichern, sollten sie bereits während der professionell geleiteten Trainings-Phase
– sich zu einer informell-geselligen „Nachgruppe" selbständig im Anschluß an die Sitzungen oder zwischen diesen treffen
– ausgehend von Verantwortlichkeiten (Protokollant; Schriftführer etc.), sich anrufen, sich austauschen, sich beraten und sich gegenseitig in alltagspraktischen Dingen helfen (Einkaufen etc.).

Gelingt diese Form der „Prägung", so haben erfahrungsgemäß spätere Sitzungen ohne Therapeut dieselbe Struktur wie bisherige Treffen. Auch die Selbsthilfegruppe sollte mit inhaltlichen Punkten beginnen und gesellig ausklingen.

Im Gegensatz zu diesem Behandlungskonzept zielt die nachfolgende Therapie stärker auf eine Verbesserung der depressiven Symptome und eine Unterstützung des Patienten bei der Bewältigung seiner Erkrankung. Wenngleich eine Aktivierung des Patienten auch über kognitive Funktionen intendiert wird, handelt sich hierbei um kein primäres Therapieziel.

Das Verhaltenstherapeutische Kompetenztraining VKT – ein psychotherapeutisches Konzept für Patienten mit einer beginnenden Alzheimer-Demenz (Ehrhardt und Plattner 1999)

Die hohe Prävalenz der Alzheimer Demenz (AD) fordert neben der Pharmakotherapie spezifische Hilfsangebote aus der klinischen Psychologie. Mit den derzeit zunehmenden Möglichkeiten einer Frühdiagnose trifft dies vor allem für eine beginnende Alzheimer-Demenz zu, die zusätzlich oft eine hohe Komorbidität mit einer majoren oder minoren Depression aufweist. Im Vordergrund der therapeutischen Bemühungen steht besonders die Selbständigkeit zu fördern und somit stationäre Aufenthalte oder eine jahrelange Pflegebedürftigkeit zu vermeiden oder zumindest aufzuschieben.

Im Rahmen der Gedächtnissprechstunde GSS der Psychiatrischen Klinik und Poliklinik der Ludwig-Maximilians-Universität München bieten wir unseren Patienten mit beginnender AD das Verhaltenstherapeutische Kompetenztraining VKT an. Dieser Beitrag gibt eine praxisnahe Einführung in den konzeptionellen Aufbau des VKT.

Psychologische Therapieansätze bei Alzheimer Demenz

Neuropsychologische Interventionen, die sich auf alltagsferne, rein kognitive Trainings beschränken, haben sich nur bedingt bewährt (McKitrick et al., 1992; Yesavage et al., 1981). Jede Form von Training kann bei AD-Patienten unerwünschte emotionale Reaktionen und eine Zunahme von Verhaltensproblemen mit sich bringen. Jeder Versuch, Lernvorgänge bei AD-Patienten zu fördern, ist mit Konfrontationen verbunden. An Gedächtnistrainingsprogrammen und am Realitäts-Orientierungs-Training mit Demenz-Patienten ist die zu starke und konzeptionell unberücksichtigte Konfrontation mit den wachsenden kognitiven Defiziten ein wesentlicher Kritikpunkt (Noll und Haag, 1992; Kaschel et al., 1992; Scanland und Emershaw, 1993). Demenz-Patienten reagieren auf Konfrontationen häufig mit Angst, Depressionen oder aggressivem Verhalten. Starke Emotionen haben wiederum einen negativen Effekt auf kognitive Leistungen.

Validationstherapie (Feil, 1992) und Erinnerungstherapie (Butler, 1963) aktivieren den Patienten auf eine schonende Art. Es fehlen aber meist explizite Darstellungen der zugrundeliegenden psychotherapeutischen Strategien und vor allem Ansätze zur empirischen Absicherung. Einsichtsorientierte psychotherapeutische Verfahren setzten voraus, daß der Patient über gute psychische Grundfunktionen (wie z.B. Gedächtnis, Urteilsfähigkeit) verfügt, so daß eine tiefenpsychologisch fundierte Therapie im Einzelfall möglich sein dürfte.

Die genannten Mängel der bisher vorliegenden Ansätze und Erfolgsstudien können durch ein verhaltenstherapeutisches Behandlungsangebot umgangen werden. Vorteile einer Verhaltenstherapie sind ihr breites Methodenrepertoire, das mit Erfolg je nach Indikation und Bedarf (ambulant, stationär) im Schwierigkeitsgrad zwischen kognitiven Therapiebausteinen (Teri, 1994) und einfacheren Konditionierungsprozessen (Götestam und Melin; McEvoy und Patterson, 1986; McGovern und Koss, 1994; Rabins, 1994) abgestuft werden kann. Verhaltenstherapeutische Interventionen werden außerdem zur Behandlung von Depressionen, auch bei älteren Menschen, erfolgreich eingesetzt. Schließlich bieten verhaltenstherapeutische Methoden die Möglichkeit einer alltagsnahen und -relevanten Aktivierung eines Patienten.

Das Verhaltenstherapeutische Kompetenztraining VKT

Im Rahmen der Gedächtnissprechstunde GSS der Psychiatrischen Klinik und Poliklinik der Ludwig-Maximilians-Universität München bieten wir unseren Patienten mit einer beginnenden AD das Verhaltenstherapeutische Kompetenztraining VKT an.

Das VKT hat zum Ziel, 1. den Patienten bei der Bewältigung der Belastungen zu unterstützten, die sich aus der Erkrankung selbst sowie aus der Stellung der Diagnose ergeben; 2. durch die Mobilisierung vorhandener persönlicher Ressourcen zu vermeiden, daß der Patient im Frühstadium der Erkrankung in einem stärkeren Maße deaktiviert wird, als dies aufgrund seiner tatsächlichen neuropsychologischen Defizite gerechtfertigt ist; und 3. depressiven Symptomen entgegenzuwirken. Der modulare Charakter des VKT erlaubt es, gezielt Alltagsverhalten, Coping, soziale Fertigkeiten, sowie Emotionen und Kognitionen zu verbessern.

Das VKT ist für ein Einzel- oder Kleingruppensetting mit 20 bis 30 Therapieeinheiten zu je 50 Minuten konzipiert und setzt sich aus sechs Therapiemodulen zusammen: (1) Therapieplanung und Verhaltensanalyse, (2) Psychoedukation, (3) Streßmanagement, (4) Aktivitätenaufbau, (5) Förderung sozialer Kompetenz, und (6) Modifikation depressiogener Kognitionen (siehe Tabelle 2). Im folgenden soll auf die einzelnen Therapiemodule näher eingegangen werden. Diese Bausteine können individuell nach Bedarf und vorhandenen Ressourcen des Patienten eingesetzt und kombiniert werden und sollten mehrfach im Sinne einer Rückkopplung an den aktuellen emotionalen und kognitiven Status des Patienten adaptiert werden.

Therapieplanung und Verhaltensanalyse

Die Bandbreite sozialer und kognitiver Fähigkeiten sowie körperlicher Einschränkungen ist bei Patienten mit beginnender AD sehr groß. Daher müssen die Möglichkeiten des Patienten vor einer Therapie genau ausgelotet werden. Grundstein jeder verhaltenstherapeutischen Psychotherapie ist eine ausführliche Therapieplanung und Verhaltensanalyse, mit der vor Beginn der Behandlung über die Indikation für eine Verhaltenstherapie und die Art der geplanten Intervention entschieden wird (Kanfer, Reinecker und Schmelzer, 1996).

Psychoedukation

Psychoedukative Ansätze sind aus der Behandlung schizophrener Patienten bekannt (Seltzer, et al., 1980). Zu den inhaltlichen Kernelementen der aktuellen psycho-

Tabelle 2. Therapiemodule des Verhaltenstherapeutischen Kompetenztrainings VKT

Psychotherapiemodule	Ziele	Techniken
1. Therapieplanung und Verhaltensanalyse	Beschreibung der Probleme Selektion von Therapiezielen Planung der Therapie Evaluation des Therapieerfolgs	Non-direktive Exploration, Systematische Verhaltensbeobachtung, Anamnese, Fremdanamnese, standardisierte geronto-psychiatrische Meßverfahren 7-Phasen-Modell nach Kanfer, Reinecker und Schmelzer (1996)
2. Psychoedukation	Aufklärung und Information über die Krankheit Einbezug der Angehörigen	Interaktive didaktische Methoden
3. Streßmanagement	Identifikation unkontrollierbarer Stressoren Maximierung und Aufbau neuer Coping-Strategien	Streßbewältigungstechniken Problemlösen Einsatz externaler Gedächtnishilfen Verstärkung aktiven Coping-Verhaltens Prompting
4. Aktivitätenaufbau	Registrierung des Aktivitätsniveaus und dessen Zusammenhang mit dem Affekt Planung und schrittweiser Aufbau von befriedigenden Aktivitäten	Selbstbeobachtungsaufgaben Tagesprotokolle Aktivitätenlisten Selbstverstärkung
5. Förderung sozialer Kompetenz	Thematisierung befriedigender und unbefriedigender Aspekte sozialer Interaktionen Einüben sozialer Kompetenz	Modellernen Rollenspiele
6. Modifikation dysfunktionaler Kognitionen	Identifikation und Analyse dysfunktionaler Kognitionen und Kontrollüberzeugungen Einüben angemessener Kognitionen	Sokratischer Dialog Realitätstestung Reattribution

edukativen Ansätze gehört die didaktisch angelegte Aufklärung über die Krankheit und ihre Behandlungsmöglichkeiten mit dem Ziel der Verbesserung der Behandlungscompliance sowie der Aufbau eines funktionalen Krankheitskonzeptes (Schaub, Andres und Schindler, 1996).

Zu Beginn der Therapie hat der Therapeut nicht nur Kontakt zum Patienten, sondern auch zum engsten Angehörigen. Das VKT ist zwar eine Einzel- oder Kleingruppenbehandlung in Abwesenheit der Angehörigen. Der Therapeut betont aber gegenüber der primären Bezugsperson die Bedeutung einer Einbeziehung und verabredet ein separates Gespräch in einer Frequenz von etwa einmal monatlich oder einmal zweimonatlich.

Es sollte eine Aufklärung von Patient und Angehörigen darüber erfolgen, daß die Alzheimer-Erkrankung im Frühstadium keineswegs ausschließt, daß der betroffene Patient viele Bereiche seiner persönlichen Lebensführung zunächst weiterhin selbständig gestalten kann, daß die Ausschöpfung der kognitiven und anderweitigen Ressourcen von großer Bedeutung für den Patienten selbst ist und daß die geplante psychotherapeutische Maßnahme in diesem Kontext der mentalen Aktivierung der möglichst weitgehenden Ausschöpfung der noch vorhandenen Ressourcen des Patienten dienen soll.

Eine umfassende Information und Aufklärung hilft dem Betroffenen, der mit einer beginnenden AD konfrontiert ist, die Krankheit besser einzuschätzen. Der Patient erhält grundlegende Informationen über die Krankheit. Es besteht die Gelegenheit, individuelle Fragen über Diagnostik und Therapie zu klären. Dieses Verständnis ermöglicht den Aufbau einer therapeutischen Allianz. Mit der Psychoedukation sollte gleich zu Beginn der Therapie begonnen werden.

Aktivitätenaufbau

Lewinsohn (1974) konnte in seinen Arbeiten zeigen, daß der Affekt abhängig von Ausmaß bzw. Frequenz und der Zufriedenheit mit potentiell befriedigenden Aktivitäten ist. Mithilfe Aktivitätsaufbauender Verfahren wird versucht, über Selbstbeobachtungsaufgaben diesen Zusammenhang beim Patienten zu verdeutlichen und schrittweise sinnvolle und befriedigende Aktivitäten wieder aufzubauen und den Tagesablauf zu strukturieren.

Verschiedene Autoren beobachteten bei AD-Patienten vor Einsetzen kognitiver Symptome eine verminderte allgemeine Aktivität (Broe et al., 1990). Friedland und seine Kollegen (1996) fanden ein signifikant niedrigeres prämorbides Aktivitätenniveau bei 161 AD-Patienten im Vergleich zu einer Kontrollgruppe von 276 gesunden Personen. In dieser Studie wurden retrospektive Daten erhoben und miteinander verglichen, die aus einem Zeitraum von bis zu 20 Jahren vor Ausbruch der AD zurückreichten.

Durch die Krankheit selbst werden passiv-inaktive Tendenzen beim Betroffenen verstärkt. Durch die kognitive Beeinträchtigung sind die Patienten mit Mißerfolgen im Alltag konfrontiert. Der Patient tendiert folglich dazu diese Situationen zu vermeiden und immer weniger zu tun, bis das Verhalten stärker beeinträchtigt ist als es nach der Erkrankung zu vermuten wäre. Als Konsequenz für die therapeutische Praxis ergibt sich die Notwendigkeit, bei den alltagsrelevanten und noch intakten Fähigkeiten des Patienten anzusetzen. Die Bezugnahme auf erhaltene Fähigkeiten verhindert, daß diese durch Untätigkeit und Apathie gänzlich verlorengehen. Der Aktivitätsaufbau wird in zwei Schritten 1. der Messung des

Aktivitätsniveaus und 2. der Erhöhung des allgemeinen Aktivitätsniveaus durchgeführt.

Streßmanagement

Streß und ungünstige Bewältigungsmaßnahmen korrelieren mit psychischen und physischen Krankheitsindikatoren. Von manchen Autoren wird Streß mit als ursächlicher Faktor bei der Entstehung einer AD angesehen. Gestützt wird die Streß-Hypothese bei AD-Patienten durch endokrinologische Befunde, wie erhöhte Kortisolwerte. Kortisolvermittelte Mechanismen können zu einer Schädigung von Nervenzellen im Hippocampus führen (deLeon et al., 1988; Sapolsky et al., 1986). AD-Patienten zeigen eine verminderte Adaption in Streßsituationen. Motomura und seine Mitarbeiter (1996) führten eine Studie zur Streßbewältigung durch. Die Stichprobe umfaßte 78 Patienten mit Vaskulärer Demenz, 81 Patienten mit AD und 141 gesunde Kontrollpersonen. Positives oder aktives Coping-Verhalten war in den Gruppen „Vaskuläre Demenz" und „AD" gegenüber der Kontrollgruppe signifikant erniedrigt (Motomura et al., 1996).

Im VKT analysiert der Therapeut, ausgehend vom transaktionalen Streßmodell (Lazarus, 1966), das individuelle SOR-Schema. Dabei bedeutet S die streßauslösenden Bedingungen oder Stressoren, O die Person selbst oder der Organismus als intervenierende Variable und R die Reaktionen als Streßreaktionen. Die Streßreaktionen zeigen sich auf vier Verhaltensebenen: subjektiv-kognitiv (z.B. Konzentrationsstörungen), emotional (z.B. Wut, Angst), autonom-vegetativ (z.B. Herzklopfen, feuchte Hände) und muskulär (z.B. Verspannungen, Zähneknirschen) oder als komplexe Verhaltensweisen (z.B. Rückzug, Angriff).

Anhand des SOR-Schemas werden Ansatzmöglichkeiten zur Streßbewältigung besprochen. Die Copingsttrategien des Patienten werden gesammelt, um die tatsächlich vorhandenen Kompetenzen und Defizite zu erfassen. Der nächste Schritt ist die Maximierung von vorhandenen Coping-Mechanismen oder der Aufbau neuer Streßbewältigungsstrategien, wie Problemlösen, Einstellungsänderung und Belastungsausgleich.

Beim Problemlösen haben sich folgende acht Schritte als sinnvolle Einheiten herausgestellt: 1. Stressorenauswahl, 2. Beschreibung des Problems, 3. Zieldefinition, 4. Sammeln von Lösungsmöglichkeiten, 5. Bewertung und Auswahl, 6. Handlungsplan, 7. Umsetzung, und 8. Erfolgsprüfung. Die Technik des Problemlösens wird für Patienten im Frühstadium einer AD vor allem auf den gezielten Einsatz externaler Gedächtnisstrategien angewendet. Dazu gehören der Umgang mit externen Speichern, wie Terminkalender, Listen oder Tagebücher, sowie Hinweisreize (Cues) oder Abrufhilfen, die auch bei ausgeprägten Defiziten eingesetzt werden können. Hinweisreize sind wirksamer, wenn sie möglichst direkt vor der geplanten Handlung, z.B. dem Herausnehmen des Kuchens aus dem Bachofen, gegeben werden. Ein aktiver Hinweisreiz (z.B. Klingeln eines Küchenweckers) ist erfolgreicher als ein passiver (z.B. ein Notizzettel). Die wiederholte Verwendung einer externen Gedächtnishilfe führt dazu, daß die zu erinnernden Informationen auch internal besser gespeichert werden.

Da subjektiven Einstellungen eine wesentliche Rolle bei der Entstehung von Streß zukommt, sind kognitive Verfahren in einem Streßbewältigungstraining von großer Bedeutung. Sie helfen den Patienten mit einer beginnenden Demenz, sich der individuellen, streßerzeugenden Einstellungen und Gedanken bewußt zu werden, sie in Frage zu stellen, auf ihre Angemessenheit zu überprüfen und sie in Auseinandersetzung mit sich selbst und anderen zu verändern. Ein von uns eingesetztes Verfahren zur Einstellungsänderung ist die Rational-Emotive Therapie (RET) nach Ellis (siehe Modul „Modifikation depressiogener Kognitionen").

Unter Belastungsausgleich wird das Aufbauen von Aktivitäten und das Schaffen von Zufriedenheitserlebnissen zur aktiven oder passiven Entspannung verstanden (siehe Modul „Aktivitätenaufbau").

Förderung sozialer Kompetenz

Kernproblem von Patienten mit beginnender AD ist eine allgemeine psychosoziale Inaktivität und eine starke Verminderung an selbständig durchgeführten Tätigkeiten im Alltag. Dies ist verursacht durch ein ausgeprägtes Delegationsverhalten, welches darin besteht, daß die Patienten mehr Problemlösearbeit und mehr Tätigkeiten des Alltags als nötig an ihre Bezugspersonen delegieren und sich weitgehend aus sozialen Beziehungen zurückziehen. Die Hauptbezugspersonen ihrerseits wirken bei diesem Delegationsverhalten dadurch mit, daß sie – zum Teil aus verständlicher Besorgnis – dem Patienten mehr als nötig abnehmen und ihn dadurch inaktivieren (Bauer, 1994). Es handelt sich also um ein interpersonelles Muster, welches teils Folge der Erkrankung sein kann, aber auch teils ein pathogener Faktor für den ungünstigen Verlauf der Erkrankung sein kann.

Durch diese Konfliktkonstellation und durch auftretende depressive Tendenzen ist das soziale Verhalten des Patienten gehemmt und reduziert. Anderweitige soziale Kontakte sind häufig verkümmert. Der Aufbau und die Verbesserung sozialer Sicherheit, Kontaktverhalten, Kommunikationsfertigkeiten und partnerschaftlicher Problembewältigungsfertigkeiten wird angestrebt. Der Therapeut unterstützt den Patienten insbesondere bei der Thematisierung befriedigender und unbefriedigender Aspekte seiner sozialen Interaktionen.

Konkret werden Übungen aus Selbstsicherheitstrainings zum Durchsetzen, Nein-Sagen, Gefühle ausdrücken, Kritik üben, Wünsche und Bedürfnisse äußern und Lob ausdrücken durchgeführt. Ideal ist das Einüben sozial kompetenten Verhaltens in Rollenspielen. Ausgangspunkt sind die sozial problematischen Situationen des Patienten, die zu nachspielbaren Szenen reduziert werden. Um Verhaltensalternativen aufzubauen, ist auch Modellvorgabe und Rollentausch indiziert. Die Rollenspiele sind zunächst sehr kurz, gefolgt von Rückmeldungen, die konstruktiv mit der Betonung des sozial kompetenten Verhaltens formuliert werden sollten. Die Übungen werden mehrfach wiederholt bis die Patienten eine Verhaltensweise übernehmen können.

Modifikation depressiogener Kognitionen

Depressive Symptome werden eher am Beginn dementieller Erkrankungen beobachtet (z.B. Rovner und Morriss, 1989) und können zum Teil als psychologisch verständliche Reaktion auf den noch selbst wahrgenommenen erkrankungsbedingten kognitiven Leistungsverlust verstanden werden. Abbildung 1 verdeutlicht den Zusammenhang zwischen Kompetenzverlust, dysfunktionalen Kognitionen, negativen emotionalen Reaktionen und Vermeidungsverhalten.

Zur Modifikation depressiogener Kognitionen setzt das VKT das ABC-Modell aus der Rational-Emotiven Therapie RET nach Ellis (1979) ein. In der RET wird die Korrektur dysfunktionaler Gedanken angestrebt. Dysfunktionale Bewertungen können dazu führen, daß Ressourcen nicht genutzt werden und sich als depressiogene Spirale im Sinne einer sich selbst erfüllenden Prophezeiung zuspitzen.

ABC steht für augenblickliche Situation oder auslösende Wahrnehmung, Bewertung und Konsequenzen: Nicht die augenblickliche Situation oder die auslösende Wahrnehmung A bestimmt die Gefühls- und Verhaltenskonsequenz C, sondern das Bewertungssystem B. In der Therapie werden die ABC-Schemata des Patienten, die mit seinen Problemen verbunden sind, aufgedeckt und analysiert.

Ausgangspunkt dabei sind die Empfindungen, Gefühle und Stimmungen oder Beschwerden in einer konkreten Situation. Der Patient soll sich die auslösende Wahrnehmung nochmals genau vorstellen und seine Gefühle zurückerinnern. Während dies geschieht, bittet der Therapeut den Patienten alles zu äußern, was ihm zu dieser Vorstellung einfällt, durch den Kopf geht oder bildhaft erscheint.

Eine Vielzahl von kognitiven Techniken wird eingesetzt, um die so zu Tage tretenden automatischen Gedanken zu beeinflussen. Negative und unlogische Gedanken werden durch einen sokratischen Dialog in Frage gestellt, und alternative Ge-

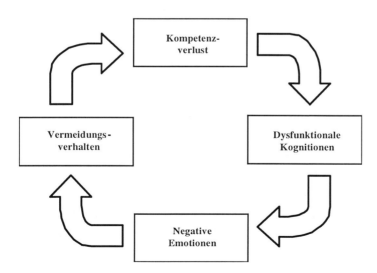

Abb 1. Interaktion von Kompetenzverlust, kognitiven, emotionalen und verhaltensmäßigen Reaktionen im Sinne einer negativen Rückkopplung

Tabelle 3. Beispiel für das ABC-Modell

Beispiel für das ABC-Modell mit primären und sekundären Problembeschreibungen

Primäres Problem
A. Patient möchte einen Kuchen backen.
B. „Ich muß es perfekt machen, was denken sonst meine Kinder von mir", „Ich kann mich so schlecht konzentrieren", „Der Kuchen gelingt mir sicher nicht".
C. Angst und Unruhe, Konzentrationsmangel, Vermeidung.

Sekundäres Problem (Symptomstreß)
A. Patient bemerkt C (Angst, Unruhe, Konzentrationsmangel).
B. „Ich muß voll konzentriert sein", „Es ist furchtbar", „Ich schaffe es nicht mehr".
C. Verzweiflung, Depression und Lähmung jeglicher Aktivität.

danken werden ausgetestet. Kognitive Bewertungen lassen sich grundsätzlich durch neue Erfahrungen, durch Neu- oder Umlernen oder durch Orientierung an neuen Vorbildern und Modellen modifizieren.

Durch die Anwendung des ABC-Modells auf alltagsnahe Beispiele werden hinderliche Kognitionen identifiziert. Ein mögliches Beispiel, wie das Handeln eines Patienten durch dessen kognitive Bewertung beeinflußt wird, gibt die Tabelle 3 an. In der Tabelle wird auch deutlich, wie ein primäres Problem mit einem sekundären verknüpft wird. Die Konsequenzen einer Bewertung können eine neue Situation darstellen, die wiederum bewertet wird.

Wenngleich das zuletzt beschriebene Behandlungskonzept sich primär auf Patienten einer beginnenden Alzheimer-Demenz bezieht, steht bei der folgenden Therapie die depressive Symptomatik bei älteren Patienten mit altersentsprechendem kognitiven Abbau im Vordergrund.

Psychoedukative, kognitiv-verhaltenstherapeutische Gruppen für ältere Patienten mit Depressionen (Schaub 2000)

Die hohen Prävalenzraten der AD (Helmchen et al. 1996) lassen einen deutlichen Bedarf nach psychotherapeutischen Interventionen vermuten, der derzeit aber weder im ambulanten noch stationären Bereich hinlänglich abgedeckt ist. Eine Befragung von Psychotherapeuten mit kognitiv-verhaltenstherapeutischer Ausrichtung ergab, daß nur etwa 8% von ihnen Klienten im höheren Lebensalter behandeln (Elliott et al., 1996).

Überblick über psychotherapeutische Interventionen bei älteren depressiven Menschen

Derzeit liegen verschiedene Ansätze zur psychotherapeutischen Behandlung älterer depressiver Patienten vor. Tabelle 4 gibt einen Überblick über Interventionen, die überwiegend dem verhaltenstherapeutischen Bereich zuzuordnen sind. Untersuchungen zur Überprüfung ihrer Wirksamkeit beziehen sich zumeist auf Einzelfallstudien

Tabelle 4. Psychotherapeutische Interventionen bei älteren depressiven Patienten und ihren Angehörigen

Erinnerungstherapie
Bachar et al., 1991; Klausner et al., 1998

Interpersonelle Psychotherapie
Klerman und Weissman et al., 1984*; Sholomakas et al., 1983;
Schramm, 1996*; Buysse et al., 1997

Kognitiv-behaviorale Ansätze
Depressions-Bewältigungskurs: Lewinsohn et al., 1984*; Beckenridge et al. 1987;
Lovett und Gallagher, 1988; Scogin et al., 1989, 1990; Herrle und Kühner, 1994*
Gallagher und Thompson, 1981*; Thompson et al., 1983; Thompson et al., 1987;
Gallagher und Thompson et al., 1990; Emery, 1979*, Steuer et al., 1984;
Beutler et al., 1987; Brand und Clingempeel, 1992; Hautzinger et al., 1992, 1999*,
Aréan und Miranda, 1996

Psychoedukative Gruppen für Patienten und/oder Angehörige
Sherill et al., 1997; Schaub, 2000

*Ausführliche Beschreibungen des therapeutischen Vorgehens.

(z.B. Soller, 1997) bzw. kleine Stichproben im Prä-Post-Design (z.B. Sholomskas et al., 1983; Palleschi et al., 1998). Es gibt nur wenige randomisierte, kontrollierte Untersuchungen mit Katamnesen über längere Zeiträume (Heuft und Marschner, 1994).

In der Erinnerungstherapie tauschen die Patienten persönliche Erfahrungen der Vergangenheit aus. Ziel der Therapie ist es, die Betroffenen zu einer positiven Lebensbilanz anzuregen, ihr Selbstvertrauen zu stärken sowie sie bei der Bewältigung aktueller Veränderungen ihrer Lebenssituation zu unterstützen. Die Untersuchung von Bachar und Mitarbeitern (1991) mit 22 schwer depressiven stationären Patienten belegt, daß die Erinnerungstherapie einer traditionellen reflektiven, nichtdirektiven Gruppentherapie (Therapiedauer jeweils 11 Sitzungen) überlegen ist, was sich in niedrigeren Depressionswerten und einer höheren Therapiezufriedenheit niederschlägt. Eine randomisierte Studie (Klausner et al., 1998), an der 13 Patienten mit Altersdepressionen teilnahmen, verglich erstgenannte Therapie mit einer zielorientierten Gruppenpsychotherapie (Psychoedukation und Training sozialer Fertigkeiten). In beiden Gruppen nahm die depressive Stimmung ab, wobei letztgenannte Intervention jedoch eine deutlichere Verbesserung der depressiven und ängstlichen Symptomatik sowie des psychosozialen Funktionsniveaus zeigte.

Die Interpersonelle Therapie, eine Kurzintervention mit 12–20 Sitzungen, sieht die Depression als erschwerte Bewältigung von Trauerprozessen (z.B. Tod wichtiger Bezugspersonen) und von Problemen im zwischenmenschlichen Bereich, die auf Schwierigkeiten bei Rollenwechsel und -übergängen sowie sozialen Defiziten basieren können (Klerman und Weisman et al., 1984; Schramm, 1996). Gemeinsam mit dem Patienten werden Bewältigungsstrategien und soziale Kompetenzen aufgebaut. Dieses Vorgehen hat sich auch in der Behandlung älterer Patienten bewährt (Sholomskas et al., 1983).

Der von Lewinsohn und Mitarbeitern (1984) als psychoedukativ bezeichnete „Coping with Depression Course" (dt. Herrle und Kühner, 1994), der fehlende positive und soziale Verstärkung als Auslöser für Depressionen wertet, intendiert eine Veränderung kognitiver und affektiver Aspekte der Depression sowie dysfunktionaler Interaktionen. Dieses Vorgehen ist den kognitiv-behavioralen Therapien zuzuordnen, die ihre Akzente zuweilen stärker auf den behavioralen bzw. dem kognitiven Bereich setzen. Viele Studien zur Behandlung unipolarer Störungen bei älteren Menschen (z.B. Breckenridge et al., 1987; Scogin et al., 1989, 1990) sowie zur Stabilisierung der depressiven Angehörigen pflegebedürftiger Patienten (Lovett und Gallagher, 1988) basieren auf diesem Ansatz. Dieser leitet zur Entspannung, Aktivierung, sozialen Kompetenz, Lebensplanung und Modifikation dysfunktionaler Kognitionen an.

52 Patienten mit minoren Depressionen (Breckenridge et al., 1987) gaben nach der Gruppenteilnahme signifikant weniger subjektive Beschwerden an. Scogin und Mitarbeiter (1989) untersuchten die Wirksamkeit einer behavioralen und einer kognitiven Bibliotherapie sowie einer Wartekontrollbedingung. Teilnehmer der erstgenannten Bedingung erhielten die Broschüre „Control Your Depression" mit Anleitungen zur Entspannung, dem Aufbau positiver Aktivitäten und Selbstinstruktionen (Lewinsohn et al., 1986), Teilnehmer der zweitgenannten Bedingung die Broschüre „Feeling good" (Burns, 1980) mit einem kognitiven Schwerpunkt. Die depressive Symptomatik war bei den 40 Patienten nach der 4-wöchigen Bibliotherapie deutlich rückläufig, wobei diese Verbesserungen auch nach 6 Monaten stabil waren. Die Kontrollbedingung (n = 21) zeigte keine positiven Effekte. Auch in der Zwei-Jahres-Katamnese (Scogin et al., 1990), an der 68% der ursprünglichen Stichprobe teilnahmen, waren die Therapieerfolge weiterhin stabil.

Die Studie von Lovett und Gallagher (1988) bietet den „Coping with Depression Course" den Angehörigen älterer pflegebedürftiger Patienten an, damit diese spezifische Strategien erlernen, um ihre Situation besser bewältigen zu können. Insgesamt wurden 111 nahestehende Familienangehörige eingeschlossen, die entweder an einer der zwei kognitiv-behavioralen Interventionen (Aufbau positiver Aktivitäten oder von Problemlösestrategien) oder einer Wartekontrollbedingung teilnahmen. 26% der Angehörigen hatten eine majore Depression, 22% eine minore. Die Teilnehmer der beiden Therapiegruppen konnten von diesem Angebot sehr profitieren, was sich u.a. in einer Reduktion der depressiven Symptome und der erlebten Belastungen niederschlug. Die Kontrollgruppe blieb unverändert.

Andere Konzepte sind stärker nach der kognitiven Therapie von Beck und Mitarbeitern (1981) ausgerichtet (z.B. Gallagher und Thompson, 1981). In einer randomisierten Studie mit 30 Patienten verglichen Gallagher und Thompson (1982) ihren kognitiven Therapieansatz (Gallagher und Thompson, 1981), mit einem psychodynamisch-eklektischen Vorgehen (16 Sitzungen). Die Patienten schnitten in der letztgenannten Bedingung nach 6 Wochen bzw. drei Monaten schlechter ab. In einer randomisierten Folgestudie mit höherer Probandenzahl (n = 91) (Thompson et al., 1987; Gallagher-Thompson et al., 1990), in der rein verhaltenstherapeutische, rein kognitive sowie psychodynamische Interventionen mit einer Wartegruppe-Kontrollbedingung verglichen wurden, ergaben sich in der

2-Jahres-Katamnese keine signifikanten Unterschiede zwischen den verschiedenen Therapiebedingungen

In der Studie von Steuer und Mitarbeitern (1984) mit neunmonatiger Therapiedauer war sowohl die kognitiv-behaviorale Therapie (Emery, 1979) als auch die psychodynamisch orientierte Intervention wirksam, wobei sich bei erstgenannter deutlichere Verbesserungen im subjektiven Bereich abzeichneten.

Der integrative Ansatz von Hautzinger und Mitarbeitern (1994), der zum „Coping with Depression Course" (Lewinsohn et al., 1984) vergleichbare Schwerpunkte setzt, wurde auch auf ältere Patienten zugeschnitten (Hautzinger 1992, 1999). Hautzinger (1992) zeigte in einer prospektiven Studie mit 32 Patienten mit majoren Depressionen eine deutliche Verbesserung der Symptomatik durch kognitive Verhaltenstherapie. Auch in einer Studie mit minoren Depressionen, die Kognitive Verhaltenstherapie mit einer Wartekontrollbedingung verglich, erbrachte nur die erstgenannte Bedingung eine deutliche Symptomverbesserung. Weitere Studien belegten eine umschriebene Überlegenheit der kognitiv-behavioralen Therapie gegenüber anderen Therapiemaßnahmen bzw. der herkömmlichen Behandlung, wobei sich kein signifikanter Unterschied zwischen Einzel- und Gruppeninterventionen abzeichnete. In der Studie von Brand und Clingempeel (1992) mit 53 Patienten war die stationäre Standardversorgung einer Behandlung mit zusätzlicher Verhaltenstherapie nicht eindeutig überlegen, jedoch war ein höherer Prozentsatz der Patienten in der letztgenannten Bedingung bei der Nachuntersuchung klinisch unauffällig. In der Studie von Aréan und Miranda (1996) mit 182 älteren depressiven Patienten verbesserte sich die depressive Symptomatik nach einer auf 16 Wochen angelegten kognitiven Therapie, unabhängig davon ob es sich um eine Einzel- oder Gruppentherapie handelte.

Der psychoedukative Ansatz von Sherill und Mitarbeitern (1997) vermittelt Informationen über die Erkrankung sowie mögliche psychopharmakologische und psychosoziale Behandlungsmaßnahmen. An diesen ca. dreistündigen Workshops nehmen Familien und ihre älteren erkrankten Mitgliedern gemeinsam teil. 132 Patienten und ihre 182 Familienmitglieder waren mit dieser Intervention sehr zufrieden und verbesserten ihr Wissen über die Depression und ihre Behandlung. Patienten, die am Workshop teilnahmen, hatten gegenüber denjenigen, die dieses Angebot ablehnten, eine geringere Noncompliance bei der weiterführenden psychopharmakologischen Behandlung.

Einige Studien untersuchten auch mögliche Wechselwirkungsprozesse zwischen Pharmakotherapie und psychosozialen Interventionen. In der Studie von Beutler und Mitarbeitern (1987) wurden die Patienten mit Aprazolam (einem Anxiolytikum), Plazebo, Verhaltenstherapie plus Aprazolam oder Verhaltenstherapie plus Placebo behandelt. Unter Verhaltenstherapie waren die antidepressiven Effekte ausgeprägter und längerfristiger, unabhängig davon, ob die Patienten zusätzlich ein Anxiolytikum oder ein Plazebo erhielten. Ältere depressive Patienten erhielten in der Studie von Buysse und Mitarbeitern (1997) Nortriptylin und Interpersonelle Psychotherapie, wobei 35 Patienten zusätzlich mit Lorazepam behandelt wurden. Letztgenannte Medikation verringerte nicht die Wirksamkeit einer kombinierten Behandlung mit Antidepressiva und Psychotherapie.

Die referierten Studien belegen die Wirksamkeit psychosozialer, insbesondere kognitiv-verhaltenstherapeutischer und psychoedukativer Interventionen in der Behandlung älterer depressiver Patienten.

Beschreibung einer psychoedukativen, kognitiv-behavioralen Gruppenintervention bei älteren depressiven Patienten

An der Psychiatrischen Universitätsklinik München wurde 1995 eine Gruppentherapie bei Patienten mit depressiven Erkrankungen eingeführt (Schaub und Stotz, 1995), die in der Folgezeit weiterentwickelt und seit 1998 mit Angehörigengruppen kombiniert wurde (Schaub et al., 1997, 1999). Im Gegensatz zu den meisten bereits vorliegenden Ansätzen (s. Tabelle 4) umfaßt dieses Behandlungsangebot für depressive Patienten psychoedukative und kognitiv-behaviorale Elemente und ist bifokal ausgerichtet, d.h. auch die Angehörigen können an psychoedukativen Gruppen teilnehmen. Das Behandlungsangebot „Psychoedukation und Krankheitsbewältigung" orientiert sich an aktuellen Konzepten der Depressionsbehandlung sowie Inhalten der kognitiven Verhaltenstherapie (Hautzinger et al., 1994). Es umfaßt insgesamt 12 Sitzungen, die 2× wöchentlich stattfinden. Die Angehörigengruppe findet 8× statt, zumeist vierzehntägig. Therapiebegleitend wird spezifisches Informationsmaterial ausgehändigt sowie auf ergänzende Informationsbroschüren verwiesen (z.B. Wittchen et al., 1997). Tabelle 5 gibt einen Überblick über das Behandlungangebot.

Zu den inhaltlichen Kernelementen gehört der Aufbau eines funktionalen Krankheits- und Selbstkonzeptes, d.h. all jener krankheitsbezogenen Kognitionen, die eine konstruktive Auseindersetzung mit der Erkrankung und der Lebenssituation begünstigen. Beziehungen zwischen Vulnerabilität, Streßsituationen, Veränderungen der Befindlichkeit bis hin zu depressiven Symptomen werden erläutert. Diese Symptome werden auf der emotionalen, kognitiven, körperlichen und Verhaltensebene beschrieben. Als theoretische Rahmenvorstellung wird ein multifaktorielles

Tabelle 5. Psychoedukative, kognitiv-behaviorale Gruppentherapie bei Depressionen (Schaub, 2000)

Aufklärung über Krankheit und Behandlung
– Informationen zur depressiven Erkrankung (Symptomatik, Ätiologie, Verlauf)
– Informationen zur Behandlung (psychopharmakologisch, psychosozial)
– Umgang mit Frühwarnsignalen und Rückfallprophylaxe

Aufbau positiver Aktivitäten
– Beziehung zwischen Verhalten und Stimmung
– Planen und Durchführen positiver Aktivitäten
– Erarbeiten von Selbstverstärkungsplänen

Kognitive Umstrukturierung
– Vermittlung des Zusammenhangs zwischen der Einschätzung von Situationen und den damit einhergehenden Gefühlen (ABC-Modell)
– Identifikation und Modifikation von dysfunktionalen Gedanken

Vulnerabilität-Streß-Modell herangezogen. Dieses berücksichtigt mehrere mögliche Entstehungs- und Verlaufsbedingungen: gestörte Stoffwechselfunktionen des Gehirns, körperliche Grundkrankheiten, Stressoren im Sinne belastender Umweltfaktoren (z.B. Verlust eines Menschen) sowie die Bewältigungskompetenz des Betroffenen und des sozialen Umfeldes. Das Modell wird ausführlich diskutiert und mit der subjektiven, persönlichen Lebens- und Krankheitsgeschichte der Patienten in Verbindung gebracht. Ansatzpunkte für verschiedene psychopharmakologische (z.B. trizylische Antidepressiva, SSRIs, Carbamazepin, Lithium) und psychosoziale Behandlungsformen (z.B. Psychotherapie, Angehörigengespräche) sowie eigene Bewältigungsstrategien werden erarbeitet. Verschiedene Medikamente, deren Wirkungsweise und Nebenwirkungen sowie der Umgang mit Nebenwirkungen werden besprochen. Situationen, die dem Beginn depressiver Symptome vorausgegangen sind, sowie das Auftreten von Früh- und Warnsignalen werden analysiert und es wird ein individueller Krisenplan zur Rückfallprophylaxe erarbeitet.

Die Patienten werden auch zu eigenen Bewältigungsmöglichkeiten angeleitet. Anhand eines Dreiecks, das die Aspekte Verhalten, Gefühl und Denken verbindet, wird die wechselseitige Beeinflussung dieser verschiedenen Ebenen verdeutlicht und mögliche Ansatzpunkte besprochen. Bei depressiven Patienten kann der Aufbau positiver Aktivitäten hilfreich sein, d.h. der Patient wird angeleitet über Tagesprotokolle als angenehm erlebte aktive Tätigkeiten in seinen Tagesablauf einzuplanen, z.B. Stadtbummel vs. im Bett liegen und grübeln, und diese auch durchzuführen. Zum Aufbau eines der Gesundung förderlichen Lebensstils werden die Patienten auf die Wichtigkeit des Ausgleichs zwischen Anforderungen und angenehm erlebten Aktivitäten hingewiesen. Persönliche Bedürfnisse und Interessen werden anerkannt und gefördert und insbesondere im Freizeitbereich zu konkretisieren versucht. Auch der Aufbau bzw. die Verbesserung des sozialen Netzwerkes spielen eine wesentliche Rolle. Die ressourcenorientierte Ausrichtung soll helfen die gesunden Anteile zu entfalten und zu stärken. Von Bedeutung sind aber auch die kognitiven Behandlungselemente. Im Rahmen der kognitiven Umstrukturierung wird der Patient zunächst angeleitet, durch die Depression negativ gefärbte Interpretationen externaler und internaler Ereignisse zu erkennen. Hierzu bietet sich z.B. die sokratische Gesprächsführung an. Durch Einleitung schrittweiser Korrekturen wird dann versucht diese durch situationsangemessene Bewertungen zu ersetzen. Grundlegende dysfunktionale Kognitionen werden zu verändern gesucht, um damit eine dauerhafte Vorbeugung depressiver Reaktionen bei erneuten Belastungen zu erreichen. Ziel ist das Erlernen und selbständige Anwenden der kognitiven Techniken durch die Patienten, damit sie mehr Selbstkontrolle über ihr emotionales Erleben erlernen.

Diese psychoedukative, kognitiv-behaviorale Gruppenintervention will vor allem, den Patienten Vertrauen in ihre Bewältigungsmöglichkeiten vermitteln und ihre Selbstwirksamkeit erhöhen.

Flankierend zu den Gruppengesprächen finden auch Einzelgespräche statt. Zu Beginn jeder Therapie wird abgeklärt, welche Ereignisse und Lebensbedingungen und welche persönlichen Eigenschaften die jeweiligen Symptome mitbedingt haben und aufgrund welcher Gegebenheiten sie aktuell aufrechterhalten werden. Die

Befragung des Patienten nach seinen Annahmen über die Entstehung und Aufrechterhaltung seines Problems, nach seinen Bewältigungsstrategien und Ressourcen ist hierbei von Bedeutung. Gemeinsam mit dem Patienten wird festgelegt, welche spezifischen Verhaltensweisen einer Veränderung bedürfen und wie diese über geeignete Vorgehensweisen erreicht werden kann. Als zusätzliche psychotherapeutische Möglichkeiten werden soziales Kompetenztraining und progressive Muskelentspannung angeboten.

Erste Ergebnisse der psychoedukativen, kognitiven Verhaltenstherapie bei älteren depressiven Patienten

Derzeit haben 52 depressive Patienten (12 Männer, 40 Frauen), die 65 Jahre alt oder älter waren, an diesen psychoedukativen Gruppen teilgenommen. Das Durchschnittsalter liegt bei 71,5 Jahren (SD = 4,5). Hinsichtlich der Erkrankungsdauer ist die Gruppe recht heterogen. Die Patienten sind im Durchschnitt seit 13,4 Jahren erkrankt bei einer Standardabweichung von 15 Jahren. Die Patienten sind deutlich länger erkrankt als die restlichen 239 depressiven Patienten, die an solchen psychoedukativen Gruppen teilgenommen haben (M = 9,7 Jahren, SD = 11,4). Die übrigen klinischen Angaben unterscheiden sich nicht deutlich von der Gesamtgruppe (Schaub et al., 1999). Die Patienten waren im Durchschnitt 2,5mal stationär (SD = 2,1) mit einer durchschnittlichen Behandlungsdauer von 21,7 Wochen (SD = 27,8). Nach ICD 10 wurden 56% der 52 Patienten als rezidivierende depressive Störung diagnostiziert, davon 10 als gegenwärtig leicht, 12 als mittelschwer und 5 als schwer ausgeprägt. 30% wurden als depressive Episode und ca. 5% als bipolar, dysthym oder kurze depressive Reaktion eingestuft.

60% der Teilnehmer nahmen an einer umfangreichen Befragung zur Beurteilung des Therapieangebots teil. Bei einer vierstufigen Skalierung (1 = sehr hilfreich bis 4 = garnicht hilfreich) stufte die überwiegende Mehrheit (93%) das Therapieangebot als hilfreich bis sehr hilfreich ein (M = 1,8, SD = 0,7). Alle Teilnehmer würden uneingeschränkt diese Gruppe anderen Betroffenen weiterempfehlen. Zudem stuften sie das Verhalten der Gruppenleiter als kompetent ein. Der Aufwand für die regelmäßige Teilnahme an der Gruppe wurde von 82% als gering eingestuft. 93% gaben an, sie fühlten sich zum Thema Depression nunmehr gut informiert (M = 1,9, SD = 0,4). 85% berichteten, sie hätten Anregungen aus der Gruppe in den Alltag umsetzen können (M = 2,0, SD = 0,5). 80% gaben an mehr, Zuversicht im Umgang mit ihrer Krankheit gewonnen zu haben (M = 2,2, SD = 0,6). Von besonderem Interesse waren Informationen über Behandlungsmöglichkeiten, gefolgt von Informationen zu Krankheitssymptomen, zu Maßnahmen der Rückfallprävention (z.B. Umgang mit Frühwarnsignalen) und zur Krankheitsbewältigung. Themen wie Entstehungsbedingungen und Verlauf von Depressionen sowie Nebenwirkungen waren von weniger Interesse. Als hilfreiche Möglichkeiten zum effektiveren Umgang mit Depressionen werteten die Teilnehmer insbesondere das Durchführen positiver Aktivitäten, das Erkennen eigener Belastungssituationen sowie das Erkennen und Verändern depressiver Gedanken. Hinsichtlich des allgemeinen Konzentrations- und Belastungsprofils zeigten ältere depressive Patienten keine nennenswerten Unterschiede zur Gesamtgruppe; sie fühlten sich in der Gruppe weder über- noch unterfordert.

Deutliche Verbesserungen ergaben sich in den Fremdbeurteilungsskalen zur depressiven Symptomatik, erhoben durch die Hamilton Depression Skala (Hamilton 1986) (t = 3,9, p = 0,002) und die Montgomery Asperg Skala (Montgomery und Asperg, 1979) (t = 3,5, p = 0,004), wobei es jedoch die zusätzliche psychopharmakologische Behandlung zu berücksichtigen gilt. Auch in der Selbstbeurteilung der Patienten (Beck Depressions Inventar, Beck et al., 1994) zeichnete sich diese in abgeschwächter Form ab. In der klinischen Praxis zeigt sich häufig eine zeitliche Latenz zwischen der Wahrnehmung des Arztes und der des Patienten. Die vorliegenden Ergebnisse sollten an einem größeren Kollektiv in kontrollierten Studien überprüft werden.

Insgesamt wurde das Gruppenangebot zur Krankheitsbewältigung von den teilnehmenden Patienten positiv aufgenommen. Als besonders hilfreich bewerteten die Patienten den offenen Austausch in der Gruppe, die gegenseitige Anregung und Unterstützung der Teilnehmer und die Informationsvermittlung. Für eine effiziente Durchführung erscheint es wesentlich folgende Aspekte zu berücksichtigen. Der Therapieleitfaden ist flexibel zu handhaben (Schwerpunktsetzung nach Bedürfnissen der Gruppenteilnehmer) und das therapeutische Vorgehen sollte an die Belastbarkeit, das kognitive Niveau und die emotionale Befindlichkeit der jeweiligen Gruppenteilnehmer angepaßt werden. Es empfiehlt sich, die jeweiligen Inhalte mit den individuellen Themen und Erfahrungen der Teilnehmer zu verknüpfen. Der Einsatz von Cotherapeuten ist insbesondere bei schwerer Erkrankten ratsam, damit diese die Patienten in der Zeit zwischen den einzelnen Sitzungen in der praktischen Umsetzung der Lerninhalte unterstützen. Die Aufklärung und Motivierung der Patienten durch den behandelnden Arzt sowie das Angebot von Einzelgesprächen bei Themen, die sich nicht für die Gruppe eignen, sind zudem zu beachten. Zusammenfassend kann festgestellt werden, daß unsere Erfahrungen dafür sprechen, daß ältere Patienten mit depressiven Störungen von psychoedukativen, kognitiv-behavioralen Interventionen profitieren können.

Zusammenfassung

Dieser Beitrag gab einen Überblick über verhaltenstherapeutische Interventionen bei Patienten mit kognitiven Defiziten und/oder Depressionen im höheren Lebensalter. Ausführlicher dargestellt wurde die „alltagsorientierte Gedächtnisgruppe" für affektiv und kognitiv eingeschränkte ältere Patienten unterschiedlicher Diagnosen (Kaschel, 1999), das „verhaltenstherapeutische Kompetenztraining bei beginnender Alzheimer-Erkrankung" (Ehrhardt und Plattner, 1999) sowie die verhaltenstherapeutische Gruppenintervention „Psychoedukation und Krankheitsbewältigung" bei älteren depressiven Patienten (Schaub, 2000). Wir hoffen, daß anhand der Ausführungen zu diesen Behandlungskonzepten das jeweilige Vorgehen verdeutlicht wurde. Unseres Erachtens sind kognitiv-verhaltenstherapeutische

Behandlungskonzepte am besten geeignet, der heterogenen affektiven und kognitiven Probleme älterer Patienten in der Einzel- und Gruppentherapie gerecht zu werden. Zudem erscheint unsere Forderung nach Alltagsrelevanz durch dieses Vorgehen gut realisierbar. Erste Ergebnisse einer prospektiven Studie mit 54 depressiven älteren Patienten bestätigen die hohe Behandlungszufriedenheit der Patienten bei einem derartigen Vorgehen sowie den Transfer des Gelernten in den Alltag (Schaub et al., 1999; Schaub, 2000).

In der Behandlung älterer Patienten mit kognitiven und/oder depressiven Störungen zeichnen sich konträre Vorgehensweisen ab, die sich stichpunktartig an folgenden Dichotomien festmachen lassen. Die Therapieinhalte basieren auf schul- bzw. testähnlichen Aufgaben oder sie beziehen sich auf persönliche Alltagssituationen. Die Interventionen zielen auf eine Restitution oder Kompensation der Defizite und sind funktions- oder verhaltensorientiert. Das funktionsspezifische Vorgehen, das auf eine Funktionsverbesserung (impairment) zielt, steht einem funktionsübergreifenden (integrativ-holistischen) Ansatz mit dem Ziel einer besseren Bewältigung (disability/handicap) gegenüber. Unser Vorgehen ist eher dem letzteren zuzuordnen, da wir uns hiervon eine Verbesserung der Lebensqualität aller Beteiligten erhoffen. Während viele Ansätze defizitorientiert sind, gilt es ein ressourcenorientiertes Vorgehen anzustreben, das unseres Erachtens dem alten Menschen besser gerecht wird. Die Therapie auch älterer depressiver Patienten erscheint vielversprechend, was umfangreiche Studien bestätigen.

Literatur

Areán P, Miranda J (1996) The treatment of depression in elderly primary care patients: A naturalistic study. J Clin Gerontology 2: 153–160

Bachar E, Kindler S, Scheffler G, Lerer B (1991) Reminiscing as a technique in the group psychotherapy of depression: a comparative study. Br J Clin Psychol 30: 375–377

Bauer J (1994) Die Alzheimer-Krankheit. Neurobiologie, Psychosomatik, Diagnostik und Therapie. Stuttgart, Schattauer

Beck, AT (1994) Beck-Depressions-Inventar. (Deutsche Bearbeitung von M Hautzinger, M Bailer, H Worall, F Keller). Hogrefe, Göttingen

Beck AT, Rush AJ, Shaw BF, Emery G (1981) Kognitive Therapie der Depression. Beltz Psychologie Verlags-Union, Weinheim

Berg IJ, Koning-Haanstra M, Deelman BG (1991) Long-term effects of memory rehabilitation: a controlled study. Neuropsych Rehab 1: 97–112

Beutler LE, Scogin F, Kirkish P, Schretlen D, Corbishley A, Hamblin D, Meredith K, Potter R, Baford CR, Levenson AI (1987) Group cognitive therapy and Alprazolam in the treatment of depression in older adults. J Consult Clin Psychol 55: 550–556

Brand E, Clingempeel WG (1992) Group behavioral therapy with depressed geriatric inpatients: An assessment of incremental efficacy. Behav Ther 27: 415–482

Breckenridge JS, Zeiss AM, Thompson LW (1987) The life satisfaction course: an intervention for the elderly. In: Munoz RF (ed) Depression prevention: research directions. Hemisphere Publications, Washington, DC, pp 185–196

Broe GA, Henderson AS, Creasey H, McCusker E, Korten AE, Jorm AF, Longley W, Anthony JC (1990). A case-control study of Alzheimers disease in Australia. Neurology 40: 1698–1707

Burns D (1980) Feeling good. Guilford Press, New York

Butler RN (1963) The life review: an interpretation of reminescence in the aged. Psychiatry 256: 65–76

Buysse DJ, Reynolds CF, Houck PR, Perel JM, Frank E, Begley AE, Mazumdar S, Kupfer DJ (1997) Does Lorazepam impair the antidepressant response to Nortriptyline and psychotherapy? J Clin Psychiatry 58: 426–432

Camp CJ, Foss JW, Stevens AB, O'Hanlon AM (1996) Improving prospective memory task performance in person's with Alzheimer's disease. In: Brandimonte M, Einstein GO, McDaniel M (eds) Prospective memory: theory and applications. Lawrence Erlbaum, Mahwah, NJ, pp 351–369

deLeon MJ, McRea T, Tsai JR, George AE, Marcus DL, Freedman M, Wolf AB, McEwen B (1988) Abnormal cortisol response in Alzheimers disease linked to hippocampal atrophy. Lancet II: 391–392

Elliott A, Miltenberger N, Kaster-Bundgaard J, Lumbey V (1996) A national survey of assessment and therapy techniques used by behavior therapists. Cog Behav Pract 3: 76–84

Ellis A (1979). Klinisch-theoretische Grundlagen der rational-emotiven Therapie. In: Ellis A, Grieger R (Hrsg) Praxis der rational-emotiven Therapie. Psychologie Verlags Union, Weinheim

Emery G (1981). Cognitive therapy with the elderly. In: Emery G, Hollon S, Bedrosian R (eds) New directions in cognitive therapy. Guilford, New York

Fiedler P (1996) Verhaltenstherapie in und mit Gruppen. PVU, Weinheim

Fischer B, Lehrl S (1988) Ge-Jo. Gehirnjogging. Multi Media, Dorsten

Fleischmann U M (1993) Kognitives Training im höheren Lebensalter unter besonderer Berücksichtigung von Gedächtnisleistungen. In: Klauer K J (Hrsg) Kognitives Training. Hogrefe, Göttingen, S 343–359

Friedland RP, Smyth K, Esteban-Santillan C, Koss E, Cole R, Lerner AJ, Strauss MS, Whitehouse PJ, Petot G, Rowland DY, Debanne S (1996). Premorbid environmental complexity is reduced in patients with Alzheimers disease (AD) as compared to age and sex matched controls: results of a Case-Control Study. Neurobiol Aging 17 (4): 122

Gallagher D, Thompson LW (1981). Depression in the elderly: a behavioral treatment manual. University of Southern California Press, Los Angeles

Gallagher DE, Thompson LW (1982) Treatment of major depressive disorder in older adult outpatients with brief psychotherapies. Psychotherapy: Theory, Research and Practice 19: 482–489

Gallagher-Thompson DE, Hanley-Peterson P, Thompson LW (1990) Maintenance of gains versus relapse following brief psychotherapy for depression. J Consult Clin Psychol 58: 371–374

Glisky EL (1995) Computers in memory rehabilitation. In: Baddeley AD, Wilson BA, Watts FN (eds) Handbook of memory disorders. Wiley, New York, pp 557–575

Godfrey HPD, Knight RG (1985) Cognitive rehabilitation of memory functioning in amnesic alcoholics. J Consult Clin Psychol 53: 555–557

Götestam KG, Melin L (1990). The effect of prompting and reinforcement of activity in elderly demented inpatients. Scand J Psychol 31: 2–8

Grawe K (1980) Verhaltenstherapie in Gruppen. Urban und Schwarzenberg, München

Hamilton M (1986) Hamilton Depressions Skala (Hamilton Psychiatric Rating Scale for Depression). Fremdbeurteilungs-Skala (F). In: Collegium-Internationale-Psychiatriae-Scalarum (CIPS) (ed) Internationale Skalen für Psychiatrie (3. veränderte Auflage). Beltz, Weinheim

Hautzinger M (1992) Verhaltenstherapie bei Depression im Alter. Verhaltenstherapie 2: 217–221

Hautzinger M (1999) Kognitive Verhaltenstherapie bei Depressionen im höheren Lebensalter. 1. Workshop-Kongress für Klinische Psychologie und Psychotherapie, Bad Dürkheim

Hautzinger M, Stark W, Treiber R (1994) Kognitive Verhaltenstherapie bei Depressionen: Behandlungsanleitungen und Materialien, 3. Auflage. PsychologieVerlagsUnion, Weinheim

Helmchen H, Linden M, Wernicke T (1996) Psychiatrische Morbidität bei Hochbetagten. Ergebnisse aus der Berliner Altersstudie. Nervenarzt 67: 739–750

Herrle J, Kühner C (1994) Depression bewältigen. Ein kognitiv-verhaltenstherapeutisches Gruppenprogramm nach P.M. Lewinsohn. Psychologie Verlags Union, Weinheim

Heuft G, Marschner C (1994) Psychotherapeutische Behandlung im Alter. Psychotherapeut 39: 205–219

Holzapfel H (1990) Lerntheoretisch orientiertes Hirnleistungstraininig. Borgmann, Dortmund

Kaschel R (1994) Neuropsychologische Rehabilitation von Gedächtnisleistungen. PVU, Weinheim

Kaschel R (1999) Gedächtnistraining. Ein verhaltenstherapeutisches Gruppenprogramm. PVU, Weinheim

Kaschel R, Zaiser-Kaschel H, Mayer K (1992). Realitäts-Orientierungs-Training: Literaturüberblick und Implikationen für die neuropsychologische Gedächtnisrehabilitation. Zeitschr Gerontopsychol Psychiatr 5 (4): 223–235

Kanfer FH, Reinecker H, Schmelzer D (1996). Selbstmanagement-Therapie. Springer, Berlin Heidelberg New York Tokyo

Klausner EJ, Clarkin JF, Spielman L, Pupo C, Abrams R, Alexopoulos GS (1998) Late-life depression and functional disability: the role of goal-focused group therapy. Int J Geriatr Psychiatry 13: 707–716

Klerman GL, Weismann MM, Rounsaville BJ, Chevron ES (1984) Interpersonal psychotherapy of depression. Basic Books Inc Publishers, New York

Knopf M (1993) Müssen ältere Menschen besser lernen können oder ihr Können besser kennenlernen? In: Klauer K J (Hrsg) Kognitives Training. Hogrefe, Göttingen, S 319–342

Lazarus RS (1966). Psychological stress and the coping process. McGraw Hill, New York

Levendusky PG, Hufford MR (1997) The application of cognitive-behavior therapy to the treatment of depression and related disorders in the elderly. J Geriatr Psychiatry 30: 227–238

Lewinsohn PM (1974) A behavioral approach to depression. In: Friedman RJ, Katz MM (Hrsg) The psychology of depression. Wiley und Sons, New York

Lewinsohn PM, Antonuccio DO, Steinmetz JL, Teri L (1984) The coping with depression course. A psychoeducational intervention for unipolar depression. Castalia Publishing Company, Eugene Oregon

Lewinsohn PM, Munoz R, Youngren MA, Zeiss A (1986) Control your depression. Prentice-Hall, Englewood Cliffs NJ

Lovett S, Gallagher D (1988) Psychoeducational interventions for family caregivers: Preliminary efficacy data. Behav Thera 19: 321–330

Matthes-von Cramon G, Cramon DY von (1995) Kognitive Rehabilitation. Z Neuropsychol 6: 116–127

McEvoy CL, Patterson RL (1986) Behavioral treatment of deficit skills in dementia patients. Gerontologist 5: 475–478

McGovern RJ, Koss E (1994) The use of behavior modification with Alzheimer patients: values and limitations. Alzheimer Dis Ass Disord 8 (3): 82–91

McKitrick LA, Camp JC, Black FW (1992) Prospective memory intervention in Alzheimers disease. J Gerontol Psychol Scie 47: 337–343

Milders MV, Berg IJ, Deelman BG (1995) Four-year follow-up of a controlled memory training study in closed head injured patients. Neuropsych Rehab 5: 223–238

Miller E (1992) Psychological approaches to the management of memory impairments. Br J Psychiatry 160: 1–6

Montgomery SA, Asberg M (1979) A new depression scale designed to be sensitive to change. Br J Psychiatry 134: 382–389
Motomura N, Ohkubo F, Asano A, Tomoda J, Akagi H, Seo T (1996) Premorbid behavioral charakters in demented patients. Neurobiol Aging 17 (4): 122
Noll P, Haag G (1992) Das Realitätsorientierungstraining – eine spezifische Intervention bei Verwirrtheit. Zeitschr Verhaltensthera 2: 222–230
Oswald WD, Rödel G (1995) Gedächtnistraining. Ein Programm für Seniorengruppen. Hogrefe, Göttingen
Palleschi L, De Gennaro E, Sottosanti C, Vetta F, Ronzoni S, Lato PFA, Marigliano V (1998) The role of exercise training in aged subjects with anxiety-depression syndrome. Arch Gerontol Geriatry [Suppl] 6: 381–384
Pössl J, Mai N (1996) Rehabilitation im Alltag. Gespräche mit Angehörigen hirngeschädigter Patienten. Borgmann, Dortmund
Prigatano G (1995) Personality and Social Aspects of Memory Rehabilitation. In: Baddeley AD, Wilson BA, Watts FN (eds) Handbook of memory disorders. Wiley, New York, pp 603–614
Rabins P (1994) The phenomenology of behavior: An overview of behavioral principles. Alzheimer Dis Ass Disord 8 (3): 61–65
Richardson JTE (1995) The efficacy of imagery mnemonics in memory remediation. Neuropsychologia 33: 1345–1357
Robertson IH (1990) Does computerized cognitive rehabilitation work? A review. Aphasiology 4: 381–405
Rovner BW, Morriss RK (1989) Depression and Alzheimer's disease. In: Robinson RG, Rabins PV (eds) Depression and coexisting disease. Igaku-Shoin Medical Publishers, New York, pp 202–212
Sapolsky RM, Krey LC, McEwen BS (1986) The neuroendocrinology of stress and aging: the glucocorticoid cascade hypothesis. Endocrine Rev 7: 284–301
Scanland SG, Emershaw LR (1993) Reality orientation and validation therapy. Dementia, depression and functional status. J Gerontol Nurs 6: 7–11
Schacter DL, Rich SA, Stampp MS (1985) Remediation of memory disorders: Experimental evaluation of the spaced-retrieval technique. J Clin Exp Neuropsychol 7: 79–96
Schaub A (1999) Angehörigenarbeit und psychoedukative Patientengruppen in der Therapie affektiver Störungen. In: Möller HJ (Hrsg) Therapie psychiatrischer Erkrankungen. Enke, Stuttgart, S 462–473
Schaub A (2000) Angehörigenarbeit und psychoedukative Patientengruppen in der Therapie affektiver Störungen. In: Möller HJ (Hrsg) Therapie psychiatrischer Erkrankungen. 2. völlig überarbeitete Auflage. Enke, Stuttgart, S 462-473
Schaub A, Stotz G (1995) Verhaltensorientierte Gruppen für depressive Patienten. Informationsbroschüre für Kursteilnehmer, Psychiatrische Universitätsklinik München
Schaub A, Andres K, Schindler F (1996) Psychoedukative und bewältigungsorientierte Gruppentherapien in der Schizophreniebehandlung. Psycho 22 (10): 713–721
Schaub A, Wolf B, Stotz G, Froschmayr S, Haimerl M, Möller HJ (1997) Implementierung verhaltenstherapeutischer Behandlungskonzepte für Patienten mit schizophrenen und depressiven Störungen. Schizophrenie, Beiträge zu Forschung, Therapie und psychosozialem Management, Mitteilungsorgan der gfts, Sonderheft 2: 32
Schaub A, Wolf B, Gartenmaier A, Charypar M, Goldmann U (1999) Evaluation von Therapieansätzen zur Krankheitsbewältigung bei schizophrenen und depressiven Störungen. Verhaltenstherapie 9 [Suppl] 1: 68
Schramm E (1996). Interpersonelle Psychotherapie – zur Behandlung depressiver und anderer psychischer Störungen. Schattauer, Stuttgart
Scogin F, Jamison C, Gochneaur K (1989) Comparative efficacy of cognitive and behavioral bibliotherapy for mildly and moderately depressed older adults. J Consult Clin Psychol 57 (3): 403–407

Scogin F, Jamison C, Davis N (1990) Two-year follow-up of bibliotherapy for depression in older adults. J Consult Clin Psychol 58 (5): 665–667

Seltzer AI, Roncari P, Garfinkel P (1980). Effect of patient education on medication compliance. Can J Psychiatry 25: 638–645

Sherill JT, Frank E, Geary M, Stack JA, Reynolds CF (1997) Psychoeducational workshops for elderly patients with recurrent major depression and their families. Psychiatry Serv 48 (1): 76–81

Sholomskas AJ, Chevron ES, Prusoff BA, Berry C (1983) Short-term interpersonal therapy with the depressed elderly: case reports and discussion. Am J Psychothera 37: 552–566

Soller G (1997) Kognitive Verhaltenstherapie bei einem 69jährigen depressiven Patienten. Verhaltenstherapie 7: 40–46

Steuer JL, Mintz J, Hammen CL, Hill MA, Jarvik LF, McCarley T, Motoike P, Rosen R (1984) Cognitive-behavioral and psychodynamic group psychotherapy in treatment of geriatric depression. J Consult Clin Psychol 52: 180–189

Teri L (1994). Behavioral treatment of depression in patients with dementia. Alzheimer Dis Ass Disord 8 (3): 66–74

Thompson LW, Gallagher D, Breckenridge JS (1987) Comparative effectiveness of psychotherapies for depressed elders. J Consult Clin Psychol 55: 385–390

Tonscheidt S (1992) Stationäre Verhaltenstherapie bei depressiven älteren Menschen. Zeitschr Gerontol 25: 365–368

Wilson BA (1991) Long-term prognosis of patients with severe memory disorders. Neuropsychiatr Rehab 1: 117–134

Wilson BA (1995) Management and remediation of memory problems in brain-injured adults. In: Baddeley AD, Wilson BA, Watts FN (eds) Handbook of memory disorders. Wiley, New York, pp 451–479

Wittchen HU, Möller HJ, Vossen A, Hautzinger M, Kasper S, Heuser I (1997) Depression. Wege aus der Krankheit. Karger, Basel Freiburg

Yesavage JA, Westphal J, Rush L (1981) Senile dementia: Combined pharmacologic and psychologic treatment. J Am Geriatr Soc 4: 164–171

Sozialpsychiatrische Aspekte in der klinischen Versorgung von Patienten mit depressiven und kognitiven Störungen im Alter

B. Nolde-Steffen und P. Osten

Krankheit, Gesellschaft und soziales Umfeld

Demographischer und sozialer Wandel

Im ausgehenden 19. Jahrhundert betrug die durchschnittliche Lebenserwartung von Männern und Frauen etwa 35 Lebensjahre. Heute liegt diese für männliche Neugeborene bei ca. 72,4 Jahren, für weibliche sogar bei 79 Jahren. Ein heute 60-jähriger Mann hat etwa weitere 17, eine gleichaltrige Frau noch 22 Lebensjahre vor sich (Maier, 1997; Mönks et al., 1995). Mit zunehmendem Alter nimmt sowohl die Singularisierung als auch die Häufigkeit psychischer Störungen zu (Tews, 1990; cit. Kruse, 1991). Die depressiven Erkrankungen stehen hier mit über 25%-Anteilen weit im Vordergrund. Dabei wurden Zusammenhänge zwischen Isolation, gleichzeitiger körperlicher Erkrankung und fehlender sozialer Unterstützung festgestellt. Neben der Depression gehört die Demenz zur häufigsten psychiatrischen Erkrankung im Alter; zugleich gilt sie als die häufigste Einzelursache für die Pflegebedürftigkeit (Welz, 1997). Die Häufigkeit bei schweren Demenzen schwankt zwischen 2,5% (Bremer, 1951) und 7,7% (Campbell, 1983) und reicht, bei Anrechnung auch der leichteren kognitiven Beeinträchtigungen, bis zu 52,7% (Kaneko, 1975).

Diese Zahlen führen zu der Schlußfolgerung, daß in naher Zukunft rund die Hälfte aller medizinischen Leistungen an alten Menschen zu erbringen sein werden (Welz, 1997). Dies stellt eine klare Herausforderung nicht nur an die Medizin dar, sondern vor allem auch an die pflegerischen Dienste und die sozialpsychiatrische Versorgung der Patienten und ihrer Angehörigen in unserer Gesellschaft. Denn gerade diese psychiatrischen Erkrankungen machen deutlich: hier handelt es sich nicht nur um die isolierte Krankheit eines Einzelnen; erkrankt ein älterer Mensch, so wird das gesamte „System" in die sich verändernden Prozesse mit einbezogen und jeder Beteiligte benötigt u.U. eine spezifisch auf ihn zugeschnittene Hilfestellung.

Von den demographischen Veränderungen in den letzten Jahrzehnten in Richtung Auflösung der innerfamiliären Versorgungsstruktur – Stichwort „Ein-Personen-Haushalt" – ist auch die Lebensphase des Alters betroffen; und wenn die sozialen Bindungen gelöst werden, verringert sich auch die Übernahme der Versorgung der älteren erkrankten Menschen durch die natürlichen Hilfssysteme. Insofern wird es die zukünftige Aufgabe von Versorgungsinstitutionen sein, diese Defizite durch medizinische, sozialpsychiatrische und pflegerische Leistungen, auch auf der Ebene der Angehörigen, zu kompensieren.

Wechselwirkung zwischen Erkrankung und sozialen Lebensbezügen

Bei der Bewertung der auftretenden Probleme ist es zunächst wichtig, zwischen den konkreten Symptomen der Erkrankung, dem subjektiven Erleben des Patienten und der Reaktion des Umfeldes zu unterscheiden. Nur so können die vielfältigen Wechselwirkungen in ihrer psychosozialen und -dynamischen Komplexität erfaßt werden. Menschen erleben und verarbeiten Erkrankung auf die ihnen eigene Weise, und auch das Umfeld – Eheleute, Geschwister, Eltern, jeder auf seine Art – versucht, Einwirkung auf die Geschehnisse zu nehmen. Patienten können sich durch ihre Krankheit ausgeliefert, Verwandte durch diese Hilflosigkeit schwer belastet fühlen. Je nach Schwere der Erkrankung kann es sein, daß die neue Versorgungsstruktur von Familienangehörigen eine Umkehrung der Eltern-Kind-Beziehung nach sich zieht, was für die betroffenen Angehörigen zur Konfrontation werden kann bzw. eine grundlegende Reflexion dieses Verhältnisses erfordert (Bruder, 1988). Die Interaktionen zwischen Patient und Umfeld werden damit potentiell zum Konfliktfeld. Vor allen Dingen die chronische Erkrankung eines Familienmitgliedes bedingt eine Überlastung, die zumeist vom System der Familie allein nicht mehr getragen werden kann. Somit wird neben der Therapie der Erkrankung die sozialpsychiatrische Beratung, Vermittlung und Begleitung wichtiger Bestandteil der Behandlung. Von außen müssen soziale „Support-Systeme" errichtet werden, die die fehlenden Ressourcen ergänzen und so in der Lage sind, das zum Teil heftige Konfliktpotential abzupuffern (Erlemeier, 1995; Schaub et al., 1997).

Dabei verlangt die jeweilige Symptomatik und Ausprägung der Erkrankung, zusammen mit den Problemen des Umfeldes, eine individuelle sozialpsychiatrische Planung. In der Regel erleichtert ein rascher Beginn der Krankheit bei allen Beteiligten die Einsicht in das Krankheitsgeschehen und erhöht so meist die Kooperationsbereitschaft (Burzlauer, 1993). Bei schleichender Krankheitsentwicklung wird das Geschehen oft verdrängt, verleugnet oder verkannt bzw. dem Patienten selbst als Mutwilligkeit unterstellt. Die zunehmende Desorientierung bei schwer dement Erkrankten führt zu konkreten Gefahren im täglichen Leben. Die Kontrolle, die dadurch nötig wird, hat wiederum ihre eigene Rückwirkung auf die Dynamik von familiären und partnerschaftlichen Prozessen (Fooken, 1995). Kognitive und mnestische Beeinträchtigungen verstärken diese Probleme; demente Patienten sind durch die Auswirkung der Erkrankung oftmals irritiert und erleben sich auch in ihrer Identität zunehmend diffus (Weinert, 1995). Sie werden darüber hinaus von ihren Angehörigen als „schwindendes Gegenüber" erlebt. Für die Menschen im Umfeld bedeutet dies einen „Verlust auf Raten" von Beziehungen und authentischer familiärer Bezogenheit. Gleichzeitig tritt durch das Angewiesensein auf Hilfe eine Intensivierung oder sogar Fixierung der Beziehungen ein. Die Symptome sowohl bei depressiven als auch bei dementiellen Erkrankungen, etwa das Mißtrauen, spezifische Befürchtungen, der gehemmte Antrieb, die Affektlabilität, Ängste, offene oder latente Gereiztheit und Verweigerung sind weitere Faktoren, die zu Überforderungsgefühlen und als Konfliktauslöser zur Entgleisung der psychosozialen Situation führen können. In der Wahrnehmung nicht nur der Probleme des Patienten selbst, sondern auch der Komplexität der Probleme des Umfeldes und den Wechselwirkungen liegt deshalb die eigentliche Bedeutung der sozialpsychiatrischen Interventionen (Graber-Dünow, 1997; Gunzelmann et al., 1996; Woinar, 1996; Bruder, 1990; Kurz et al., 1987).

Sozialpsychiatrische Interventionen

Schon hier wird deutlich, wie sehr die sozialpsychiatrische Beratung im Mittelpunkt eines „transdiziplinären Feldes" steht – zwischen Medizin und Psychologie, Soziologie und Politologie, Sozial- und Strafrecht, Sozialmanagement und Systemtheorie –, und im Spannungsraum zwischen Patienten, Krankheiten und den Bedürfnissen der beteiligten Personen für sinnvolle Integrationen sorgen muß. Um die jeweiligen Sachverhalte, Probleme und Bedürfnisse auf sozialpsychiatrischer Ebene diagnostizieren zu können, brauchen Sozialpädagogen psychiatrische Grundkenntnisse ebenso wie Kenntnisse über die Konfliktdynamik vom Patienten selbst **und** seinem Umfeld, über die rechtlichen Grundlagen, die aktuelle Rechtsprechung und vor allem Kenntnisse der lokalen Versorgungsstrukturen. Wenn zu Beginn der Beratung nicht bereits eine Krisenintervention (Golan, 1983; Schnyder/Sauvant, 1993) indiziert ist, wird die sorgfältige „sozialpsychiatrische Anamnese" zur Ausgangsbasis für alle weiteren Bemühungen (vgl. Kähler, 1991; Osten, 2000).

Beratung mit Patienten

Zu Beginn der dementiellen Erkrankungen, wenn die Symptome der Erkrankung noch in vollem Umfang wahrgenommen werden, stehen die Konflikte, die Unterstützung und die Förderung in der Auseinandersetzung mit der Erkrankung im Mittelpunkt der Beratung. Das gleiche gilt für die weniger dramatisch verlaufenden Depressionen. Die ersten Schritte der Krankheitsbewältigung können hier, wenn eine „tragfähige Intersubjektivität" aufgebaut wird, im Sinne einer „problemorientierten Beratung" noch gut aufgefangen werden (Blaser et al., 1992; Wolfersdorf, 1997). Dabei kommen die mit der Erkrankung selbst oder auch die mit dem Verlust der Arbeits- oder Leistungsfähigkeit konkret sich einstellenden Probleme zum Tragen. Das können private, berufliche, finanzielle oder juristische Fragen sein, die einzeln, nach einer in der Anamnese festgelegten Planung, bearbeitet werden. Schon hier kann sich abzeichnen, daß im Sinne einer „psychosozialen Prophylaxe" auch Hilfssysteme notwendig sein werden, etwa die Weitervermittlung in die Beratung eines sozial- oder gerontopsychiatrischen Dienstes, in eine Selbsthilfegruppe oder ein Alten- und Servicezentrum.

Je deutlicher die Krankheit fortschreitet, um so wichtiger wird es, die Personen aus dem Umfeld mit einzubeziehen. Dabei sollte das Beziehungsgeschehen in der Beratung mit dem Patienten stets an der obersten Schicht der vorhandenen kognitiven und emotionalen Fähigkeiten abgegriffen werden, um die reaktiven Elemente der Erkrankung nicht noch zu forcieren. Das Gefühl kompetenter Gesprächspartner zu sein ist ein „protektiver Faktor" mit hoher Valenz, und es sollte daher möglichst lange erhalten bleiben (Petzold et al., 1993). Bei schweren Verdrängungsprozessen bzgl. der Erkrankung kann das auch bedeuten, daß eine Konfrontation angebracht ist, natürlich orientiert an der Stabilität und den Ressourcen des Patienten. Meist besteht auch im mittleren Stadium der Erkrankungen noch die klare Einsicht, daß Hilfen benötigt werden und der Patient wird in alle zu treffenden Entscheidungen einbezogen. Erst bei schweren Erkrankungen müssen die Angehörigen diese Aufgabe übernehmen, vielfach sogar alleine entscheiden. Dabei beugt der möglichst frühe Einbezug des Umfeldes den Komplikationen im weiteren Beratungsverlauf weitgehend vor.

Orientierung am Umfeld

Die oben aufgeführten Faktoren in der Wechselwirkung der Erkrankung mit dem Umfeld machen in aller Kürze deutlich, daß Angehörige, die Ehepartner, die leiblichen Kinder und auch das weitere soziale Umfeld alle auf ihre Weise in das Geschehen einbezogen werden. Die Probleme sind vielfältig; je nach der Struktur dieses Umfeldes treten durch die Krankheit des Familienmitgliedes Gefühle der Bestürzung und Ohnmacht, der Überforderung und Auswegslosigkeit und auch Ärger und Wut auf. Das bedeutet, daß die Angehörigen „ihre eigenen Probleme" haben und sich oft nicht ausschließlich auf die Bedürfnisse und die Förderung des Kranken einstellen können. Auch hier steht zum einen die „Arbeit am Konflikt" im Zentrum, zum anderen die Information über die Krankheit, die Hilfssysteme und finanziellen Ansprüche, etwa durch das Pflegegesetz.

Es kann Sinn machen, Angehörigen etwas zum Lesen zu geben (Gruetzner, 1992), aber auch, sie zum Schutze ihrer persönlichen Tragfähigkeit genau davon zu entlasten. Auch hier muß die aktuelle Stabilität als Indikator gelten. Sind die Ressourcen und die Bereitschaft bei Angehörigen zur Begleitung und Betreuung des Patienten groß, kann vieles innerfamiliär delegiert werden. Sind keine Ressourcen oder sogar konfliktreiche Beziehungen vorhanden, muß schon relativ bald auf Hilfssysteme zurückgegriffen werden. Konflikte und Krisen treten oft bezüglich der Klärung von Vermögensverhältnissen auf, und dann muß juristischer Rat und Beistand aufgesucht werden.

Aus unserer Erfahrung macht es wenig Sinn, Angehörige zur Mitarbeit zu forcieren; der moralische Druck ist ohnehin groß und die psychiatrische Erkrankung eines Familienmitgliedes löst eine eigene Schuld- und Schamdynamik aus, die meist schon Belastung genug ist (Burzlauer, 1993; Bradshaw, 1997). Erhöhter Druck vom medizinischen- oder Beratungspersonal führt hier meist nur zu weiterem Ausweichen oder verstärkten Konflikten. Allerdings ist es in dieser Beratungsphase wichtig, daß der Berater von sich selbst aus keine eigenmächtigen Entscheidungen trifft; in diesem Punkt müssen Angehörige gefordert werden. Wenn vorhanden, sollte Angehörigen während des gesamten Beratungsverlaufes die Teilnahme an einer Angehörigengruppen, wie sie Kliniken und sozialpsychiatrische Diensten anbieten, empfohlen werden. Die „Solidaritätserfahrung" in der Gruppe wirkt in hohem Maße entlastend und muß ebenfalls als protektiver Faktor in der Bewältigung der Probleme angesehen werden (Bruder, 1990; Kurz et al., 1987).

Vermittlung

Wenn familiäre Ressourcen nicht ausreichend vorhanden sind oder aus verschiedenen Gründen nicht oder nur teilweise genutzt werden können, müssen auf der Grundlage der sozialanamnestischen Kenntnisse über den Lebenskontext des Erkrankten adäquate Versorgungsstrukturen im lokalen Lebensumfeld des Erkrankten gefunden werden (Graber-Dünow, 1997; Bruder, 1990). Dies geschieht meist über Anfrage bei den kommunalen Sozialverwaltungen, Gesundheitsbehörden und den caritativen Einrichtungen. Sozialpädagogen sollten sich „im Feld" kundig machen, so daß sie möglichst prägnante Eindrücke vom Angebot der Einrichtungen haben und eine paßgerechte Vermittlung erfolgen kann. Bei der Kontaktaufnahme mit den jeweiligen Einrichtungen wird geprüft, wann, wie, und in welchem Umfang die Versorgung, bzw. die Begleitung durch die Institution durchgeführt werden kann. Die Einrichtungen werden entweder dem Erkrankten selbst oder seinen Angehörigen vermittelt. Ob diese Vermittlung gelingt, hängt weitgehend von einer guten „Passung" zwischen genauer Kenntnis der Bedürfnislage und Auswahl der Einrichtung ab. Der Übergang von der Klinik in weiterbegleitende Einrichtungen wird von Patienten und ihren Angehörigen oft als eine hohe, schambesetzte Schwelle erlebt. Ein Erstgespräch, bei dem alle Beteiligten, der Patient, seine Angehörigen, der Vermittler und ein Vertreter der vermittelten Einrichtung, teilnehmen, erleichtert diesen Übergang und ist bezüglich des Gelingens ein guter Prädiktor.

Begleitung

Aufgrund von Beeinträchtigungen im kognitiven Bereich bei den dementiellen Erkrankungen und durch die Rückzugstendenzen, die mit den depressiven Störungen verbunden sind (vgl. Kistner, 1992), sind ältere Menschen häufig darauf angewiesen, daß Angehörige, freiwillige und professionelle Helfer aktiv in das

Lebensumfeld einbezogen werden. An diesem Punkt setzt die Begleitung ein. Sie beinhaltet die Unterstützung bei der Bewältigung des Alltags, die Aktivierung zur Selbständigkeit, die Bereitstellung von Hilfsmitteln (vgl. Kurz und Fuchs, 1996) und die Übernahme von Anforderungen, falls durch Beeinträchtigungen die selbständige Führung nicht mehr möglich ist. Diese Begleitung ist unspezifisch; sie kann, je nach Ausmaß der Erkrankung, in allen Bereichen des Lebens erforderlich werden. Auch hier müssen dem Sozialpädagogen wieder die lokalen Angebote (und auch die lokalen Defizite) bekannt sein, damit er in der Vermittlung sinnvolle Ergänzungen findet.

Versorgungsstrukturen

Ambulante Ressourcen

Gerontopsychiatrischer/Sozialpsychiatrischer Dienst (SPDi)

Bei diesen Angeboten handelt es sich um Fachberatungsdienste für Erkrankte und deren Angehörige; sie sind meist stadtteilorientiert und es werden vor- und nachsorgenden Hilfen bereitgestellt, etwa Gruppenaktivitäten und Hausbesuche. Die Dienste sind meist mit einem multiprofessionellen Team besetzt (Arzt für Psychiatrie, Dipl. Psychologen, Dipl. Sozialpädagogen, Fachpfleger für Psychiatrie, Verwaltungsangestellte).

Beratungstelle für ältere Menschen und Angehörige

Das Angebot von Beratungstellen für ältere Menschen und Angehörige deckt sich in weiten Zügen mit dem Angebot von Sozialdiensten in Psychiatrischen Kliniken.

Beratungsstelle Wohnen

In diesen Beratungsstellen arbeiten Sozialpädagogen und Architekten zusammen. Hier wird eine individuelle Wohnanpassung für den Erkrankten vorgenommen. Darüber hinaus werden Hilfen bei der Anschaffung von technischen Hilfsmitteln gegeben (häusliche Rehabilitation).

Alten – und Servicezentren

Das sind Einrichtungen der offenen Altenhilfe mit dem Schwerpunkt Beratung, Bildung, Begegnung und Organisation ambulanter Hilfen (Haushaltshilfen, Essen auf Rädern, ambulanter Mittagstisch); sie sind stadtteilorientiert.

Sozialpsychiatrische Aspekte

Sozialstationen

Die Sozialstationen führen die Pflege auf ärztliche Weisung hin durch; dazu gehören die Grundpflege, Körperpflege, medikamentöse Überwachung, Mitwirkung bei der Haushaltsführung; die Einrichtungen arbeiten stadtteilbezogen.

Nachbarschaftshilfen

Die Nachbarschaftshilfen sind ehrenamtlich besetzte Institutionen, die Laienhelfer zur Verfügung stellen, die vielfältige praktische Hilfestellungen geben können.

Selbsthilfegruppen

Die Selbsthilfegruppen sind in den größeren Städten in "Selbsthilfezentren" organisiert; Ziele sind Austausch von Betroffenen und Angehörigen und die Solidaritätserfahrung.

Alzheimer Gesellschaft

Die Alzheimergesellschaft ist eine Beratungsstelle für alle mit der Alzheimer Krankheit zusammenhängenden Fragen (Unterstützung, Alltagsbewältigung, Vermittlung).

Teilstationäre Ressourcen

Tageskliniken

Die Tagskliniken führen die Diagnostik im Bereich psychiatrischer Alterserkrankungen, individuelle umfassende Therapien, Psychopharmakotherapie durch. Darüber hinaus werden psychotherapeutische Einzelgespräche, Beschäftigungs- und Musiktherapie, Krankengymnastik, Sozialberatung angeboten.

Tagesstätten/Tagespflegeeinrichtungen

Es werden personenbezogene Hilfen nach Bedarf, Strukturierung des Tagesablaufs, Stabilisierung und Förderung vorhandener Fähigkeiten, Entlastung der pflegenden Angehörigen angeboten.

Stationäre Ressourcen

Wohnstifte

1–2 Zimmerwohnungen, überwiegend Selstversorgung, Betreuung durch ambulante Pflegedienste und Konsilarärzte, Teilnahme an Gemeinschaftsveranstaltungen, Bereitstellung der Mahlzeiten und Botengänge.

Gerontopsychiatrische Wohngruppen

Wohneinheiten mit Doppel- und Einzelzimmer, Aufrechterhaltung der Fähigkeiten und Interessen auf der Basis der Kenntnis der Biographie und individuellen Lebensgewohnheiten, Strukturierung des Alltags, Einzelbetreuung und Gruppenaktivitäten, Konsilarpsychiater.

Pflegeeinrichtungen

Offener Pflegebereich: 1–2 Bett-Zimmer, rehabilitative Leistungen und Behandlungspflege, Vollversorgung. Geschlossener/beschützender Pflegebereich: intensive Pflege und Beaufsichtigung, Abwendung von Selbst- und Fremdgefährdung. Unterbringungsbeschluß über Vormundschaftsgericht notwendig.

Kurzzeitpflege

1–6 wöchiger Aufenthalt in einer Pflegeeinrichtung für Patienten, die meist der Entlastung pflegender Angehöriger dient.

Gewährleistung von Rechtsansprüchen

Pflegeversicherungsgesetz (PfleVG)

Damit die Leistungen für die psychiatrische Pflege sichergestellt bzw. finanziert werden können, wird ein Antrag in Verbindung mit einem ärztlichen Attest bei der Pflegekasse (über die Krankenkasse) gestellt. Die Pflegekasse beauftragt den Medizinischen Dienst, das Ausmaß der Pflegebedürftigkeit zu begutachten, in Form eines persönlichen Besuches. Folgende Auflistung zeigt im Überblick den Leistungskatalog des Pflegeversicherungsgesetzes. Dieser Leistungskatalog ist aufgeteilt in drei Bereiche: 1) die Körperpflege; 2) die Ernährung und 3) die Mobilität und die hauswirtschaftliche Versorgung. Es gibt ebenfalls drei Stufen der Pflegebedürftigkeit, die sich wie folgt darstellen:

Stufe 1

„Erhebliche Pflegebedürftigkeit" bedeutet mindestens 1,5 Std. Arbeitseinsatz täglich „bei einem mindestens einmal täglich erforderlichen Hilfebedarf bei mindestens zwei Verrichtungen aus einem oder mehreren Bereichen der Körperpflege, Ernährung oder Mobilität. Zusätzlich muß mehrfach in der Woche Hilfe bei der hauswirtschaftlichen Versorgung benötigt werden" (Richtlinien der Spitzenverbände, 1995). Im ambulanten Bereich wird dabei zwischen a) Sachleistungen zur häuslichen Pflege und b) Geldleistungen unterschieden, was im stationären Bereich wegfällt.

ambulant:	a) Sachleistung zur häusl. Pflege	750 DM
	b) Geldleistung	400 DM
teilstationär:		750 DM
stationär:		2000 DM

Stufe 2

„Schwere Pflegebedürftigkeit" bedeutet mindestens 3 Std. Arbeitseinsatz täglich „bei einem mindestens dreimal täglich zu verschiedenen Tageszeiten erforderlichen Hilfebedarf bei der Körperpflege, der Ernährung oder der Mobilität. Zusätzlich muß mehrfach in der Woche Hilfe bei der hauswirtschaftlichen Versorgung benötigt werden" (Richtlinien der Spitzenverbände, 1995).

ambulant:	a) Sachleistung zur häusl. Pflege	1800 DM
	b) Geldleistung	800 DM
teilstationär:		1500 DM
stationär:		2500 DM

Stufe 3

„Schwerste Pflegebedürftigkeit" bedeutet mindestens 5 Std. Arbeitseinsatz täglich, „wenn der Hilfebedarf so groß ist, daß jeder Zeit eine Pflegeperson unmittelbar erreichbar sein muß, weil der konkrete Hilfebedarf jederzeit gegeben ist und Tag und Nacht anfällt" (Richtlinien der Spitzenverbände, 1995).

ambulant:	a) Sachleistung zur häusl. Pflege	2800 DM
	b) Geldleistung	1300 DM
teilstationär:		2100 DM
stationär:		2800 DM

Darüber hinaus können Leistungen für die „Kurzzeitpflege", bei Verhinderung, Krankheit oder Überlastung von Angehörigen (Urlaub), gewährleistet werden, im Einzelnen:

Kurzzeitpflege:	1 × jährlich max.	2800 DM
Ersatzpflege:	1 × jährlich max.	2800 DM

Weitere Leistungen für Pflegepersonen

- Unentgeltliche Pflegekurse.
- Während der pflegerischen Tätigkeit besteht Versicherungsschutz in der gesetzlichen Unfallversicherung.
- Beiträge zur Rentenversicherung werden entrichtet, wenn die Pflegeperson nicht mehr als 30 Std. berufstätig ist.

Betreuungsgesetz (BtG)

Erkrankte, bzw. Beeinträchtigte erhalten für Angelegenheiten, die sie ganz oder teilweise nicht mehr besorgen können, einen Betreuer als gesetzlichen Vertreter. Dieser soll für die Aufgabenkreise bestellt werden, in denen die Betreuung erforderlich ist. Die persönlichen Angelegenheiten stehen dabei im Vordergrund. Die Wirkungskreise, wie z.B. Fürsorge für Heilbehandlung, Bestimmung des Aufenthalt, Organisation ambulanter Hilfen, Abschluß eines Heimvertrages, Klärung der Vermögensverhältnisse etc. kann der Berater oder Arzt anregen, sie werden dann aber einzeln vom Gericht festgelegt. Die Anregung einer gesetzlichen Betreuung erfolgt beim zuständigen Vormundschaftsgericht am Wohnort des Patienten (Leeb und Kränzle, 1995).

Vorsorgevollmacht

Es besteht die Möglichkeit Vorsorgemaßnahmen für den Zeitpunkt zu treffen, wenn der Erkrankte nicht mehr in der Lage ist, die Tragweite eigener Entscheidungen erkennen zu können. Durch die Erteilung einer Vorsorgevollmacht wird vom Patienten selbst eine Person des Vertrauens bevollmächtigt für Aufgabenbereiche, die vorher benannt werden, in Namen des Patienten zu handeln. Die Betreuungsstellen und Vormundschaftsgerichte erteilen nähere Informationen über Inhalt, Form und die Praxis der Hinterlegung bei einer Vorsorgevollmacht.

Schwerbehindertengesetz (SchwbG)

Aufgrund von dauerhaften Beeinträchtigungen können Nachteilsausgleiche in Anspruch genommen werden. Der Antrag auf Feststellung der Schwerbehinderung erfolgt beim zuständigen Versorgungsamt. Durch den Erhalt des Ausweises können, abhängig von dem Grad der Behinderung, Rechte in Anspruch genommen werden, wie z.B. die unentgeltliche Beförderung im öffentlichen Personenverkehr, steuerrechtliche Vorteile, Wohngeldleistungen, Befreiung der Rundfunkgebürenpflicht.

Perspektiven

Schon in den letzten Jahren zeichnet sich deutlich ab, daß die geriatrischen Versorgungsstrukturen in der BRD defizitär sind (Loos, 1993; Heinemann-Koch, 1993; Dieck, 1993). Mit Blick auf die zunehmende Ausweitung der „Lebensphase Alter" wird es nicht nur dringend nötig, medizinische und sozialpsychiatrische Strukturen zu verbessern. Schon in der Ausbildung von Helfern im geriatrischen Bereich wäre hier mehr Reflexion und Qualitätsmanagement gefragt. Für das Verständnis der spezifischen Prozesse im Alter wird es nötig werden, grundsätzlichere Überlegungen zu den „Entwicklungsthemen des Menschen nach der Entberuflichung" (Maier, 1997; Hasselhorn, 1998; Baltes und Skrotzki, 1995) anzustellen, um zu verstehen, welche Risikofaktoren hier eine Rolle spielen, aber auch, welche positiven Entwicklungschancen in dieser Lebensphase vorhanden sind, weil wir sonst in die Gefahr einer „Pathologisierung des Alters" laufen; hierzu gibt es bereits einiges Material (z.B. Wenglein, 1997; Mietzel, 1997; Schmitz-Scherzer, 1995; Wiegand und Kockott, 1997).

Um die adäquate Versorgung kranker alter Menschen auch in Zukunft sicherzustellen, wäre der weitere Ausbau und die bessere Koordination und Qualität von geriatrischen Einrichtungen zu fordern. Vor dem Hintergrund der aktuellen Diskussionen über Rentenkürzungen und sozialem Abbau droht ansonsten ein Abgleiten des Alters in die soziale Verwahrlosung, die Gleichsetzung von Alter, Krankheit und Armut. Denn daß ein schlechter sozioökonomischer Status gekoppelt mit fehlendem „Sozialem Support" Risikofaktoren sind, dürfen wir als gesichert ansehen (Erlemeier, 1995).

Literatur

Baltes MM, Skrotzki E (1995) Tod im Alter: Eigene Endlichkeit und Partnerverlust. In: Oerter R, Montada, L (Hrsg) Entwicklungspsychologie. Beltz, Weinheim, S 1137–1146
Blaser A, Heim E, Ringer Ch, Thommen M (1992) Problemorientierte Psychotherapie. Ein integratives Konzept. Huber, Bern
Bradshaw J (1997) Familiengeheimnisse. Kösel, München
Bremer H (1951) A social psychiatric Investigation of a small community in northern norway. Acta Psychiatr Neurol Scan [Suppl] 61
Bruder J (1988) Filiale Reife – Ein wichtiges Konzept für die familiäre Versorgung kranker, insbesondere dementer alter Menschen. Zt Gerontopsychol Psychiatr 1/1: 95–101
Bruder J (1990) Alterspsychotherapie und Angehörigenarbeit. Zt Gerontopsychol Psychiatr 3/2: 130–137
Burzlauer F (1993) Stellenwert der Motivation in der geriatrischen Pflege. In: Heinrich, R (Hrsg) Heim oder heim? Reader des 2. Münchener Werkstattgesprächs. Ponte, Bochum, S 22–30
Campbell AJ (1983) Dementia in old age and the need for services. Age Ageing 12: 11–16
Dieck M (1993) Zukunftsperspektiven der Heimversorgung alter Menschen. In: Kulenkampff C (Hrsg) Die Versorgung psychisch kranker alter Menschen. Rheinland-Verlag, Köln, S 86–100
Erlemeier N (1995) Soziale Unterstützung bei der Auseinandersetzung älterer Menschen mit Belastungen. In: Kruse/Schmitz-Scherzer (Hrsg), S 253–262
Fooken I (1995) Geschlechterdifferenz und Altersandrogynität. Zur Beziehungsentwicklung in langjährigen Ehebeziehungen. In: Kruse/Schmitz-Scherzer (Hrsg), S 231–240
Golan N (1983) Krisenintervention. Strategien psychosozialer Hilfen. Lambertus, Freiburg
Graber-Dünow M (1997) Zwischen therapeutischem Nihilismus und Machbarkeitswahn. Geriatrische Rehabilitation. Mabuse 105: 25–28
Gruetzner H (1992) Alzheimersche Krankheit. Ein Ratgeber für angehörige und Helfer. PVU, Stuttgart
Gunzelmann Th, Gräßel E, Adler C, Wilz G (1996) Demenz im „System Familie". System Familie 9: 22–27
Hasselhorn M (1998) Alter und Altern. In: Keller H (Hrsg) Lehrbuch Entwicklungspsychologie. Huber, Bern, S 423–442

Heinemann-Koch M (1993) Die Bedeutung ambulanter Dienste für psychisch kranke alte Menschen. In: Kulenkampf C (Hrsg) Die Versorgung psychisch kranker alter Menschen. Rheinland-Verlag, Köln, S 53–66
Kähler HD (1991) Erstgespräche in der sozialen Einzelfallhilfe. Lambertus, Freiburg
Kaneko Z (1975) Care in Japan. In: Howells JG (Hrsg) Modern perspectives in psychiatrie of old age. Edinburgh
Kistner W (1992) Der Pflegeprozess in der Psychiatrie. Fischer, Stuttgart
Kruse A (1991) Altern zwischen Hoffnung und Verzicht. Prävention, Rehabilitation, Irreversibilität. Zt Gerontopsychol Psychiatr 4/1: 57–71
Kruse A, Schmitz-Scherzer R (1995) Psychologie der Lebensalter. Steinkopf-Verlag, Darmstadt
Kurz A, Feldmann R, Müller-Stein, M, Romero B (1987) Der demenzkranke ältere Mensch in der Familie: Grundzüge der Angehörigenberatung. Zt Gerontol 20: 248–251
Kurz A, Fuchs Th (1996) Pädagogische Elemente in der Alterspsychiatrie. Nervenheilkunde 15: 154–158
Leeb H, Kränzle B (1995) Das Betreuungsrecht. Information des Bayr. Staatsministerium für Justiz. Justizministerium, München
Loos H (1993) Versorgung psychisch kranker alter Menschen in den fünf neuen Bundesländern. In: Kulenkampf C (Hrsg) Die Versorgung psychisch kranker alter Menschen. Rheinland-Verlag, Köln, S 34–41
Maier G (1997) Strukturwandel des Alters. In: Wenglein (Hrsg), S 137–164
Mietzel G (1997) Wege in die entwicklungspsychologie, Bd. 2: Erwachsenenalter und Lebensende. Beltz, Weinheim
Mönks FJ, Bouffard L, Lens W (1995) Zeitperspektive im Alter. In: Kruse/Schmitz-Scherzer (Hrsg), S 271–282
Osten P (2000) Die Anamnese in der Psychotherapie. Klinische Entwicklungspsychologie in der Praxis, 2. Auflage. Ernst-Reinhardt, München
Petzold H, Goffin J, Oudhof J (1993) Protektive Faktoren und Prozesse – Die positive Perspektive in der longitudinalen klinischen Entwicklungspsychologie und ihre Umsetzung in der Praxis in der Integrativen Therapie. In: Petzold H, Sieper J (Hrsg) Integration und Kreation. Modelle und Konzepte der Integrativen Therapie, Agogik und Arbeit mit kreativen Medien, Bd. I. Junfermann, Paderborn, S 173–267
Richtlinien der Spitzenverbände (1995) Richtlinien der Spitzenverbände der Pflegekassen über die Abgrenzung der Merkmale der Pflegebedürftigkeit und der Pflegestufen sowie zum Verfahren der Feststellung der Pflegebedürftigkeit (Pfl.-bed.-Richtl. v. 7.11.94, geänd. d. Beschluß v. 21.12.95)
Schaub HA, Bungenstock A, Flessner-Schaub L, Hess Diebäcker D (1997) Psychosoziale Rehabilitation in der Sozialpsychiatrie. Schattauer, Stuttgart
Schmitz-Scherzer R (1995) Aspekte der menschlichen Entwicklkung in der zweiten Lebenshälfte. In: Kruse/Schmitz-Scherzer (Hrsg), S 171–178
Schnyder U, Sauvant JD (1993) Krisenintervention in der Psychiatrie. Huber, Bern
Weinert F (1995) Gedächtnisdefizite und Lernpotentiale. Diskrepanzen, Differenzen und Determinanten des geistigen Alterns. In: Kruse/Schmitz-Scherzer (Hrsg), S 209–216
Welz R (1997) Epidemiologie psychischer Störungen im Alter. In: Wenglein (Hrsg), S 165–182
Wenglein E (1997) Das dritte Lebensalter. Psychodynamik und Psychotherapie bei älteren Menschen. V & R, Göttingen
Wiegand MH, Kockott GK (1997) Partnerschaft und Sexualität im höheren Lebensalter. Springer, Berlin Heidelberg New York Tokyo
Woinar J (1996) Anforderungen an die Betreuung Dementer. Geriatr Praxis 3: 53–56
Wolfersdorf M (1997) Depressionen im höheren Lebensalter. Psychodynamisch-psychotherapeutische und psychosoziale Aspekte. In: Wenglein (Hrsg), S 105–122

SpringerPsychiatrie

Ulrich Hegerl (Hrsg.)

Neurophysiologische Untersuchungen in der Psychiatrie

EEG, EKP, Schlafpolygraphie, Motorik, autonome Funktionen

1998. X, 225 Seiten. 75 Abbildungen.
Gebunden DM 118,–, öS 826,–
ISBN 3-211-83171-1

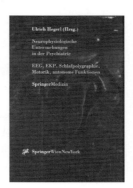

Ulrich Hegerl gibt einen kompakten Überblick über die Bedeutung neurophysiologischer Untersuchungsverfahren in der Psychiatrie.

Unter Berücksichtigung der rasanten methodischen Entwicklungen der letzten Jahre werden sowohl etablierte klinisch-psychiatrische Einsatzmöglichkeiten als auch vielversprechende praxisorientierte Forschungsaspekte dargestellt. Jeweils getrennt werden die Bereiche Elektroenzephalographie (EEG), Schlafpolygraphie, ereigniskorrelierte Potentiale, motorische Funktionen und autonome Funktionen analysiert.

In Ausbildung befindliche Ärzte und Forscher aus den Bereichen Biologische Psychiatrie, Psychophysiologie und Psychologie sowie klinisch-neurophysiologisch tätige Nervenärzte können sich mit diesem Buch rasch einen aktuellen Überblick über die diagnostischen Hilfsmittel, Therapiebewertungsmöglichkeiten, Vorhersage von Krankheitsverläufen und Instrumente zur Klärung von Krankheitsmechanismen verschaffen.

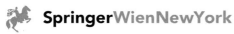

A-1201 Wien, Sachsenplatz 4–6, P.O. Box 89, Fax +43.1.330 24 26, e-mail: books@springer.at, Internet: **www.springer.at**
D-69126 Heidelberg, Haberstraße 7, Fax +49.6221.345-229, e-mail: orders@springer.de
USA, Secaucus, NJ 07096-2485, P.O. Box 2485, Fax +1.201.348-4505, e-mail: orders@springer-ny.com
Eastern Book Service, Japan, Tokyo 113, 3–13, Hongo 3-chome, Bunkyo-ku, Fax +81.3.38 18 08 64, e-mail: orders@svt-ebs.co.jp

SpringerPsychiatrie

Hans Georg Zapotoczky, Peter Kurt Fischhof (Hrsg.)
Handbuch der Gerontopsychiatrie

1996. XVIII, 537 Seiten. 58 z. T. farbige Abbildungen.
Gebunden öS 1036,–, DM 148,–
ISBN 3-211-82833-8

Die ständige Zunahme der Lebenserwartung und des Anteils älterer Menschen an der Gesamtbevölkerung sowie die sprunghafte Entwicklung auf dem Gebiet der Alterspsychiatrie haben die Herausgeber veranlasst, die neuesten Ergebnisse dieser Wissenschaft in einem Handbuch zusammenzufassen

Angesichts der Tatsache, dass die Alterspsychiatrie eine interdisziplinäre Wissenschaft ist, wird das Thema durch eine größere Zahl von Beiträgen kompetenter Autoren dargestellt. In den einzelnen Beiträgen werden physiologische und psychopathologische Veränderungen, die sich aufgrund des Alterns ergeben, ebenso ausführlich behandelt wie Diagnostik, Therapie und Rehabilitation gerontopsychiatrischer Erkrankungen.

Dieses Handbuch stellt eine umfassende Informationsquelle auf dem Gebiet der Alterspsychiatrie dar.

SpringerWienNewYork

A-1201 Wien, Sachsenplatz 4–6, P.O. Box 89, Fax +43.1.330 24 26, e-mail: books@springer.at, Internet: **www.springer.at**
D-69126 Heidelberg, Haberstraße 7, Fax +49.6221.345-229, e-mail: orders@springer.de
USA, Secaucus, NJ 07096-2485, P.O. Box 2485, Fax +1.201.348-4505, e-mail: orders@springer-ny.com
Eastern Book Service, Japan, Tokyo 113, 3–13, Hongo 3-chome, Bunkyo-ku, Fax +81.3.38 18 08 64, e-mail: orders@svt-ebs.co.jp

SpringerPsychiatrie

Peter Riederer, Gerd Laux,
Walter Pöldinger (Hrsg.)

Neuro-Psychopharmaka

Ein Therapie-Handbuch
Band 5, Parkinsonmittel
und Antidementiva

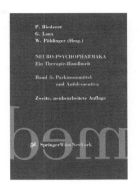

Zweite, neubearbeitete Auflage
1999. XIX, 827 Seiten. Zahlr. z. T. farb. Abb.
Gebunden DM 198,–, öS 1386,–
Vorzugspreis bei Abnahme der Bände 1–6:
DM 158,–, öS 1106,–
ISBN 3-211-83173-8

„... in der Tat umfassend, und den Herausgebern ist zu ihrem lückenlosen Konzept ... zu gratulieren ... sollte wünschen, daß das Handbuch nicht nur in der Handbibliothek der in Klinik und Praxis tätigen Neurologen und Psychiater sowie in der Forschung stehenden Pharmakologen, sondern auch in denen der übrigen medizinischen Fachdisziplinen stehen möge, zumal gerade sie nicht selten diese Medikamentengruppe therapeutisch einsetzen."

Zentralblatt Neurologie/Psychiatrie

„Das Therapie-Handbuch ‚Neuro-Psychopharmaka' ist die deutschsprachige Alternative zu einem international bekannten Standardwerk der Psychopharmakologie. An den sechs Bänden des Therapie-Handbuches sind über 100 Autoren beteiligt ... Der erste Band dieses deutschsprachigen Handbuchs mit seinen wertvollen Einzelbeiträgen, Abbildungen, Tabellen und Literaturhinweisen ist vielversprechend für das Gesamtwerk."

Arzneimittel-Forschung/Drug Research

 SpringerWienNewYork

A-1201 Wien, Sachsenplatz 4–6, P.O. Box 89, Fax +43.1.330 24 26, e-mail: books@springer.at, Internet: **www.springer.at**
D-69126 Heidelberg, Haberstraße 7, Fax +49.6221.345-229, e-mail: orders@springer.de
USA, Secaucus, NJ 07096-2485, P.O. Box 2485, Fax +1.201.348-4505, e-mail: orders@springer-ny.com
Eastern Book Service, Japan, Tokyo 113, 3–13, Hongo 3-chome, Bunkyo-ku, Fax +81.3.38 18 08 64, e-mail: orders@svt-ebs.co.jp

Springer-Verlag und Umwelt

ALS INTERNATIONALER WISSENSCHAFTLICHER VERLAG sind wir uns unserer besonderen Verpflichtung der Umwelt gegenüber bewußt und beziehen umweltorientierte Grundsätze in Unternehmensentscheidungen mit ein.

VON UNSEREN GESCHÄFTSPARTNERN (DRUCKEREIEN, Papierfabriken, Verpackungsherstellern usw.) verlangen wir, daß sie sowohl beim Herstellungsprozeß selbst als auch beim Einsatz der zur Verwendung kommenden Materialien ökologische Gesichtspunkte berücksichtigen.

DAS FÜR DIESES BUCH VERWENDETE PAPIER IST AUS chlorfrei hergestelltem Zellstoff gefertigt und im pH-Wert neutral.